ZHONGYI YAOSHANXUE

中医药膳学

王燕 主编

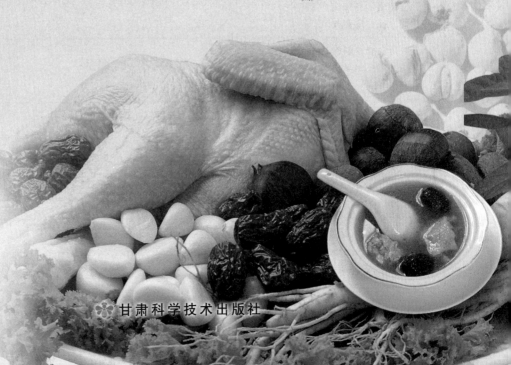

甘肃科学技术出版社

图书在版编目(CIP)数据

中医药膳学 / 王燕主编. -- 兰州：甘肃科学技术
出版社, 2015.4（2023.9重印）
ISBN 978-7-5424-2181-4

Ⅰ. ①中… Ⅱ. ①王… Ⅲ. ①食物疗法 Ⅳ.
①R247.1

中国版本图书馆CIP数据核字(2015)第080037号

中医药膳学

王　燕　主编

责任编辑	杨丽丽
封面设计	陈妮娜

出　　版	甘肃科学技术出版社
社　　址	兰州市城关区曹家巷1号　　730030
电　　话	0931-2131575（编辑部）　0931-8773237（发行部）

发　行	甘肃科学技术出版社	印　刷	三河市铭诚印务有限公司
开　本	880毫米×1230毫米　1/16	印　张	11.75　插页　1　字　数　250千
版　次	2016年5月第1版		
印　次	2023年9月第2次印刷		
印　数	1001~2050		
书　号	ISBN 978-7-5424-2181-4　定　价　126.00元		

编委会

前　　言

药膳是中医调养的特色手段，中医药膳历史悠久，理论成熟，方法先进，功效显著，曾为保障百姓的生命健康作出过重大贡献。研究和开发中医药膳，使中医药膳走进千家万户，功在当代，利在千秋。

《中医药膳学》是中医治疗学的重要组成部分，是在中医学理论指导下，研究中医药膳的起源、发展、理论、应用及开发的一门学科，为中医养生康复专业主干课程之一。

本课程主要向学生讲授中医药膳学的基本理论、基本知识与基本技能，为其他专业基础课和后期临床课奠定中医药膳方面的理论以及临床应用技能的基础。通过本课程的教学，要求掌握中医药膳的基本理论，药膳的性能、分类、配伍关系以及常用的药膳配方等基本知识和应用技能；了解中医药膳与健康的关系，培养学生利用药膳维护健康，防治疾病的能力，适应卫生保健工作需要。

本教材主要针对中医本科院校各专业的选修课而设，目的在于为中医摄生、康复及保健一线培养高素质的应用型人才。中医药膳学具有较强的实践性，因此，在学习药膳相关理论知识的同时，必须十分注重实际操作，将理论与实践有机结合起来。本书内容主要包括中医药膳学的基本概念、药膳的发展历史、药膳的基本特点、药膳的运用原则、药膳的配伍禁忌、中医药膳学的基本理论、中医药膳学的药性理论、中医药膳学的配伍理论、中医药膳学的基本制作技能、、中医药膳的制作特点与要求、中医药膳制作的基本方法、辨证施膳、辨病用膳、膏方制作与应用等。

教材中食物的正名录自《中华本草》，出处以《中华本草》记载本名的有关文献为依据。药物名称以《中国药典》为准。药膳方主要参考和采纳古今食疗的经验方。其中古代名方与现代名方各占一定比例，突出实用性、系统性、多样性。教材中食物、药物药膳配方中的古代计量单位尽可能按照现代生活与临床实际折算为现代常用剂量。

本书从百姓需求出发，立足学院教育，系统梳理中医药膳的基本理论，重点挖掘中医药膳的经典配方，以突出理论浅显易懂、方法重在实用为基本编写原则进行编写。在编写过程中，得到了甘肃中医药大学宋敏教授、戴恩来教授、吴建军副教授、刘喜平教授、吴红彦教授等的大力支持和帮助，在此表示衷心感谢。

本教材的编写，旨在突出中医本科院校选修课教材的实用性、系统性、多样性的特点，避免冗长的说理，体现素质教育与实践能力的培养方向，这实在不是一件容易的事。由于参加编写的人员较多，虽经专人统稿、审阅修改，仍在文字表述和写作风格等方面有不尽相同之处，且中医药膳内容丰富，挂一漏万亦在所难免，不妥之处，敬祈指正！

目　　录

第五章　辨病药膳

第六章　膏方的制作与应用

第一章 概述

第一节 中医药膳学的基本概念

一、药膳

所谓"膳",含义有二:一指食与药配成膳食,有饮食之意,故药仅为辅助地位,所列药物剂量,大多从轻,否则药味太浓,食物味感相对就差,影响了滋味,便失去了食物"膳"的作用;另"膳"亦指"烹调"之意,《周礼·六官·邑人》中有"春行羔豚膳膏香",此"膳"即指烹调之意。故将苦口的良药变成可口的佳肴,需讲究烹调技艺。药食与烹调技术相结合的产物即药膳。

因此,"药膳"既非单纯药疗,亦非纯粹食养,乃药性食味兼而取之,药借食味,循经入脏,调补功能明显增强;食助药效,病人喜食善用;治疾不损正气,服药无妨胃气,二者相辅相成,相得益彰,而发挥其协同作用。

二、中医药膳及中医药膳学

中医药膳是在中医药理论指导下,将不同药物与食物进行合理的组合,采用传统和现代的科学技术进行制作,形成具有独特色、香、味、形、效的膳食品。它不仅能补充人体所需要的营养,满足人们对美味食品的追求,同时还具有增强体质、调节功能、养生防病、辅助治疗各种疾病、促进机体康复等作用。因此,中医药膳在民间盛传不衰,日益发展,是中华民族几千年来用以养生强体、防病治病的重要膳食。

中医药膳学是研究中医药膳的起源、发展、基本理论及其开发应用的一门学科。它是在中医药理论指导下,经过前人长期的医疗和生活实践,逐渐积累、不断总结形成的。近些年来,它又结合古今烹饪学、现代营养学、食品卫生学等相关理论,逐渐形成和确立为一门相对独立的从属于中医药学的分支学科。在世界饮食文化中,中医药膳学是极具特色的一枝奇葩。加强对中医药膳学的研究,有利于推广和传播中华民族的药膳文化,为人类的饮食保健作出更大贡献。

第二节 药膳的发展简史

中医药膳的历史源远流长。人类的祖先为了生存的需要,不得不在自然界到处觅食，久而久之，发现了某些动植物不仅可以作为食物充饥，而且具有某种药用价值。在人类社会的原始阶段，人们还没有能力把食物与药物分开，这种把食物与药物合二而一的现象就形成了药膳的源头和雏形。也许正是基于这样一种情况，中国的传统医学才有"药食同源"之说。现代考古学家已发现不少原始时代的药性食物，在现代民族学研究中也发现一些处在原始时代的民族会制作具有药物作用的食品，这些都证明药膳确实起源于人类的原始时代。当然，这种原始的药膳雏形，还不能说是真正的药膳，那时的人们还不是自觉地利用食物的药性，真正的中医药膳只能出现在人类已经有了丰富的药物知识和积累了丰富的烹饪经验之后的文明时代。

一、先秦时期中医药膳理论已具雏形

中国自文字出现以后，在甲骨文与金文中就已经有了"药"字与"膳"字，而将"药"字与"膳"字联起来使用，形成"药膳"这个词，则最早见于《后汉书·列女传》"母亲调药膳思情笃密"。《宋史·张观传》中亦有"蚤起奉药膳"之说，这些均可证明，至少一千多年前，我国已有"药膳"之名。而在药膳一词出现之前，我国的古代典籍中已出现了有关制作和应用药膳的记载。《周礼》中记载了"食医"，食医主要掌理调配天子的"六食"、"六饮"、"六膳"、"百羞"、"百酱"的滋味、温凉和分量。食医所从事的工作与现代营养医生的工作类似，同时书中还涉及其他一些有关食疗的内容。《周礼·天官》中记载了疾医主张用"五味、五谷、五药养其病"，疡医主张"以酸养骨，以辛养筋，以咸养脉，以苦养气，以甘养肉，以滑养窍"。这些主张已经是比较成熟的药膳原则。这些记载表明，我国早在西周时代就有了丰富的药膳知识，并出现了从事药膳制作和应用的专职人员。

成书于战国时期的《黄帝内经》载有"凡欲诊病，必问饮食居处"、"治病必求其本"、"药以祛之，食以随之"之说。并总结出"毒药攻邪，五谷为养，五果为助，五畜为益，五蔬为充，气味合而服之，以补精益气"的膳食配伍原则。《黄帝内经》中共有13首方剂，其中有8首属于药食并用的方剂。与《黄帝内经》成书时间相近的《山海经》中也提到了一些食物的药用价值，如"杨木之实，食之不老"。上述医籍的记载说明在先秦时期中国的药膳理论已具雏形。

二、秦汉时期中医药膳有了进一步的发展

东汉末年成书的《神农本草经》载药365种，其中大枣、人参、枸杞、生姜、葱白、杏仁、乌梅、核桃、莲子、蜂蜜、龙眼、百合等，都是具有药性的食物，常作为配制原料。汉代名医张仲景的《伤寒杂病论》、《金匮要略》进一步发展了中医理论，在治疗上除了用中药还采用了大量的饮食调养方法来配合，如十枣汤、百合鸡子黄汤、当归生姜羊肉汤、甘麦大枣汤等。张仲景不仅发展了《黄帝内经》的食疗理论，突出了饮食的调养及预防作用，开创了药物与食物相结合治疗重病、急症的先例，而且记载了食疗的禁忌及应注意的饮食卫生。由此可见，秦汉时期已经形成了药膳学的基本

中医药膳学

理论，但仍不系统，是我国药膳学的理论奠基时期。

三、晋唐时期是中医药膳学的形成阶段

晋唐时期的中医药膳理论有了长足的发展，出现了一些专门著述。晋代葛洪的《肘后备急方》、北魏崔洁的《食经》、梁代刘休的《食方》等著述对中医药膳理论的发展起到了承前启后的作用。唐代食疗已开始成为专门学科，药膳发展到隋唐时代已经达到了相当高的水平，并有了食疗的专著。孙思邈所著《千金要方》中有食疗专篇，"夫为医者，当须先洞晓病源，知其所犯，以食治之，食疗不愈，然后命药"，其对食疗尤为重视，所列杏仁酥、茯苓酥为著名的抗老延年中医药膳方剂。《千金要方》共收载药用食物164种，分为果实、菜蔬、谷米、鸟兽四大门类。孙思邈还指出："食能排邪而安脏腑，悦情爽志以资气血"，认为"若能用食平病，可谓良工，长年饵老之奇法，极养生之术也"。孙思邈的弟子孟洗集前人之大成，编成了《食疗本草》，这是我国第一部集食物、中药为一体的中医药膳学专著，共收集食物241种，详细记载了食物的性味及保健功效、过食及偏食后的副作用以及其独特的加工烹调方法。另外唐代昝殷编著的《食医心鉴》、南唐陈士良的《食性本草》都是在晋唐时期出现的专门论述食疗功效的专著，将食疗、中医药膳作为专门的学科进行详细的论述。

四、宋元时期为中医药膳学全面发展时期

宋代应用食物防治疾病，已蔚然成风，药膳盛行。这一时期，药膳具有两方面重大的发展，一是官方设立药局，配制了协定处方，施舍救济贫民与灾民，特别是药粥济民，具有推广药膳的积极意义。二是盛行药粥养生疗病，创制了许多药膳良方，官方组织编纂的大型著作《圣济总录》和《太平圣惠方》，是有力的佐证。《圣济总录》专收食治方药，内容十分丰富，其中苁蓉羊肾粥治疗虚劳、生姜粥治疗反胃呕吐、补虚正气粥治疗慢性泻痢等药粥方，疗效确切，影响深远。《太平圣惠方》中的"食治门"，分设27类，列述了许多病证的食治方药，如鲤鱼粥治水肿、杏仁粥治咳嗽、天门冬饼子治阳痿、葱豉茶治头痛发热等，一直为后世广泛使用。宋代陈直著《养老奉亲书》，是我国第一本治疗老年病的专著，收载了丰富的食治方药，是药膳养生益寿的重要史料。全书载药膳方162首，并介绍了烹调方法，使药膳学的内容延伸到了更为深层的养生益寿领域。据《宋史》和《通志》记载，宋代尚有《养身食法》、《食林》、《古今食谱》、《食鉴》等多种食治著作问世，可见宋代的药膳食治风靡一时，十分盛行。

金元时期的学术争鸣，进一步推动了药膳学的发展。尤其是李东垣补土派的学术理论，使药膳学的组方重视调补脾胃，产生了较为深远的影响。据《元治书目》记载，李东垣撰有《食物本草》22卷，惜已亡佚。元代宫廷饮膳御医忽思慧著《饮膳正要》，也是一本重要的药膳专著和饮食营养学专著，书中介绍了药膳方158首，首次提出了一般的卫生法则，强调合理调配饮食。详细记载了烹调方法，配制了菜谱，并附有20

余幅图。此书不仅拓展了药膳学的理论，而且对以后明清皇宫盛行的药膳养生保健，起到了重要的推动作用。元代吴瑞编著《日用本草》，书记载食物540多种，分为八门，也是元代一部很有代表性的食疗专著。

五、明清时期是中医药膳学进入更加完善的阶段

明代，随着药物学和食疗的发展，药膳得到了进一步的推广和普及。这一时期具有三方面的重大发展。一是药物学的发展，诞生了举世瞩目的本草巨著——《本草纲目》，出现以《食物本草》为代表的多种药膳专著，极大地丰富了药膳的原料内容，促进了药膳学的发展。李时珍《本草纲目》中所载谷、菜、果、禽、兽等食物，多达500余种，各种食物后大多附有民间习用的食疗验方。书中还首次记载了自宋元之后传入中原的谷菜食品，如玉蜀黍、胡萝卜、南瓜等，极大地丰富了药膳的食品原料和药膳品种。二是开拓了可食用的野菜，出现了药膳专著《救荒本草》，使药膳的应用更为民众化，更加广泛。明代周定王朱棣著《救荒本草》，收载可食植物414种，并附有图形，便于按图采集，其中大多为前所未载的野菜，虽然旨在救灾济民，但对拓展药膳原料和普及药膳，也起到了深远的影响。其后王磐《野菜谱》、鲍山《野菜博录》等，也进一步丰富拓展了食用野菜的种类。三是促进了养生学的发展，出现了养生学专著《遵生八笺》，促进了药膳的运用与发展。元末养生家贾铭，重视饮食养生，明初献《饮食须知》八卷给明太祖，书中载有食物325种，列述了多种食物的性味宜忌、食疗应用等。随后，高濂的《遵生八笺》问世，书中记载了各种食物及其制作方法，其中有汤类32种、粥类38种，是继宋代陈直《养老奉亲书》之后的又一本养生学专著。这些养生学著作的问世，将药膳学的研究延伸到养生防病、延年益寿领域，拓展了药膳学的内涵。明代尚有宁源的《食鉴本草》、吴禄的《食品集》、汪颖的《食物本草》、穆世锡的《食物辑要》等多种药膳著作问世。

清代，利用药膳来防治疾病和养生得到了更为广泛的应用，不仅百姓民众普遍使用，清廷帝王官员也甚为奉行。全国上下服食药膳蔚然成风，药膳的普及应用达到了鼎盛时期。这一时期出现了许多药膳专著，特别重视日常饮食的调摄养生。如王孟英的《随息居饮食谱》、袁枚的《随园食单》、沈李龙的《食物本草会纂》、章穆的《调疾饮食辨》、柴裔的《食鉴本草》、尤乘的《食疗秘方》、朱本中的《饮食须知》、徐文弼的《寿世传真》、费子彬的《食养疗法》、黄云鹄的《粥谱》等，内容丰富，不仅继承发展了传统食疗理论，介绍了许多实用的药膳效方，还拓展药膳学的内涵，使药膳学的理论更加完善和成熟。

六、近现代为中医药膳学的开发应用阶段

新中国成立以后，中医药事业受到党和国家的高度重视和多种政策的保护，中医药膳学作为中医药的一个新的学科分支，形成了系统的学科体系。它结合现代营养学、药物学、食品学、生命科学等相关学科理论，利用现代生物分析技术等科学手段，更

中医药膳学

新研究和认识药膳中药物与食品的成分、效能机制等，并进行了大量的实验研究和临床应用研究，取得了良好的成效，具有开拓意义。20 世纪 80 年代以后，药膳著作层出不穷，其中最著名的是由春湖养生研究所编纂、王者悦主编的《中国药膳大辞典》，是药膳研究的大型工具书。其他如姚海洋的《中国食疗大典》、窦国祥的《中华食物疗法大全》、谢水新等的《中国药膳学》、施忆的《中国食疗大全》、彭铭泉的《中国药膳大全》等，也都是药膳食疗的佳作。此外，还出版了大量的药膳食疗的临床专著，如《常见病食疗食补大全》、《家庭药膳手册》等。还有一些属专病、专法的药膳著作，如《滋补保健药膳食谱》、《防治心血管病的饮食》、《动物脏器食疗验方》等。还有大量的药膳食疗的科普读物，如《家庭药膳》等，以及醋、酒、茶、蛋等药膳食疗的专著。除了药膳著作外，中医药膳还有了专刊，如湖南中医学院创办的《药膳食疗》与《东方食疗与保健》等。许多国内期刊，如《中国烹饪》、《中国食品》、《东方美食》、《中国食品报》、《中医药报》等，也都开辟了药膳食疗的专栏。这将对深入开展药膳理论研究以及推广应用，起到巨大的促进作用。

第三节　药膳的基本特点

药膳是药物与食物巧妙结合精心烹制的食品，它不同于普通餐饮食品，既有营养，又有药效，具有食疗、食养的保健作用。从营养学角度来讲，药膳食疗比普通食品功效更强大，因此将中医药膳的特点概括为以下四个方面：

一、注重整体，辨证施食

所谓"注重整体，辨证施食"，是指在运用药膳时，先全面分析患者的体质、健康状况、患病性质以及季节时令、地理环境等多方面情况，判断其基本证型，然后再确定相应的食疗原则，注重辨证用料，给予适当的药膳治疗。中医认为，人体是一个有机的整体，人与自然界也是一个有机的整体。人体内阴阳平衡、气血调和，才能保证人体的健康。人生活于自然界，禀受天地阴阳之气而生，应与自然界的气候、环境的变化相适应。只有在正确辨证的基础上，有针对性地选用不同的药膳，才能达到目的，如同为咳嗽，风寒咳嗽以食用葱白粥为宜；肺阴虚燥热引起的干咳，则宜用百合杏仁粥；风热咳嗽则应服贝母桑叶梨汁。再如慢性胃炎患者，证属胃寒者，宜服良附粥；证属胃阴虚者，宜服玉石梅楂饮等。

二、优选药材，科学烹制

药膳所用的药材和食物一定要新鲜优质，凡是变质、发霉的均不能选用；其次要清洁干净，无杂质异物，无尘土，色味纯正，外形美观，质地优良。

药膳选材要讲究辨证施治的原则，应综合考虑病人的体质、药材的药性、食物与药材的搭配等。如针对热性病，应选择寒凉性质的食品；针对寒性疾病，应选择具有温热性质的食品，如腹中冷痛可使用肉桂、茴香等。

为了保证药膳疗效，还应对药材与食物进行必要的加工处理。有的需切片、切丝、切丁或切段，有的需粉碎为细末，有的需按中药炮制的要求进行炮制加工，以减少其毒性或副作用。

药膳讲究科学的烹调技术。一般食用中药以及无不适气味的中药可与食物一起烹制；苦药物较多或有明显不适气味的，可以用纱布将药物包好后再与食物一起烹制，药性便可进入食物或汤里，食用时再将药包去除；也可先将中药煎煮，滤取药汁，去渣，再在食物烹调过程中加入药汁，减少对营养和有效成分的破坏。

三、良药可口，服用方便

药膳以传统的烹调技术为手段，通过蒸、煮、炖、浸泡等方法，尽可能地保证食物营养成分和药效不被破坏，充分发挥食品、药物的医疗保健作用。因为中药汤剂多有苦味，故民间有"良药苦口"之说，有些病人，特别是儿童多畏其苦味而不愿服药。药膳使用的材料多为药、食两用之品，具有食品的色、香、味等特性，即使加入了部分药材，只要注意了药物性味的选择，通过与食物的调配及精细的烹调，仍可制成美味可口的药膳，故谓"良药可口，服食方便"。

四、防治兼宜，辅助治病，保健强身

药膳与治病服药不同，它是在治疗疾病期间通过适当的进食，让病人得以调养、增强体质，并辅助药物发挥疗效。药膳尽管多是平和之品，但其防治疾病和健身养生的效果却是比较显著的。食用一般膳食的主要目的是为了消除饥饿感，维持生存和获得一种物质享受；服用一般中药的目的则是为了治疗疾病；食用药膳，除上述两个目的兼有之外，还为了使有病者得以治疗，体弱者得以增强体质，健康者得以更加强壮。药膳是药、食、养结合的最好方式，它将中药和膳食有机地结合在一起，将药疗和食养相结合，既可疗疾，又可调理脾胃，增加抗病能力。目前在生活中应用范围最广、数量最多的当数保健药膳，有500多种动植物可作为滋补食疗药膳食品，如人参、冬虫夏草、枸杞子、山药、白术等，这些都能起到养身体、补气血、调阴阳的作用。现代药理学研究证实，这些滋补品的确能增强机体生理功能，改善细胞的新陈代谢，对神经内分泌的调节功能和机体的免疫抗病能力都有很好的调节作用，且为绿色食品，符合现代人的健康需求。如人参具有抗衰老的作用，可延长细胞的寿命；抗氧化的作用，可增加机体的免疫力；刺激骨髓的造血功能和肝脏的解毒作用；加强大脑皮质的兴奋与抑制过程，调节兴奋和抑制两种过程的平衡，提高及增强机体对各种有害刺激的非特异性的防御能力。枸杞子具有降血糖、血脂，保肝及调节免疫的作用。

第四节 药膳的运用原则

药膳具有保健养生、防病祛疾等多方面的作用，在运用时应遵循一定的原则。药物是祛病救疾的，见效快，重在治病；药膳多用以养生防病，见效慢，重在保健。药膳在保健、养生、康复中有很重要的地位，但药膳不能代替药物疗法，两者各有所长，各有不足，应根据具体病情而选定合适之法，不可滥用。

一、因证施膳

药膳在治疗、补益方面，以中医理论作为依据，根据不同人的体质、症状等情况，对药膳的施法、运用上也有区别，这就叫"因证施膳"。从中医的角度来看，辨证选用药膳是人们合理运用药膳的基本原则。就药膳与疾病性质而言，则当采用"寒者热之、热者寒之、虚者补之、实者泻之"的总原则，结合脏腑辨证的特点，选择相应的药物和食物配制药膳，如虚证常分为气、血、阴、阳虚弱四大类型。气虚的人多选用补脾益气的食材和药材，如莲子、大枣、西洋参等；血虚的人宜多选用补养心血的食材和药物，如猪肝、阿胶、夜交藤、当归等；阴虚的人多选用滋养肺阴、心阴的食材和药材，如梨子、冰糖、枸杞、麦门冬等；阳虚的人宜多选用温振心阳、温补脾阳、温肾壮阳的食材和药材，如桂枝、炙甘草、干姜、白术、附片、肉桂等。

二、因人施膳

人的年龄不同，其生理状况有明显的差异。人体的结构、功能和代谢随着年龄增长而改变，选择药膳养生也应区别对待。小儿体质娇嫩，选用原料不应大寒大热；青年的生理特点是生机旺盛，选用原料应少温补，注意多样化，富有营养，易于消化，且尤其注意呵护脾胃，以补后天之本；中年人脏腑功能旺盛，各器官组织都处于鼎盛时期，通过补养不但能身体强壮，也可防治早衰，药膳选料宜补肾、健脾、疏肝；老人多肝肾不足，用药不宜温燥；孕妇恐动胎气，不宜用活血滑利之品，这些都是药膳选用过程中应注意的。同时还需注意，人的年龄不同、体质不同，选用药膳时也应有所差异。

（1）小儿的运用原则。小儿时期脏腑娇嫩，形气未充，历代医家认为小儿时期"脾常不足、肝常有余、阴常不足、阳常有余"，易患胃肠病和热病，药膳者须根据这些病理生理特点，以补脾、清肝、养阴来培补后天之本，抑木培土，增强体质。小儿时期"脏气清灵、随拨随应"，因此选择药性平缓的药物食材即能达到预期目的。

（2）青年的运用原则。青年时期为人体脏腑器官发育最为完善的时期，此期脏腑、组织、器官的功能旺盛，易使肝木生发太过，出现肝火上炎的症状；另外年轻人工作、学习压力过大，易使情态失调，气机郁滞，所以药膳的选用以清肝、疏肝解郁为主，避免选用阳热、滋腻之品。

（3）中年人的运用原则。中年时期是由盛转衰的转折时期，脏腑器官功能逐渐衰退，特别是肾精逐渐亏损，正如《内经·上古天真论》中云："女子七岁，肾气盛，齿更发长；二七而天癸至，任脉通，太冲脉盛……五七，阳明脉衰，面始焦，发始堕；六七，三阳脉衰于上，面皆焦，发始白；……丈夫八岁，肾气实，发长齿更；二八，肾气盛，天癸至，精气溢泻……五八，肾气衰，发堕齿槁；六八，阳气衰竭于上，面焦，发鬓颁白……八八天癸竭，精少，肾脏衰，形体皆极，则齿发去。"加之生活、工作压力较大，使阴血暗耗，脏腑功能衰退，出现头昏、心慌、乏力、记忆力下降、性功能障碍等一系列亚健康的表现，甚至出现早衰，这个时期的保健强身就显得尤为重要，可以选用补肾、健脾、疏肝的一些药膳。对于更年期妇女而言，可以采用疏肝理气、滋阴补肾的药膳，长期应用有减轻更年期症状及美容的作用。

（4）老年人的运用原则。老年人各个脏腑的功能已经衰退，常出现头昏心慌、气短乏力、失眠多梦、食欲不振、健忘耳鸣、性功能减退、便秘、气虚血少、肾精亏虚、气虚血瘀等一系列虚证及本虚标实证。药膳用药宜选补精填髓、补益气血、壮腰健肾、益气活血一类的药，须长期服用才能达到延年益寿的目的。

三、因时施膳

中医认为，人与日月相应，人的脏腑气血的运行与自然界的气候变化密切相关。"用寒远寒，用热远热"，意思就是说在采用性质寒凉的药物时，应避开寒冷的冬天，而采用性质温热的药物时，应避开炎热的夏天，这一观点同样适用于药膳。四季气候变化，对人体生理病理变化均产生一定的影响，在组方施膳时必须注意，如长夏为一年中湿气最盛的季节，故在此季节中，感受湿邪者较多，固药膳用解暑汤为宜；冬天气温较低，或由于气温骤降，人们不注意防寒保暖，就易感受寒邪，损伤阳气，药膳可以选用牛羊肉作为食材。

四、因地施膳

不同的地区，气候条件、生活习惯均有一定差异，人体生理活动和病理变化也全不相同。南方地方气候潮湿，此地的人们饮食多温燥辛辣；北方地方天气寒冷，此地的人们饮食多热而滋腻。在制作药膳时也应遵循同样的道理，例如，同是温里回阳药膳，在西北严寒地区，药量宜重，而在东南温热地区，药量就宜轻。

上述施膳的四个原则是密不可分的。"辨证施膳"主要是辨明证候；而因人、因时、因地施膳，则强调既要看到人的体质、性别、年龄，又要注意地理和气候的差异，把人体和自然环境、地理气候结合起来，进行全面分析、组方施膳。

第五节　药膳的配伍禁忌

一、药食性能与病症性质或体质属性不符者，不宜配用

如寒凉类的药食，寒症和体质偏寒者不宜选用；温热类的药食，热症和体质偏热者不宜选用。妇女妊娠期间，慎选一些活血滑利的药食，如三棱、莪术、麝香等。

二、药物之间、食物之间以及药食之间具有相畏、相恶及相反作用者，不宜配合使用

（1）药物与药物之间的配伍禁忌。药物之间的配伍禁忌遵循金元时期总结出来的，并沿用至今的"十八反"和"十九畏"。十八反即甘草反甘遂、大戟、海藻、芫花；乌头反贝母、瓜蒌、半夏、白蔹、白及；藜芦反人参、沙参、丹参、玄参、细辛、芍药。十九畏即硫黄畏朴硝，水银畏砒霜，狼毒畏密陀僧，巴豆畏牵牛，丁香畏郁金，川乌、草乌畏犀角，牙硝畏三棱，官桂畏赤石脂，人参畏五灵脂。

（2）食物与食物之间的配伍禁忌。自古以来民间就有食物之间的配伍忌讳，其中的道理有待进一步研究，仅供参考。猪肉忌荞麦、鸽肉、鲫鱼、黄豆；羊肉忌醋；狗肉忌蒜；鲫鱼忌芥菜、猪肝；猪血忌黄豆；猪肝忌荞麦、鱼肉；鲤鱼忌狗肉；鸭蛋忌桑葚子、李子；鸡肉忌芥末、糯米、李子；鳖肉忌猪肉、兔肉、鸭肉、苋菜、鸡蛋等。

（3）药物与食物之间的禁忌。猪肉反乌梅、桔梗、黄连、百合、苍术；羊肉反半夏、菖蒲，忌铜、丹砂；狗肉反商陆，忌杏仁；鲫鱼反厚朴忌麦冬；猪血忌地黄、何首乌；猪心忌茱萸；鲤鱼忌朱砂；鹊肉忌白术、李子；葱忌常山、地黄、何首乌、蜜；蒜忌地黄、何首乌；萝卜忌地黄、何首乌；醋忌茯苓；茶忌土茯苓、威灵仙等。

三、用膳禁忌，俗称忌口，是指在服用某些药膳时不宜进食某些药食，如服用治疗感冒的药膳后，不宜进食过分油腻的食物，以防滞邪

这些配伍禁忌，多是古人经验所得，后人在多年实践的基础上总结而来，虽然有一些未完全得到现代研究的证实，但在药膳选材时也应作为参考，以免发生不良反应。

第二章　中医药膳学的基本理论

第一节　中医药膳学的基础理论

中医药膳学是将药物与食物、药食同源的食材等巧妙结合配制成膳食的一门学科。通过烹调加工，制作出既具有食品作用，也具有治疗作用的美味佳肴，是中医饮食保健的一大特色。中医药膳学的形成与发展，植根于中医药学理论体系。中医药学理论体系中的整体观念、辨证论治等核心理论，也是药膳学发展的理论基础。中医基础理论的阴阳五行学说、藏象理论、气血津液理论、经络理论、体质学说、病因病机理论、养生与防治理论等都与药膳学密不可分。从治疗学的角度与中医基础理论关系最为密切的内容，主要体现在以下三个方面：

一、协调阴阳

中医认为，疾病发生发展的基本病理是阴阳失调，因此，调整阴阳，补其不足，损其有余，以恢复阴阳的相对平衡，成为中医治疗学的重要原则，也是药膳施治的基本原则，如里热炽盛，选用金银花露、生地黄粥、苦瓜清热汤等寒凉类药膳以清解里热；里寒之证，选用桂姜丁香煨母鸡、川乌粥等温热类药膳以温里散寒；阴虚阳亢证，选用天麻鲤鱼、芹菜肉丝等药膳以平肝潜阳；阳虚之证，选用鹿角粥、双鞭壮阳汤等药脂以温补阳气；阴虚之证，选用玉竹沙参炖老鸭、二冬银耳粥等药膳以滋补阴液等都是遵循协调阴阳的基本原则。

二、辨证施膳

辨证论治是中医基础理论的核心理论之一，也是中医学最重要的特色和优势。中医药膳学也深受其影响，强调个体化的施膳方案，即具体到每个人辨证施膳。药膳用于养生保健、防治疾病，必须首先辨证，因证选食施膳，同时，在辨证过程中，要重视个体的体质差异，强调因人、因时、因地制宜，结合食用者个体情况辨识证候，还要注重扶正祛邪，分清标本缓急关系，来确定具体的施膳方案与治法。

三、调整脏腑机能

中医治疗学重视以五脏为中心的各脏腑系统，注重从整体上调整脏腑机能，促进康复，这一基本理论，也对药膳学有着重大影响。《素问·六节脏象论》指出："五味入口，藏于肠胃；味有所藏，以养五脏气。"说明食物五味，是脏腑功能的物质基础，

中医药膳学

也是古代形成食治、食养的理论依据之一。《素问·脏气法时论》指出："五谷为养，五果为助，五畜为益，五菜为充，气味合而服之，以补益精气。"药膳学在以五脏为中心的核心理论指导下，依据食物五味归经的理论，利用药膳的药食相伍来调节脏腑机能，以达到扶正安内、养生保健、防病治病的目的。

另外，在调理脏腑机能方面，药膳学从"物以类聚"、"同性相助"的朴素认识中衍生出脏器互补、以脏补脏的理论与治疗，即利用动物脏器来补助人体相应脏器的营养和功能，如用动物的甲状腺治疗瘿瘤、用动物的胰腺治疗消渴、用动物的肝脏治疗夜盲和血虚证，用动物的肾脏治疗腰痛等。近代研究表明，动物脏器具有营养作用、抑菌抗炎作用以及激素、酶等生物活性作用，在一定程度上从现代医学角度肯定了中医"以形补形"的理论。

第二节　中医药膳学的药性理论

中医药膳学的药性理论，直接来源于中药药性理论，随着本草学和中药药性理论的发展而发展。《神农本草经》中记载 365 种药，其中既是药物又是食物的品种占有很大比例，因此药食同源是中医药膳学的一大特色。与中药药性理论相同，药膳学的药性理论也包括了四气五味、升降浮沉、归经、毒性与宜忌等内容。

一、药食的四气五味

药食的四气，又称四性，指药食具有寒、热、温、凉的四种不同特性，习惯上分为寒凉与温热两大类。寒与凉、温与热性质相近，程度上有所差异。寒凉类药食具有滋阴、清热、泻火、解毒等作用，适用于温热性质的病证或偏阳性体质之人，如苦瓜、香蕉、西瓜、金银花、马齿苋、鱼腥草等；温热类药食具有温散寒邪、温通经络、温阳化湿、温化痰饮等作用，适用于阴寒性质的病证或偏阴性体质之人，如生姜、胡椒、韭菜、狗肉、羊肉、鹿茸等。此外，还有平性的药食，其寒热特性不著、性质平和，更宜于养生防病、平补滋养类药膳选用，如乌骨鸡、山药、茯苓、莲子等。

药食的五味，是指辛、甘、酸、苦、咸五种滋味。五味之外，还有气味不明显者，称为淡味。药食的五味，按阴阳属性划分则辛、甘、淡属阳，酸、苦、咸属阴。药食的五味，具有各自的效能特性，《素问·藏气法时论》概括为"辛散、酸收、甘缓、苦坚、咸软"，具体效能特性如下：

辛味：具有发散、行气、行血等作用。多用于治疗表证或气血阻滞的病证。如生姜、辣椒散寒，木香、萝卜行气，川芎行血等。

酸味：具有收敛、固涩、生津等作用。多用于喘咳、滑脱不禁、津亏等证。如五味子止咳喘，山茱萸、金樱子固精，乌梅、酸枣仁生津等。

甘味：具有补益、和中、缓急等作用。多用于治疗虚证或调和药性或缓解拘急疼痛，如人参、母鸡补气，熟地、猪肝补血，甘草调和药性，饴糖缓解腹中挛痛等。

苦味：具有泻火、泄热和燥湿等作用。多用于治疗体质偏热和热邪为患的病证和湿热病证。如苦瓜、柚子、黄连清热泻火，大黄泄热通便，苍术燥湿等。

咸味：具有软坚散结、滋润补肾等作用。多用于治疗肾虚、结块、便秘等病证。如淡菜、鸭肉、鳖肉补肾、滋阴，鳖甲、牡蛎、海带软坚散结，海蜇通便等。

淡味：具有渗湿、利水等作用。多用于治疗湿邪或水气为患的病证。如渗湿利水的冬瓜、薏苡仁、茯苓等。

二、药食的升降浮沉

药食的升降浮沉，是指药食具有升、降、浮、沉四种作用趋势，作用于人体之后有不同的趋向性。升是指药效趋向上行，浮是指药效趋向发散，降是指药效趋向降下，沉是指药效趋向内行收敛。药食的这种升降浮沉不同趋势的作用性能就可以作为药膳学指导调整人体脏腑气机紊乱的理论，即病变部位在上在表的，宜升浮而不宜沉降，如外感风寒表证，可用芫荽、荆芥、生姜、葱等升浮的药食来治疗；病变部位在下在里的，宜沉降而不宜升浮，如热结便秘里实证，就用芒硝、决明子、萝卜等沉降的药食来治疗；病势上逆者，宜降不宜升，如肝阳上亢的眩晕，当用珍珠粉、石决明等以潜镇肝阳；病势下陷的，宜升提举陷，如久泻脱肛及妇女子宫脱垂，就用黄芪、人参、升麻等以益气升阳。

三、药食的归经

归经，指药物或食物对某些脏腑经络的病变能起主要治疗作用。药、食归经的不同，治疗作用也不同，如寒性药食，虽同样具有清热的作用，但有的能清肝火，有的则清肺热；再如同一补药，也有补肺、补脾、补肾等不同。因此辨证施膳时，要根据病变所在脏腑，选用相应归经的药食治疗。例如气喘、咳嗽等肺经病证，便可选用归肺经的杏仁、苏子、梨等药食；若见心悸、失眠等心经病变，则应选用归心经的茯神、猪心等药食。

四、药食的毒性

药食的毒性，源于古代对"毒药"的认识，主要是指药物的毒副作用。我们通常将药物分成有毒、无毒；有毒之中，又有大毒、小毒之分。现代药物毒性的概念包括药物自身所含有的毒性成分及其损伤人体而产生的不良反应等。

药膳用以防病治病，尤其是用作养生保健，大多选用安全无毒的药食配方、这是药膳的特点之一。在中药方面，一般选用无毒之品；大毒之药，不选作膳料使用；小毒之药，亦鲜有选用者，若需选用，也大多使用经过炮制减毒加工的饮片成品，并严格控制好用量以保证安全，如炮附片、制半夏等。食物方面，均以习用的食物配膳，富含营养，安全无毒。

第三节　中医药膳学的配伍理论

中医药膳学的配伍理论，是在中医基础、中药学、方剂学等理论指导下，结合传统烹饪方法和要求逐渐形成的。

一、药膳配伍的原则

药膳原料，由药物与食物两方面组成。药膳配伍，首先要遵循方剂学中"君、臣、佐、使"的配伍原则，其次应考虑药物与食物的主次关系，合理搭配。药膳的配伍原则，可归纳为以下三项：

（1）主要原料是药膳方中的主要原料，属于药膳方中为"君"的药物或食物。如太白鸭，以食物肥鸭、瘦猪肉为君；补虚正气粥，以药物黄芪、人参为君。

（2）辅助原料是辅助主料发挥作用的原料，以及制作膳型的辅助原料，属于药膳方中为"臣"的药物或食物。如二神丸中以肉豆蔻温脾暖胃，涩肠止泻，就属辅料之用；又如各种药粥方中的粳米、糯米等制粥原料，亦属辅料之用。

（3）佐使原料是药膳方中兼顾了次要症状而使用的药物或引经药物，以及制膳调料品。如归参炖母鸡中，使用生姜、葱、绍酒、盐等调料品；小麦红枣猪脑汤中用红枣；五加皮酒中用牛膝等。

二、药膳配伍的选料

药膳配伍的选料，要考虑到药物和食物的合理配伍。其遵循的原则包括单行、相须、相使、相畏、相恶、相反等，其中单行使用较少，相畏、相恶、相反则属食禁范围，一般不宜配伍使用。药膳学中使用最多的是相须与相使的配伍。

相须：是指性能功效相似的药物与食物配合使用，均作主料，取其协同作用可以直接增强药膳的效用。如黄芪与母鸡配用，可增强补气强身的作用；附片与狗肉配用，可增强温阳强壮的作用等。

相使：是指性能功效相近的药物与食物，一种作主料，其他作辅料，辅料可以协助主料增强药膳的效用，属相宜药食的配伍。如石膏竹叶粥中，以石膏清热为主，辅以竹叶清热，米粥益胃生津，石膏与竹叶、米粥的配伍，就属相使为用。

另外，药膳配伍的选料，除了注重相宜药食配伍，还应考虑到药食的味道。苦味较重的药物，较少入选药膳，一般多选甘甜可口、味美不怪的药物制膳。此外在制膳时，也常通过使用调味品来改善和纠正药膳的味道，使药膳保持色、香、味、形、效的特色，美味可口，方便服食。这也是药膳选料配伍的一个重要环节。

三、药膳配伍的禁忌

药膳配伍的禁忌主要包括三个方面：

（1）药食性能与病症的性质或体质属性不符者，不宜配用，如寒凉类的药食，不适宜用于寒证和体质偏寒者；温热类的药食则不适用于热证和体质偏热者。在药物选用方面，如中药配伍禁忌的"十八反"、"十九畏"中的药物应尽量杜绝配伍使用。还有妇女妊娠用药，前人提出了一些明确的用药禁忌，以防影响胎儿，发生堕胎、流产的情况，如芫花、三棱、莪术、麝香等。

（2）药物之间、食物之间以及药食之间具有相畏、相恶及相反作用者，不宜配合使用。一些食物也具有相互克制的作用，若同时服用会产生不良反应，如服用人参时不宜食白萝卜、兔肉忌芹菜、羊肉忌西瓜、葱忌蜂蜜、鳖肉忌苋菜、螃蟹忌柿子等。

（3）用膳禁忌，俗称忌口，是指在服用某些药膳时不宜进食某些药食，如服用治疗感冒的药膳时，不宜进食过分油腻的食物，以防滞邪。服用清热解毒类药物时，不宜食用滋补强壮类药食。这些古代认识，虽未完全得到现代研究的证实，但在药膳选食时也应充分考虑，避免配伍。

近代食疗，又提出了许多疾病与饮食禁忌的新认识，如豆腐不能与菠菜同煮服用、柿子不能与牛奶同服、结石病人不宜饮啤酒、过敏性疾病不宜食虾等，也都值得借鉴参考，以最大限度地保证安全。

第三章 中医药膳的基本制作技能

第一节 中医药膳的制作特点与要求

中医药膳的制作不同于一般膳食，除一般膳食所具有的色、香、味、形的特点之外，药膳还具有其本身的特殊要求，即应该达到强身健体、美容养颜、抗衰益寿和防治疾病等作用。因此，药膳制作有其自身的特殊性。

一、中医药膳的制作特点

药膳制作之前，先应辨证选料。辨证是在中医基本理论指导下，对用膳者的病情进行综合分析，确定病证类型；或对用膳者的体质进行辨证分析，确定体质类型，然后制订药膳的种类和调养方法。配制选用药膳方时，应在辨证的基础上，根据治法选择搭配好相应的药物与食物，如热证的病情，选用寒凉性质的药物与食物原料配膳；偏阳热的体质，选用具有滋阴润燥、滋补壮体的药物与食物原料配膳。药膳的烹调制作，必须讲究科学，将食物与药物有机配合，尤其是药物方面，要根据其性能特点，做好前期加工处理，然后有序地添加到药膳中，与食物一同烹制出色、香、味、形、效俱佳的药膳。对于中药在参与烹调过程中的要求，应依据药物的性能特点，严格掌握火候，既要充分地烹制出有效成分，又要避免药物有效成分的丧失，以便达到更好的食用效果，例如含挥发油成分的芳香类中药，大多不宜武火久制，一般都在药膳将成时加入，盖紧锅盖，稍煮片刻，待其香气溢出即可出锅，若煮制过久，则易丧失药效。药膳制作的口味，以鲜、香、甜、咸为主，一般主张以清淡为佳，不宜味浓气烈。煮调时添加调料和调味品，大多是为了去除某些食物的特殊气味，矫味爽口，因此用量要适当合理。如制作温补类药膳，可选用辛温香辣的调料如辣椒、胡椒、肉桂、生姜、八角茴香等，而在制作益阴养血类药膳时，则不宜添加这类调料，若为矫味必用，也应减量酌用，由此可见，合理调味，需根据中医药的基本理论，进行辨证选料，才能达到更好的药膳效果。

二、中医药膳的制作要求

中医药膳在制作方面的要求，主要体现在以下三个方面：

1.药性与食性密切结合

中医药膳制作，首先就要做到药性与食性的密切结合，按照同性相求的原则，选择药性与食性相一致的原料来配制膳食，以达协同增效之功，同时又要注意配伍禁忌，避免将药性与食性不一致甚至相反的食材配在一起进行烹制，以免引起不良反应，失去药膳之效。

2.中医药知识与烹调技术的有机结合

中医药膳用于防病、治病、养生、健体，既要以中医药知识来指导配膳，又必须借助传统烹调技术以制膳。只有将中医药知识与烹调技术有机结合，相辅相成，才能达到药膳的最佳效果；具体而言，药膳制作时，既要遵循中医药的知识，根据药物与食物的特性，辨证选料，合理施膳；同时又要从传统的烹调技术与方法中，选择适合用膳者的膳型和烹调方法进行制作，只有将中医药知识与烹调技术有机结合，才能使药膳更具色、香、味、形、效。例如，年老体衰、病后调理，多采用药粥的膳型，并根据病情与体质选配补养类中药，和米煮制成粥，易于消化吸收，达到药膳之效。

3.注重药效与色、香、味、形的相互结合

药膳与一般膳食的最大区别在于其具有药效，因此，药膳制作必须注重药效，围绕"药效"来制作具有色、香、味、形的膳品，特别是在制作菜肴类药膳时，更要做好药效与膳品在色、香、味、形方面的相互结合。

（1）"色"的方面。药物与食物均有不同的颜色，配制药膳时，应在辨证选料的基础上，兼顾颜色的合理搭配，做到色味俱佳。同时，应防止火候过度和调味品的颜色过重，影响膳品的颜色。另外，制作药膳，不宜添加色素进行着色，应该尽量保持膳品的原色原味。

（2）"香"的方面。制作药膳的鲜品药物与食物，本身多具有自然的香气，因此，烹制时要尽量保留这种原有的香气，不宜武火久烹，否则易耗香失鲜，尤其是在选用芳香类中药和配料制膳时多宜后下，并注意加盖防止泄气走香，制作这类药膳，不仅要保留食物原有的香气，也要具备一定的药香，双香扑鼻，更加诱人食欲，提高药膳效果。

（3）"味"的方面。药膳的味道非常重要，食物与药物都各有其味，人们的饮食口味习惯也各有所偏。一般而言，药膳之味以甜咸味居多，酌用酸辣味，避免苦涩味，可视病情、体质和口味习惯等合理调制。如补益类的药膳，大多甘甜可口；药粥类的药膳，甜咸皆宜，可依用膳者的口味习惯而定；清热类药膳则多清凉甘淡，爽口宜人。有些中药药味较重且具苦、涩、麻、辣等味，有些食物也具腥、膻、苦、麻等异味，制膳时宜根据膳品的需要，添加必要的调料或应用特殊的烹饪方法去除或减轻过重的药味或食物异味。另外，膳品还要做到保鲜保味，应该遵循食品卫生法，不宜添加防腐剂。

（4）"形"的方面。药物与食物切制的形状既可规格一致，也可故做异形反差，以利膳品造型上的美观，但药物的制形，必须根据药物的性味和质地，合理切制，以利最大程度地烹制出其有效成分，不可制形过大过厚，如山药多以片入膳等。药物与食物的制形，又有干品与鲜品的差异，而且根据药膳的剂型不同，制作造型随之灵活变化，总以造型美观悦目为佳。另外，有些食物和药物以及添加的生粉调料含黏液质较多，应注意火候和制作时间，防止膳品焦煳而影响形色美观。

第二节　中医药膳制作的基本方法

中医药膳有多种制作方法，在制作之前，应分别对中药与食物进行加工处理，以备制膳。

一、原料的前期加工处理

（一）中药原料的前期加工处理

用于制作药膳的中药原料，可分鲜品和干品两类，用作菜肴则多取鲜品中药。

1.中药鲜品原料

前期加工处理一般包括选料、洗净、去壳、去核、刮皮、切制等程序。

（1）选料。中药鲜品，多用作菜肴制膳，应选新鲜质佳、形态美观、色泽明润的原料，以使药膳保持形色俱佳、味道鲜美的特点。

（2）洗净。中药鲜品，多带有泥沙等不洁之物，应先洗净泥沙杂物，并去除老叶硬茎，以利进一步的加工制作，如鲜山药宜除去泥沙、鲜鱼腥草宜洗净并除去老叶硬茎等。在进行后续加工（如去壳、刮皮等）之后，还要再次洗净，使中药保持新鲜清洁，以利切制和烹饪。

（3）去壳、去核。有些带壳或带核的鲜品中药原料，应先除去硬壳，这样制膳时易于熟烂出味，方便服食。如鲜白果应先去硬壳，鲜莲子应先去心，核桃宜去壳取肉，红枣宜去核取肉等。

（4）刮皮。有些鲜品中药原料表皮较厚，或有杂色斑点，或有须根绒毛，应先做刮皮处理，使药品更为洁净美观，肉质脆嫩爽口。如鲜山药应先刮皮，鹿茸宜烧刮去皮上绒毛等。

（5）切制。鲜品中药，应按制膳的需要，切制成不同的形状，其厚薄、大小、方圆等都应统一，力求美观，既要易于熟烂入味，又要使药膳形色俱佳。

2.中药干品原料

中药干品入膳制作，目前大多选用已经炮制好的中药饮片或成品，一般都不需要临时进行处理，下面仅就制膳前中药饮片的主要加工处理方法分述如下：

（1）净选。对购买来的中药饮片应先进行净选，选择形色较佳，大小均匀的饮片，用清水洗净表面的杂物，去除有斑点或变色的部分，而后予以晾干，必要时可晒干或烘干，以备制膳之用。

（2）浸泡。制作菜肴时，对质地坚硬的中药饮片，可先用水浸泡，使其软化，以便于烹调制作。浸泡的时间应视饮片的不同情况而定，一般以浸泡过心、整体变软为度，便于改刀切制。但不宜浸泡过久，以免流失有效成分，如制首乌饮片过于肥厚呈块状，浸泡变软后可改刀切制成片或小块，形状更为美观，且易于和其他菜品烹制成药膳。

（3）改刀切制。对块状体大或体长的中药饮片，在浸泡的基础上可改刀切制成片状、小块状或小长条状，使菜肴的形色更为美观，且易于烹制出味，如肉桂、党参等。

（4）碾碎。有些中药饮片，应按药膳剂型的需要做碾碎的加工处理，碾碎的程度也应视膳型而定，有些可碾成粗粉，如田七作酒剂药膳，以粗粉浸酒为宜，又如酸枣仁粥，应将酸枣仁碾碎外壳入煮，以便煮出有效成分；有些可碾成细粉，如胡椒作配料入汤菜进行制作时，可碾成细粉，制作糕剂药膳，更应将中药饮片干燥后，碾制成细粉，再与食物和合制糕。

（5）煎汁。有些药膳不能直接加入干品中药饮片，而需先行煎煮中药，去渣取汁备用，制膳时再加入药汁同煮。这种煎汁的方法以羹、粥、饮料类的药膳应用较多。

（二）食物原料的前期加工处理

药膳中的食物原料，亦有鲜品和干品之分。

1.食物鲜品原料

一般应按选料、洗净、去除毛杂硬壳表皮等杂物、漂制、焯制、切制、榨汁等程序，做好制膳前的加工处理。

（1）选料。食物鲜品，多作菜肴药膳使用，选用新鲜质佳的原料，可保证药膳制作的形色效果。

（2）洗净。蔬菜、瓜果等食物鲜品，多带有泥沙等不洁之物，应先洗净泥沙杂物，剔除黄叶老茎及须根等；动物类食物，多在去除毛杂后，洗净血水脏物，以利进一步切制和烹饪制作。

（3）去除毛杂、硬壳、表皮等杂物。动物类的鲜活食材，先应宰杀，热水烫除皮毛，去除内脏杂物，如鸡、鸭、雀、兔等；种子类食材，则应敲碎去除硬壳，如板栗、桂圆等；一些蔬菜、瓜果、根茎类的食材表皮粗厚，应先除去粗皮，如丝瓜、冬瓜都应削去厚皮，梨应削去外皮等；有些动物类的食物也应去除表皮杂物，如鲜鱼去鳞、活虾剪除头足等。

（4）漂制。某些食物具有血腥、苦涩等气味，可用水漂的方法去除异味。漂制与浸泡不同，浸泡以使食物松软发胀为目的，漂制则以去除异味为目的，漂制时间较短，但需勤换清水，如鲜紫河车漂除血腥气味，鲜竹笋漂除苦味等。

（5）焯制。对含有血水的动物肉类鲜品食物，在制膳前（特别是制作汤剂药膳前）常用此法。将动物肉放入沸水中数分钟，去掉血水浮沫以使汤清肉嫩味鲜。

（6）切制。鲜品食物，切制比较讲究刀法和形状，刀法有横切、斜切的区别应视具体食物而定。如动物肉类，一般按肌纤维的走向横切为佳，这样易于熟烂，脆嫩爽口。就形状而言，一般有片、块、丁、段、丝等，要求规格统一，切制的大小、厚薄、方圆均匀一致，使形色美观。另外，肉类食物有时需切制如泥，以制作肉饼、肉丸等剂型药膳或填充于其他食材的空腔之内。

（7）榨汁。蔬菜、瓜果类新鲜食材，在制作饮料类药膳时，需榨取食物原汁。小量配膳时可采用民间布包榨取原汁的简易方法，也可用家庭榨汁机取汁备用，如番茄酱、西瓜汁、橘子汁、萝卜汁等。

2.食物干品原料

食物干品原料，质地较硬，一般在制膳前需作浸泡等加工准备工作，可按照净选、浸泡、切制、碾碎等程序进行。

（1）净选。对食物干品原料，宜先挑选形色较佳者，剔除变色形坏之品，以利制膳的美观，同时用清水洗净食物表面的杂物晾干备用。

（2）浸泡。浸泡是干品食物最常使用的基本加工方法，食物硬度不同，浸泡的时间也各异。一般而言，植物类的干品食物，浸软发胀即可，如香菇、黄花菜、海带等；有些质地坚硬、含纤维较多的根茎果实类植物食品，浸泡时间较久，如笋干、豆类等；动物类的干品食物，也需浸泡较长时间，如鱼干、燕窝、牛筋等。浸泡时间应当适度，既要泡软便于切制，又要避免浸泡过久，耗失食物营养成分或使其变形而不便于制膳。

（3）切制。干品食物的切制方法及要求，基本与鲜品食物相似，在浸泡发胀后，食物较为松脆，切制时不宜太小，以防烹制菜肴时破碎、断裂而有损美观。干品肉类一般不宜用作切泥制饼。

（4）碾碎。干品食物用于制作糕点、羹、粥等类型的药膳时，有时需做碾碎处理。碾碎前应先对食物烘烤干燥，或用小火清炒，将食物炒黄炒香，这样更易于碾碎。碾碎的程度（粗粉与细粉）视食物种类和制膳剂型而定，如制糕点多宜细粉，制作羹粥可碾碎成颗粒状的粗粉。

二、药膳制作方法

药膳的制作方法比较复杂，药膳师不仅要掌握娴熟的烹饪技术和方法，还要通晓药食性能特点，因材制膳，这样才能烹制出形、色、味、效俱佳的特色药膳。下面结合药膳的常用剂型，介绍几种简便易行的药膳制作方法。

（一）菜肴类药膳的制作方法

菜肴类药膳，一般分为热菜类和凉菜类。

1.热菜类药膳的制作方法

热菜类是药膳运用最多的品种，尤其对东方民族来说，热菜是必备菜肴。热菜的制作主要有炖、煮、煨、蒸、熬、炒、卤等法。

炖：炖是将药物与食物加清水，放入调料，先置武火上烧开，再置文火上熬煮至熟烂的烹制方法，一般需文火 2~3 小时。特点是质地软烂，原汁原味，如雪花鸡汤、十全大补汤的制作方法。

煮：将药物与食物同置较多量的清水或汤汁中，先用武火烧开，再用文火煮至熟的方法，时间比炖短，特点是味道清鲜，能突出主料滋味，色泽亦较美观。

煨：将药物与食物置煨锅内，加入清水和调料，用文火或余热进行较长时间的烹制，慢慢煨至软烂的方法，特点是汤汁浓稠，口味醇厚。

蒸：利用水蒸气加热烹制。具体方法是将原料置于盛器内，加入水或汤汁、调味品，或不加汤水，置蒸笼内蒸至熟或熟烂，特点是笼内温度高，可达120℃以上，原料水分不蒸发，药膳可保持形状的完整，造型整齐美观，口味原汁原味。

熬：是将已经前期加工处理的食物与药物，一并放入锅中，加入清水，先用武火烧开，加入调料，改用文火慢熬，至食物烂熟、膳汁浓稠的方法。熬法费时较长，主要适用于制作含胶质重和不易熟烂的食物，特点是色深汁稠，味浓可口。

炒：先将油锅烧热后，倒入切制好的药膳原料（先主料，后辅料，依序下料），用武火快速翻炒至熟或断生。炒法是制作菜肴类药膳最常用的方法，特点是烹制时间短，汤汁少，成菜迅速，膳品生脆滑嫩，鲜香可口，具体又可分为以下几种：

①生炒：主料不上浆，在热油锅内翻炒至五六成熟时，加入调料，继续翻炒至八成熟时，再加入调味品，迅速翻炒数遍，断生即成，如洋葱炒羊肉等。

②热炒：先将食物炒热或半熟时，取出切制成片、块、条、丁等形状，再放入油锅内煸炒，依次加入药食辅料和调味品、汤汁等，翻炒几下即成。

③滑炒：将已经加工成丝、丁、片、条的食物与药物，用食盐、淀粉、鸡汁等调匀上浆后，放入热油锅内，用武火迅速翻炒，加入适量汤汁和调味品速炒而成，如杜仲腰花等。

卤：将已经切制加工好的药物与食物配合后，放入卤汁中，用中火烹煮，使卤汁渗透进入食物中，直至熟烂的方法。卤制的膳品味厚气香，如玉竹卤猪心等，卤汁可反复使用，但应保持清洁，防止变质。

2.凉菜类药膳的制作方法

凉菜类药膳是用鲜品药食原料，进行生品加工制作，或是用药食原料经制熟后，再经加工调制成冷食的菜肴。常用的制作方法有以下四种：

拌：将药膳原料的生料或已放凉的熟料加工切制成一定形状，再加入调味品拌和制成的方法。拌法简便灵活，用料广泛，易调入味，制成的菜肴是清凉爽口，理气开胃。拌法又可分为：生拌、熟拌、凉拌等几种。

炝：将原料切制成所需形状，经加热处理后，加入各种调味品拌匀，或再加热花椒制成药膳的方法。特点是菜肴口味或清淡或鲜咸麻香，炝法又分普通炝与滑炝两种。

腌：将原料浸入调味卤汁中，或加调味品拌匀，泡制一定时间以排出原料内部的水分，使原料入味的方法。特点是菜肴清脆鲜嫩，浓郁不腻。腌法又可分为盐腌、酒腌、糟腌三种。

冻：将含胶质较多的原料加入调味品，加热煮制达一定程度后停止加热，待其冷凝后食用的方法。特点是菜肴晶莹剔透，清香爽口，但原料要求必须是含胶质多者，否则难以成冻。

（二）药粥的制作方法

药粥是以药物与米谷类食物共同煮熬而成的食品，具有制法简单，服用方便，易于消化吸收的特点，被古人推崇为益寿防病的重要膳食。其制作方法有以下两种：

1.米谷与药食同煮

一般多用鲜品药物和食物，或一些易于煮烂而又具有补益作用的干品药物和食物，经洗净等加工处理后，与米谷一同置锅内，适量加水，用中小火煮制成粥，可视口味习惯，酌加糖或盐以调味，以粥代餐。这种方法应用最为普遍，如莲子粥等。

2.先煮粥后下药食

先将米谷淘净，置锅内加水煮粥，待米将熟烂时，再加入经过前期加工处理的药物或食物同煮，至粥稠即成。后加的药物多为药粉、药汁，均须作前期加工制作，后加的食物则多为松软易烂的食物。

（三）药酒的制作方法

药酒的应用具有悠久的历史，制作较为方便，以酒性温通，具有活血通络之功而行药力。民间多用浸泡法制作而成，即用白酒、黄酒为基料，根据病情和养生强体的需要，选择适当的药物和食物以浸泡制作。药物多选中药饮片干品和蛇类等动物药为主。浸泡前应先将药物与食物进行洗净、碾碎、切制等前期加工处理，晾干后直接加入盛酒容器内浸泡1个月左右，即可取酒佐餐服食。浸泡时容器口应予密封，防止酒的挥发和走气变质。

（四）药茶的制作方法

药茶是一种简便易行的膳型，多采用干品药物饮片，改刀切小或制成末后分袋包装，或与茶叶相配，置于杯内，添加适当冰糖、白糖等以调味，加水冲泡，盖闷15分钟左右，即可代茶饮用。药茶的特点是清香醒神，具有生津止渴润燥等作用，如板蓝银花茶等。

（五）药膳糕点的制作方法

药膳糕点是一种以面粉、米粉、豆粉等米谷食物与药物配制而成的保健治疗食品。其制作时根据病情或保健的需要，按一定比例选配药物，并分别研制成细嫩的米粉和药粉，将米粉（或面粉、豆粉）与药粉和匀，加水揉合，按面点制作方法加工而成。药膳糕点既可作主食佐餐服用，也可作点心零食，老幼皆宜，是一种传统食用的膳型，如健脾益气糕、绿豆糕等。

（六）保健饮料的制作方法

一般以药物、水、糖为原料，通过浸泡、煎煮、蒸馏等方法提取药液，再经沉淀、过滤、澄清后，加入冰糖或蜂蜜调制而成，适用于大批量的生产。特点是能生津止渴、养阴润燥，如乌梅饮等。

第四章　辨证施膳

第一节　解表药膳

解表药膳是以辛散发表的药物与食物组成，具有发散表邪的作用，是主要用于防治表证的药膳。

表证由六淫邪气入侵，卫气不固，肺气失宣所致。以恶寒发热，头痛，身痛，有汗或无汗，脉浮为主要临床表现。解表药膳具有发汗、解肌、透邪的作用，使病邪外出，表证得解。

根据表证的病因和患者体质的不同，表证分为风寒、风热以及兼见气血阴阳不足三种证型。因此，解表药膳亦相应地分为发散风寒药膳、发散风热药膳及扶正解表药膳三类。

本章药膳多由辛散轻扬之品组成，故不宜久煎久炖，否则容易导致药性耗散，功效减弱。本章药膳以温服为宜。服用时，宜避风寒，或增加衣被，以保暖助汗。出汗以遍身微汗为佳。汗出不能遍身，或大汗淋漓，都不可取，因汗出不彻，病邪不解；汗出太多，易耗气伤津，重者可导致亡阴亡阳之变。饮食上宜忌酸涩之品，如话梅、杏、柠檬、醋等，以免敛邪，使病程迁延难愈。

一、发散风寒

1.姜糖苏叶饮（《本草汇言》）

[组成] 生姜 15g，红糖 10g，苏叶 10g。

[制作] 将生姜洗净切片，苏叶洗净，一并装入茶杯中，开水冲泡 10 分钟，放入红糖拌匀即可。

[用法] 趁热顿服，每日 2~3 次，2~3 日为一个疗程。

[功效] 解表散寒，和胃宽中。

[主治] 外感风寒，脾胃不和所致的头痛，恶寒发热，胸闷不舒等症。

[方解] 本方所治之证，为外感风寒，脾胃气滞，胃气上逆所致。治宜解表散寒，和胃宽中。方中生姜辛温，既能发汗解表，治疗外感风寒轻证，又善温胃散寒，和中降逆而止呕，孙思邈称之为"呕家圣药"，本方重用为主药。辅以辛温芳香之苏叶发汗解表，又善行气宽中而止呕，尤其适宜于外感风寒兼脾胃气滞者。佐以甘温之红糖，

温中暖胃，又可作为调味品，缓和生姜、苏叶辛辣之味，使本膳香甜可口。三品合用，解表之中兼以行气，止呕之中兼以和胃，共奏解表散寒、和胃宽中之效。

[使用注意] 宜温服，外感风热者慎用。

2.鲜葱白粥（《济生秘览》）

[组成] 新鲜连根葱白2棵，淡豆豉 10g，粳米 30g，食盐少许。

[制作] 将连根葱白洗净，切成 3cm 长的节段，粳米淘洗干净，备用；将粳米放入砂锅内，加水适量，置武火上烧沸，再用文火熬煮至五成熟时，加入新鲜连根葱白、食盐、豆豉，继续煮至粳米熟烂，即成。

[用法] 温热服，每日2次，2~3日为一个疗程。

[功效] 发汗解表。

[主治] 外感风寒表证初起，症见恶寒发热、无汗头痛、鼻塞等。

[方解] 本方所治之证，为风寒束表所致。治宜发汗解表，宣透表邪。方中葱白味辛散温通，其性走窜，有发汗解表，散寒通阳之功效，为本方主药。辅以辛凉之淡豆豉解表除烦。二物相合即葱豉汤，共奏发汗解表之效。佐以粳米煮粥，用食盐调味，药食合用，既益护胃气，又有助本膳发汗解表之力；且粥味清香爽口，易于服用。

[使用注意] 宜温服，外感风热者慎用。葱白为辛香之品，切勿久煎，以免影响药效。

二、发散风热

1.葛根粥（《太平圣惠方》）

[组成] 葛根粉 30g，粳米 50g。

[制作] 粳米洗净浸泡一宿，与葛根粉同入砂锅内，加水 500ml，用文火煮至米熟、粥稠即可。

[用法] 不拘时，稍温服用即可。

[功效] 解肌透表。

[主治] 伤风感冒，或温病初起所致的发热恶寒，头痛项强，心烦口渴等症。

[方解] 本方所治之证，为外感风热，或温热病邪侵犯，卫气被郁所致。治宜解肌透热。方中重用葛根，辛甘发散，解肌表之邪，退热生津，为治疗太阳经腧，津液失于输布所致之发热、头痛、项背强痛的要药。粳米健脾气，和胃气，生津液，共煮为粥，护益胃气并助解表之力。二物配伍，共奏清热除烦，生津止渴，解肌透表之效。表邪得解，则诸症自除。也适宜常人佐餐食用。

[使用注意] 阳虚者不宜。

2.薄荷粥（《医余录》）

[组成] 鲜薄荷 30g，粳米 100g。

[制作] 将薄荷洗净，放入砂锅内，加水适量，煎煮 5~10 分钟，去渣，取汁待用；

将粳米淘洗干净，置砂锅中加入适量清水，武火上烧沸，用文火煮至七八分熟时，加入薄荷汁，继续煮至熟烂，即成。

[用法] 温服，每日 2 次，2~3 日为一个疗程。

[功效] 疏散风热，清利头目。

[主治] 外感风热所致的发热头痛，目赤，咽喉肿痛等症。

[方解] 本方所治之证，为风热入侵，上犯头目所致。治宜疏散风热，清利头目。方中薄荷性味辛凉，轻扬升浮，芳香通窍，长于疏散上焦风热，清头目、利咽喉，为治疗外感风热之发热头痛、咽痛目赤的常用品。粳米甘平，益气护胃，善助药势，二者相合，既能益胃和中，防薄荷之寒凉太过伤脾胃，又能助解表之力，有相辅相成之妙用。两者合用共奏疏散风热，清利头目之效。

[使用注意] 薄荷不宜久煎。

三、扶正解表

1.人参薄荷饮 (《普济方》)

[组成] 鲜薄荷叶 60g，生姜 3g，人参 5g，生石膏 30g，麻黄 2g。

[制作] 取生石膏打碎置砂锅内，加水适量，武火至沸，文火保持微沸 30 分钟；再加入人参和生姜（均需切片），共沸 20 分钟；最后加入麻黄和鲜薄荷叶共沸 5 分钟即可。

[用法] 趁热代茶频饮。

[功效] 益气解表，疏风清热。

[主治] 气虚之人外感风热所致的发热头痛，咽喉肿痛，咳痰不爽等症。

[方解] 本方所治之证，为气虚之人外感风热，邪郁肌表，肺中热盛所致。治宜益气解表，疏风清热。方中薄荷发散风热，清头目，利咽喉，用量最重，是为主药。人参补气调中，扶正以祛邪；石膏解肌退热，清泄肺热，共为辅药。麻黄、生姜发汗解表，宣肺止咳，且二药辛温，与辛寒之薄荷、生石膏相伍，相反相成，以防寒凉太过伤胃，是为佐药。诸品合用，共奏益气解表、疏风清热之效。制为茶饮，服用简单，取效快捷。

[使用注意] 脾胃虚寒及外感无虚者勿用。

2.葱豉炖豆腐 (《肘后备急方》)

[组成] 葱白 3 根，淡豆豉 20g，鲜豆腐 250g。

[制作] 葱白洗净，切成 2cm 长的段，备用。取鲜豆腐置锅内，加水适量，武火至沸，文火保持微沸 30 分钟，分别加入葱白和淡豆豉，保持微沸 5 分钟即成。

[用法] 趁热服用，服用覆被至微汗。

[功效] 祛风解表，益气和中。

[主治] 脾胃虚弱之人感受风邪所致的头痛，恶寒微热，鼻塞流涕等症。

[方解] 本方所治之证，为脾胃虚弱之人感受风邪，卫气被郁，开合失司所致。治宜益气健脾，祛风解表。方中葱白辛散温通、发汗解表；淡豆豉辛散清凉，疏散宣透。葱、豉合用，增强发汗解表之力，为方中主药。鲜豆腐益气和中，为脾胃虚弱而设，可视为辅品。主辅合用，辛散而不燥烈，无过汗伤津之弊；扶正而不滞邪，无闭门留寇之虑。趁热服之可助发散之力。三料合用，共奏祛风解表，益气和中之效。本膳形色俱佳，一清二白，黑白相间，质鲜味美，药性平和，也适合常人食用。

[使用注意] 本方药力较弱，感冒重者不宜用。

第二节　清热药膳

清热药膳是以寒凉的药物和食物组成，具有清解暑热、清退里热等作用，主要用于里热病证的药膳。

"热"乃中医之术语，中医理论认为，温盛为热，热极为火，温、热、火三者同属一性，只是程度不同而已。本类药膳治疗的热证多属里热证。其成因无非外感内生两类。外感六淫，入里化热；五志过极，脏腑偏胜，均可化火，从而引起里热证。

里热证的治疗根据"热者寒之"、"温者清之"立法，出于热证的致病因素、疾病表现阶段和所在部位不同，疾病的性质尚有虚、实之异。因此，清热药膳可分为清热祛暑药膳、清热解毒药膳、清脏腑热药膳、清退虚热药膳等四类。

本类药膳的应用原则，一般应在表证已解，热已入里，或见热虽盛而尚未结实的情况下使用。如邪热在表，应当解表；里热已经结实，则宜攻下；表邪末解，里热已成，又宜表里双解。总之，应用本类药膳应辨证准确，方能奏效，否则，不但无效，还可能变生它疾。

本类药膳性质寒凉，易伤脾胃，脾胃虚弱、食少便溏者慎用。并应注意中病即止，以防克伐太过，损伤正气。

一、清热解暑

1.翠衣凉茶（《药茶与药露》）

[组成] 鲜西瓜皮9g，赤芍6g，炒栀子3.6g，黄连1g，甘草1g，白糖10g。

[制作] 将鲜西瓜皮、赤芍、炒栀子、黄连、甘草放入砂锅内，加入适量清水，武火至沸，换成文火微沸20分钟，加入白糖即可。

[用法] 代茶饮，每日1剂。

[功效] 清热解暑。

[主治] 中暑轻证，头昏脑痛，身热面红，精神不振，汗出口渴等。

[方解] 本方所治之证，为外感暑热，上犯清窍，内扰心神，蒸腾津液所致。治宜清解暑热。方中西瓜皮甘淡渗利，性寒清热，既长于清热解暑，又有利尿之功，可引

暑热从小便而去，为本方主药。栀子、黄连均为苦寒之品，长于泻火除烦，清热利湿，为辅药。佐以苦寒之赤芍清热凉血以助清解暑热之力。甘草调和药性，是为使药。诸品合用，共奏清解暑热之效；另用白糖调味，使本膳甘甜清凉，良药不苦口，确为消暑解热之佳饮。

[使用注意] 脾胃虚寒、素体阳虚、寒湿偏盛者禁用。

2.荷叶冬瓜汤（《中国药膳大全》）

[组成] 鲜荷叶 50g，鲜冬瓜 250g，食盐适量。

[制作] 取鲜荷叶、鲜冬瓜洗净，共同置锅内，加水适量，熬汤至熟，加食盐调味即可。

[用法] 食冬瓜，饮汤，每日 2 次，1~3 日为一个疗程。

[功效] 祛暑利湿。

[主治] 暑温、湿温病所致的发热烦闷、头痛口渴，尿赤或小便不利等症。

[方解] 本方所治之证，为暑温、湿温入侵，心经热盛，水湿内停，膀胱气化不利所致。治宜祛暑利湿。方中荷叶以清暑利湿见长，新鲜者尤善清夏季暑热，是为主药。冬瓜甘淡性凉，功善清热利尿，生津止渴，是为辅佐。二物合用熬汤，加食盐调味，清凉爽口，可饮可食，药助食威，食借药力，暑热清，湿邪去，共奏祛暑利湿之效。既适用于暑温、暑湿证，也可作为夏季的养生保健餐食。

[使用注意] 荷叶、冬瓜均应选新鲜为宜。

二、清热泻火

1.绿豆粥（《普济方》）

[组成] 绿豆 25g，粳米 100g，冰糖适量。

[制作] 将绿豆、粳米淘洗干净，置入砂锅内，加水适量，用文火煎熬，直至烂熟；将冰糖汁兑入粥内，搅拌均匀即成。

[用法] 分早、晚 2 次服用，2~3 日为一个疗程。

[功效] 消热解毒去火，消暑热。

[主治] 热毒壅盛所致的疮痈肿毒，以及暑热烦渴等症。

[方解] 本方所治之证，为热毒壅盛，经络阻塞，气血凝滞于皮肉之间所致；或为暑热内扰心神所致。治宜清热解毒去火。方中绿豆味甘性寒，归心、胃二经，功善清热解毒，消暑热，为本方主药。佐以粳米护益胃气，冰糖补中调味。三品合用，祛邪而不伤正，制成粥服，甘甜可口，是佐餐美食。既奏消热解毒，消暑热之功，又有止渴生津之效。也适宜常人夏季服食，行利尿清热解暑之妙用。

[使用注意] 本方药力较轻，中暑重症、高热者不宜使用本方。

2.灯心竹叶饮（《民间验方》）

[组成] 灯心草 15g，竹叶 10g。

[制作] 取择好的灯心草、竹叶洗净，置砂锅内，适量加水，煎煮2次，每次20分钟，合并煎液即可。

[用法] 代茶频饮。

[功效] 清心利尿，除烦安神。

[主治] 心火亢盛，下移小肠所致的小儿夜啼、成人心烦、小便短赤涩痛等症。

[方解] 本方所治之证，为心火亢盛，热扰心神，心火下移小肠所致。治宜清心利尿，除烦安神。方中灯心草性寒清热，甘淡渗利，上清心火，下利小便，能使心火从小便而去。配以性寒味甘淡之竹叶，善清心火及胃与小肠之热而除烦止渴、利尿降火。二者相须为用，共奏清心利尿，除烦安神之效。本膳甘淡可口，代茶频饮，取效快捷。常人也可作保健凉茶饮用。

[使用注意] 灯心草、竹叶不可过煎；所制之品须当天饮完。

3.生石膏粥（《太平圣惠方》）

[组成] 生石膏60g，粳米60g。

[制作] 将生石膏捣碎，置砂锅内，加水煎15分钟，滤去渣，备用；将粳米洗净，放入盛有生石膏汁的砂锅内，武火至沸，文火熬煮至粳米熟烂，即成。

[用法] 日服2次，2~3日为一个疗程。

[功效] 清热泻火，除烦止渴。

[主治] 热邪内盛所致的头痛、高热不退、汗出、牙龈肿痛、口渴多饮等症。

[方解] 本方所治之证，为肺、胃火热亢盛所致。治宜清热泻火，除烦止渴。方中生石膏辛甘大寒，归肺、胃二经，善清泄肺、胃实热，有清热泻火，除烦止渴之功效，凡肺胃实热、气分实热、高热、烦渴者为首选之品，乃本方的主药。配伍粳米煮为粥服，粳米甘平，善于和中养胃，健脾气，均使生石膏清泄实热而不伤正。二品同用，泻火不伐胃，共奏清热泻火、除烦止渴之效。

[使用注意] 石膏应打碎先煎，不宜久煎。

三、清退虚热

1.双母蒸甲鱼（《不孕不育症药膳》）

[组成] 甲鱼1只，川贝母、知母、杏仁、前胡、银柴胡各6g，葱、姜、花椒、盐、白糖、黄酒、味精适量。

[制作] 取甲鱼宰杀，放尽血水，剥去甲壳，弃除内脏，切去脚爪，洗净后切成大块；另取川贝母等五味药材洗净，切成薄片，放入纱布袋内，扎紧袋口。然后把甲鱼块与药袋一起放入蒸碗内，加水适量，再加葱、姜、花椒、盐、白糖、黄酒等调料后，入蒸笼内蒸1小时，取出即可。

[用法] 调味后分次食用。

[功效] 清热养阴，润肺止咳。

中医药膳学

［主治］燥热伤肺，肺肾阴虚所致的低热不退，骨蒸潮热，咳嗽咳痰等症。

［方解］本方所治之证，为燥热伤肺，肺肾阴虚，阴虚火旺所致。治宜清热养阴，润肺止咳。方中甲鱼为血肉有情之品，长于滋肾阴，退虚热；川贝母甘润性寒，长于润肺止咳，最宜于燥热伤肺之咳嗽，二者共为本方主品。知母虚实两清，既能清肺热、润肺燥，又能滋肾阴、清虚热，与主品相配，寓金水相生之义，是为辅药。佐以银柴胡清退虚热，杏仁、前胡宣降肺气，化痰止咳。诸品合用，共奏清热养阴、润肺止咳之效。蒸制为膳，原汁原味，另用葱、姜、花椒、盐、白糖、黄酒、味精等调料调味，质鲜味美，老少皆宜。

［使用注意］脾胃虚寒，咳痰清稀或外感发热者不宜。

2.青蒿鳖甲粥（《温病条辨》）

［组成］青蒿 6g，鳖甲 15g，生地 12g，知母 6g，丹皮 9g，粳米 100g。

［制作］取青蒿等五味药置于砂锅内，水煎，武火至沸，文火保持微沸 30 分钟，滤出煎液备用；另取洗净之粳米，加入适量清水煮粥，至五分熟时，加入上述备用之药物煎液，继续煮至熟烂为止。

［用法］根据症状轻重，重者每日 1 剂，分 2 次服；轻者减半。

［功效］养阴透热。

［主治］温病后期，邪伏内阴证。夜热身凉，热退无汗，舌红少苔，脉细数等。

［方解］本方所治之证，为温病后期，邪热未尽，深伏阴分，阴液已伤所致。治宜养阴透热，使深伏阴分之邪透出阳分而解。方中鳖甲咸寒直入阴分，滋阴退虚热；青蒿辛苦而寒，芳香透散，清热透络，引邪外出。两药相配，滋阴清热，内清外透，共为主药。生地、知母益阴清热，协助主药以养阴退虚热，为辅药。丹皮凉血透热，协助青蒿以透泻阴分之伏热，为佐药。诸品合用，共奏养阴透热之效。本膳即青蒿鳖甲汤加粳米而成。粳米养胃补中，防诸药寒凉太过伤胃，且扶正有助祛邪，药效迅捷。

［使用注意］阴虚欲抽搐着不宜使用本膳方。

第三节 理肠药膳

理肠药膳是由泻下的药物与食物组成，具有通利大便，排除积滞作用，主要用于里实证的药膳。

本类药膳主要适用于以大便不通为主要表现的里实证。便秘的成因很多，虚实皆有。实证多因实热积滞，腑气不通所致。虚证多因病后、产后，或年老体虚，阳气不足，大肠传导无力，或血虚津亏，大肠失于滋润所致。亦有一些单纯性便秘者，除了大便干结、排便费力外，并无明显兼症。不论何种便秘，均以"其下者，引而竭之"立法，实证治宜泻热通便，虚证则宜攻补兼施，单纯性便秘可考虑行气通便。故通便类药膳多由泻下导滞、润肠通便之品组成。因此我们将理肠药膳主要分为润肠通便、益气通便、健脾通便、温阳通便和泻下通便这五类。

本类药膳宜空腹服。部分药物易伤胃气，应得效即止，不宜过量。服用本类药膳期间不宜食油腻和不易消化食物，以防重伤胃气。妇女月经期、孕妇应慎用。

一、润肠通便

1.紫苏麻仁粥（《普济本事方》）

[组成] 紫苏子仁 15g，麻子仁 15g，粳米 50g。

[制作] 将紫苏子仁、麻子仁洗净，研为极细末，加水再研取汁，将药汁与洗净的粳米共煮粥至烂熟，即成。

[用法] 温服，日服 3 次。

[功效] 润肠通便。

[主治] 年老、体虚、久病之人及妇人产后之肠燥便秘。

[方解] 本方所治之证，为肠道失于濡润，传导无力所致。治宜润肠通便。方中紫苏子仁、麻子仁皆富含油脂，入大肠经，有润肠通便之功。其中紫苏子仁还入肺经，长于降肺气，肺与大肠相表里，肺气肃降有助于腑气通畅，是为本方主药。麻子仁尚兼滋养补虚之功，为辅药。两药同用，上开肺闭，下润肠燥，尽显配伍之妙。用粳米制为粥，调治结合，粥助药力，更增润肠通便之功。

[使用注意] 方中麻子仁虽未甘平之品，但服用仍不可过量。

2.香蕉粥（《本草纲目》）

[组成] 香蕉 3 根，粳米 100g，冰糖适量。

[制作] 将粳米洗净，放入砂锅内，武火至沸，武火熬至粥八分熟时，将香蕉去皮切成小段，放入粥内，文火熬煮至粳米熟烂，加入冰糖，搅拌均匀即成。

[用法] 待凉后，空腹食用。

[功效] 清热润肠通便。

[主治] 肠燥便秘所致的痔疮出血、发热、口渴等症。

[方解] 本方所治之证，为肠道有热，津液不足，传导无力所致。治宜清热润肠通便。方中香蕉性味甘寒，入脾、胃经，有清热润肠、润肺止咳、解酒和胃之功，为本方的主药。配伍粳米煮为粥服，粳米甘平，善于和中养胃，健脾气，以防香蕉寒凉太过伤脾胃。冰糖补中调味，三者同用，泄热而不伤胃，即可清热润肠，又甘甜可口。

[使用注意] 脾胃虚寒者、肾功能不全者慎用。

二、益气通便

1.实明黄窝（《中国药膳辨证治疗学》）

[组成] 枳实 10g，决明子 5g，大黄 3g，玉米面 400g，白糖适量。

[制作] 将枳实、决明子、大黄共研为末，入玉米面中拌匀，加入白糖，以水和

面，做成糕，将糕上笼，武火蒸 15~20 分钟即成。

[用法] 服食，每日 2 次，3~5 日为一个疗程。

[功效] 行气导滞，泻热通便。

[主治] 气滞热结所致的便秘。症见大便秘结，脘腹胀满或痛，口干口苦等。

[方解] 本方所治之便秘，为气滞热结于肠腑，腑气不通，肠道干结所致。治宜行气导滞，泻热通便。方中枳实苦降辛行寒清，归大肠经，行气作用峻猛，长于破滞气，消积滞，除胀满，在本方重用，是为主药。决明子清热润肠通便；大黄善于荡涤肠胃积滞，泻下实热，针对热结便秘而设，是为辅药。诸药合用，共奏行气导滞，泻热通便之效。玉米面为制糕的原料，又有健胃调中作用，与诸药配伍，相辅相成，攻下而不伤脾胃；另用白糖调味，使本膳甘甜宜人，良药不苦口，有利服用。

[使用注意] 孕妇禁用。

2.黄芪苏麻粥（《肘后方》）

[组成] 黄芪 10g，苏子 50g，火麻子 30g，粳米 250g。

[制作] 先将黄芪、苏子、火麻仁捣烂后，和水适量，煎煮 5~10 分钟后取药汁，将药汁倒入砂锅中，再倒入粳米，先武火煮沸，文火炖至粥熟即可。

[用法] 每日 1 剂，分数次服完。

[功效] 益气润肠。

[主治] 气虚所致的便秘。症见排便困难伴少气懒言、神疲乏力、自汗等。

[方解] 本方所治适用于气虚便秘。治宜益气润肠通便。黄芪性微温，味甘，有补气固表、止汗脱毒等功效，用于治疗气虚乏力，中气下陷等症，为主药。火麻仁味甘，性平，归脾、胃、大肠经，能益脾补虚，养阴润燥，通便；苏子辛，温，归肺、大肠经，能降气消痰，止咳平喘，润肠通便。二者合用，共为辅药，能增强润肠通便之效。用粳米制为粥，调治结合，粥助药力，更增益气通便之功。

[使用注意] 阴虚患者慎用；火麻仁有小毒，需注意剂量，不可过食。

3.米饮蜜蛋花（《小儿病中医保健》）

[组成] 米饮（米汤）1 碗，蜂蜜 1 匙，鸡蛋 1 枚。

[制作] 先鸡蛋打碎去壳，置一瓷杯中加入蜂蜜，用打蛋器将鸡蛋打为蛋浆，然后加入米饮加热煮沸即可。

[用法] 每日清晨空腹时服 1 剂，久服效果佳。

[功效] 补中益气，润肠通便。

[主治] 适用于气虚便秘。症见排便困难或几日排便一次，伴少气懒言、神疲乏力、自汗等。

[方解] 本方适用于气虚便秘患者。治宜补中益气，益气润肠通便。鸡蛋甘平，归肺、脾、胃经，能滋阴润燥，用于治疗阴血亏虚等症，为主药。蜂蜜甘平，归脾、胃、

肺、大肠经，能调补脾胃、缓急止痛、润肠通便；米饮甘平，有益气、养阴、润燥之功。二者合用，共为辅药，能增强滋阴润燥、润肠通便之效。且味道甘甜，良药而不口苦，也适合小孩服用。

[使用注意] 气逆者慎用。

三、健脾通便

1.黄芪玉竹炖兔肉（《中华药膳防治儿科疾病》）

[组成] 黄芪 30g，玉竹 30g，兔肉 200g，葱、姜、花椒、盐、白糖、黄酒、味精适量。

[制作] 将黄芪、玉竹、兔肉放入砂锅内，加水文火炖熟，然后加入适量的葱、姜、花椒、盐、白糖、黄酒、味精即可。

[用法] 每两日 1 剂，每剂分 2 次服完。

[功效] 健脾益气润肠。

[主治] 适用于脾虚气弱所致的便秘。症见排便困难伴少气懒言、神疲乏力、食后腹胀等。

[方解] 本方所治之证为脾约不能布津，肠失濡养所致的便秘，治宜健脾益气通便。黄芪性微温，味甘，归脾肺经，有补气固表、止汗脱毒等功效，用于治疗气虚乏力，中气下陷等症，为主药。玉竹甘平，归肺、胃经，能滋阴润燥、生津养胃；兔肉甘寒，归脾、肝、大肠经，能健脾补中、凉血解毒。二者合用，共为辅药，能增强健脾益气之效。另用葱、姜、花椒、盐、白糖、黄酒、味精等调料调味，质鲜味美。

[使用注意] 津亏血少的便秘患者不宜久服。

2.桃酥豆泥（《民间食谱》）

[组成] 扁豆 150g，黑芝麻 10g，核桃仁 5g，白糖 120g，猪油 150g。

[制作] 将扁豆淘净，加沸水煮，捞出挤去外皮，放入碗内，加清水淹没扁豆仁，上笼蒸约 2 小时，待蒸至熟烂，取出沥水，捣成泥。将黑芝麻炒香，研细待用。将锅置火上，放入猪油，待油热时，即倒入扁豆泥翻炒至水分将尽时，放入白糖炒匀（炒至不粘锅为度），再放入猪油。

[用法] 服食饮汤，每日 1 次。

[功效] 补益脾肾，润肠通便。

[主治] 健脾胃，补肝肾，润五脏。适用于大便燥结、肾虚、须发早白等症。亦可作老年人的保健益寿食品。

[方解] 本方适用于脾肾不足所致的便秘，治宜健脾通便。扁豆味甘性微温，有健脾除湿之功，为主药。黑芝麻甘平，入肝脾肾经，能补益肝肾，养血益精，润肠通便；核桃仁甘、涩、温，入肾、肝、肺经，能补肾益精，温肺定喘，润肠通便。二者合用，更增健脾通便之功。猪油能补虚润燥解毒，白砂糖和中调味。诸药合用，即能达到药

效，又酥香可口，老少皆宜。

[使用注意] 猪油不可与梅子同食。

四、温阳通便

1.杏仁当归炖猪肺汤 （《民间食谱》）

[组成] 猪肺 250g，杏仁 15g，当归 15g，葱白、生姜、盐、味精、料酒各适量。

[制作] 将猪肺切成片后反复挤洗猪肺气管中的泡沫，然后将其与杏仁、当归一同置于砂锅中，加入适量清水，用文火熬煮至猪肺熟透后，再加入适量食盐、生姜、味精等调味即可。

[用法] 每日 1 次，吃猪肺饮汤。可连续食用数日。

[功效] 温通开秘。

[主治] 适用于阳虚所致的便秘。症见排便困难伴面色㿠白、四肢不温、小便清长等。

[方解] 本方所治适用于阳虚便秘，治宜温阳通便。猪肺味甘，微寒，入肺经，有止咳、补虚、补肺之功效，为主药。杏仁味苦，性微温，归肺、大肠经，能降气止咳平喘，润肠通便，用于咳嗽气喘，胸满痰多，血虚津枯，肠燥便秘；当归性温，味甘辛，归心、肝、脾经，能补血和血，调经止痛，润燥滑肠。二者合用，共为辅药，能增强润肠通便之效。另用葱、姜、花椒、盐、白糖、黄酒、味精等调料调味，质鲜味美，良药不苦口，老少皆宜。

[使用注意] 猪肺忌与白花菜、饴糖同食，否则会腹痛、呕吐。且猪肺为猪内脏，内隐藏大量细菌，必须选择新鲜的肺且清洗干净方可煮食。

2.锁阳红糖饮 （《中国药膳大全》）

[组成] 锁阳 12g，红糖 60g。

[制作] 将锁阳洗净、切片，放入砂锅中，适量加水，浸泡 20 分钟后煎煮，先武火至沸，改文火煮 30 分钟取汁，加水再煎，取汁。合并煎液混匀，喝时兑入红糖即可饮用。

[用法] 晚上顿服或分早晚 2 次服，每日 1 剂。

[功效] 补肾温阳，润肠通便。

[主治] 阳虚所致的便秘。症见排便困难伴阳痿早泄、腰膝酸软等。

[方解] 本方适用于阳虚便秘者。治宜温阳通便。锁阴味甘，性温，能补肾阳，益精血，润肠通便。尤治阳痿遗精，腰腿酸软，神经衰弱之老年便秘，为主药。红糖性温味甘，入脾经，有益气补血、健脾暖胃、活血化瘀的作用，为补益之佳品。二者合用，既甘甜可口，又润肠通便。

[使用注意] 阴虚患者慎用。

五、泻下通便

1.番泻叶茶（《中国医药大辞典》）

[组成] 番泻叶 5~10g。

[制作] 先将番泻叶倒入茶杯中，沸水泡 5 分钟即可。

[用法] 当茶饮用。

[功效] 泻下导滞。

[主治] 热结便秘或习惯性便秘，症见大便干结、口干口臭、腹胀满疼痛等。

[方解] 本方所治之证，为热结肠腑，腑气不到所致。治宜泻热导滞通便。方中番泻叶苦寒降泻，归大肠经，具有清热泻下导滞之功；尚兼甘缓之性，故泻下而不峻猛，对于热结便秘、习惯性便秘甚为适用。当茶饮用，徐徐见功，泻下而不伤正。

[使用注意] 小剂量可得软便或轻度泻下，大剂量则呈水样泄泻，有时会引起恶心、呕吐、腹痛等不良反应，故不应多服久服，脾胃虚寒者慎用。月经期妇女、孕妇、哺乳期妇女禁用。

2.大黄粥（《本草纲目》）

[组成] 大黄 10g，粳米 100g。

[制作] 将大黄择净，放入锅中，加清水适量，浸泡 5~10min 后，水煎取汁备用。将大米淘净，加清水适量煮粥，待熟时，调入大黄药汁，再煮一二沸即成。

[用法] 每日 1 剂。

[功效] 泻下通便，清热解毒，活血化瘀，清泄湿热。

[主治] 适用于热毒炽盛，热结便秘，跌打损伤，癥瘕积聚，湿热黄疸，小便淋涩等。

[方解] 本方所治适用于热结便秘。治宜益气泄热通便。大黄性寒味苦，入脾、胃、大肠、心、肝经，有泻下攻积，泻火解毒，活血化瘀，清泄湿热之功，能荡涤肠胃，推陈致新，为治积滞便秘要药。因其苦寒沉降，善能泻热，故以治疗热结便秘最为适宜，为主药。配伍粳米煮为粥服，粳米甘平，善于和中养胃，健脾养胃，又可制约大黄峻猛之性，缓和药性。

[使用注意] 本品攻下作用峻猛，易伤正气，若非实证，不宜选用；妇女胎前产后、月经期、哺乳期，均当慎用或忌用。

第四节　温里药膳

温里药膳是由温热药物与食物组成，具有温里祛寒作用，主要用于里寒证的药膳。

里寒证的成因，分为寒从外来与寒从内生两个方面。表寒证失治误治，寒邪由表入里；或外寒直中三阴，深入脏腑；或素体阳虚、寒从内生；或服寒凉药太过损伤阳气，均可导致脏腑经络受寒，酿生里寒证。

里寒证的治疗，宜以温里祛寒为要。本类药膳根据"寒者热之"（《素问·至真要大论》）的原则立法，因里寒证所在的部位有脏腑经络之不同，本类药膳分为温脏祛寒药膳与温经散寒药膳两类。

本类药膳以温热服用为宜。应用本类药膳时首先应辨清寒热之真假，如真热假寒证用之，无疑火上浇油，后果不堪设想。其次应辨明寒证所在的部位，方能有的放矢。本类药膳多由温燥之品组成，有助热生火、伤阴灼液之弊，应用时还宜三因制宜，平素火旺与阴虚失血之人，或夏季炎暑之时，或南方温热之地，均不宜多服久服，宜中病即止。孕妇也应慎用。

一、温脏祛寒

温脏祛寒药膳具有温暖脏腑，驱散寒邪作用，是治疗脏腑寒证的药膳。脏腑寒证有虚实之分，虚寒证多因素体阳虚，寒自内生引起；实寒证多因寒邪入侵所致。其临床表现为畏寒，手足不温，肢体倦怠，脘腹胀满或腹中冷痛，不思饮食，口淡不渴或吞酸吐涎，恶心呕吐，下利，舌淡苔白，脉象沉迟等症。治宜温脏祛寒，佐以助阳生火。因此，本类药膳多由温阳散寒之品组成，药食常选附子、干姜、生姜、小茴香、花椒、吴茱萸、粳米等，药膳方如干姜花椒粥、吴茱萸粥、羊肉姜桂汤等。

1.干姜花椒粥（《千家食疗妙方》）

[组成] 干姜5片，高良姜4g，花椒3g，粳米100g，红糖15g。

[制作] 将干姜、高良姜洗净，切片，花椒洗净，以四层纱袋盛之备用。取粳米净水淘洗干净，置于砂锅内加水熬至5~6分熟时，加入上述盛药之纱袋，同沸20分钟，取出纱袋，继续熬粥至熟烂（若粥已烂熟则不用再煮），兑入红糖搅匀即可。

[用法] 每日早晚各1次，长期服食见效。

[功效] 温中散寒止痛。

[主治] 中焦实寒证。症见心腹冷痛，恶心呕吐，或呃逆，口吐清水，肠鸣腹泻等。临床用于各种属于受寒所致的胃肠疾病。

[方解] 本方所治之症，为寒邪内侵中焦，气血阻滞不通所致。方中干姜、高良姜、花椒均为辛散温通之品，皆归脾胃经，可温中散寒止痛。其中干姜长于温中散寒，健运脾阳，为温暖中焦之要药。高良姜"祛寒湿，温脾胃之药也"（《本草汇言》），"主暴冷，胃中冷逆，霍乱腹痛"（《名医别录》）为辅药。花椒助主辅药温中散寒止痛，为佐药，诸药相配，共奏暖胃散寒、温中止痛之效。以粳米共煮为粥，既助温阳散寒之力，又有益胃和中之功。用红糖调味并补中益气，使本膳香甜可口，中焦有寒之人服之温中散寒，平素脾胃虚弱之人服之有强健脾胃的保健作用。

[使用注意] 内有实热、阴虚内热者忌服；不宜冷服。

2.吴茱萸粥（《食医心镜》）

[组成] 吴茱萸 1g，3cm 长葱白 3 段，粳米 50g，食盐少许。

[制作] 将吴茱萸洗净，葱白洗净切段，粳米淘洗干净。再将粳米置入砂锅内，加入吴茱萸、葱白、少许食盐，适量加水，武火烧沸，再用文火熬煮至熟烂即成。

[用法] 温热随量服食，早、晚各 1 次，3~5 日为一疗程。

[功效] 温中散寒，疏肝解郁，止痛止呕。

[主治] 肝胃寒凝所致的脘腹冷痛、呕逆吞酸、中寒吐泻、头痛、疝气作痛等。临床用于胃炎、肠炎、各种可复性腹外疝等属于肝胃有寒者。

[方解] 本方所治之症，为肝胃有寒，寒凝气滞所致。治宜温中散寒，疏肝解郁，止痛止呕。方中吴茱萸辛散苦泄性热，气味芳香而浓烈，主入肝、脾、胃经，长于温肝胃、降逆气、解郁滞、散冷积、止疼痛、助阳止泻，尤以止痛止呕止泻作用最为显著，为治疗中寒肝逆之要药，为本方主药。辅以葱白通阳散寒。二品合用，共奏温中散寒，疏肝解郁，止痛止呕之效。加粳米煮为粥，可益胃和中，以助药势。用食盐调味，使本膳口味适宜，可做饭粥食用。

[使用注意] 吴茱萸气味浓烈，温中力强，有小毒，故用量宜小，不宜久服。一切实热证或阴虚火旺者忌服，孕妇慎服。

3.羊肉姜桂汤（《中国药膳大辞典》）

[组成] 生姜 10g，肉桂 3g，小茴香 10g，羊肉 500g。

[制作] 取生姜、肉桂、小茴香置于纱布袋盛装，与洗净切成滚刀块之羊肉一同置于砂锅内，熬煮至羊肉熟烂，捞出药袋弃之，即可。

[用法] 随量吃肉喝汤。

[功效] 温补脾胃，散寒止呕。

[主治] 脾胃虚寒引起的恶心呕吐，脘腹冷痛，大便稀溏等症。临床用于各种属于中焦虚寒者的胃炎、消化性溃疡等所致的胃痛、呕吐。

[方解] 本方所治之症，为脾胃虚寒所致。治宜温中散寒，理气和胃，方中羊肉温补脾胃，暖中焦，为主料。生姜辛散温通，长于温胃散寒，和中止呕；肉桂辛甘大热，有温中散寒，通脉止痛之功，为辅药。佐以小茴香散寒止痛，理气和胃。四品配伍，用食之味，取药之性，共奏温补脾胃，散寒止呕之效。食时可加入食盐、味精等调料，使本膳味美可口，老少皆宜。

[使用注意] 一切实热证或阴虚火旺者忌服，孕妇慎服。

4.附片羊肉汤（《中国药膳学》）

[组成] 制附片 30g，生姜 50g，葱白 50g，羊肉 2000g，胡椒 6g，食盐 10g。

[制作] 将制附片装入纱布袋内，扎口；羊肉洗净入沸水锅内，加姜、葱各 25g，焯至断红色，捞出起锅剔去骨；将肉切成 2.5cm 见方的块，放入清水中浸，漂去血水，

骨头拍破，姜洗净拍破，葱缠成团待用。然后将砂锅注入清水，置于火上，下入姜、葱、胡椒、羊肉，把制附片的药包投入汤内，用武火加热至沸 30 分钟后，改用文火炖至羊肉熟烂。将炖熟的附片捞出分盛碗内，装入羊肉，盛入汤即成。

[用法] 随量吃肉喝汤。

[功效] 温肾暖脾，散寒止痛。

[主治] 脾肾阳虚，阴寒内盛所致的畏寒肢冷、脘腹冷痛、大便溏泄、尿频腰痛、或女子白带清稀等症。临床用于阳虚阴盛所致的血栓闭塞性脉管炎、胃肠炎等病症。

[方解] 本方所治之症，为脾肾阳虚，阴寒内盛，温煦不足，气化无力所致。治宜温肾暖脾，散寒止痛。方中制附片大辛大热，既长于温肾助阳，又可温补脾阳，散寒止痛，是本方主药。羊肉温脾暖肾，与主药相配，药得食助，药力更威，食借药力，更显其效，有相得益彰之妙，故为辅品。佐以葱白，散寒通阳，生姜、胡椒，温中散寒并调味。诸品合用，共奏温肾暖脾，散寒止痛之效。加入食盐调味，使本膳气香味美，诚为食疗佳膳。

[使用注意] 方中制附片温热而有毒，用量不宜过大。

5.茴香腰子（《证治要诀》）

[组成] 猪腰子 1 枚，小茴香 6g，卤汁适量。

[制作] 先在热锅内将小茴香翻炒片刻，待干脆后粉成细末。将猪腰子撕去皮膜洗净，用尖刀从侧面划一条长约 3cm 的口子，再向里扩展成三角形，然后塞入茴香末，并用细绳将开口处缠紧待用。将锅置中火上，倒入卤汁，调好味，加入猪腰保持微沸，约煮 30 分钟，即可起锅取出，解开绳子剖成两瓣，再除去腰臊，切片装盘即成。

[用法] 佐餐食用，每日 1 枚，5~7 日为一个疗程。

[功效] 温肾祛寒止痛。

[主治] 肾虚寒凝所致的腰痛，临床用于肾虚寒凝所致的各种出现腰痛的疾病。

[方解] 本方所治之症，为肾虚寒凝，肾府气血阻滞所致。治宜温肾祛寒止痛。《日华子本草》记载猪腰子可"补水脏，暖腰膝，补膀胱"，方中取其补肾以止腰痛，亦有同类相求、引药入肾之义。小茴香辛温入肾经，能"主膀胱肾间冷气"（《开宝本草》），又能散寒止痛，二品相配，食借药力，药助食威，共奏温肾祛寒止痛之效。并用卤汁调味，使本膳形色美观，气香味佳，有保健之效，故也适合常人作菜来食用。

[使用注意] 猪腰子宜新鲜，小茴香不可久煮，否则效果不佳。

二、温经散寒

温经散寒药膳具有温通经脉，驱散寒邪作用，是治疗经络有寒证的药膳。经络寒证多因寒邪凝滞经络，气血运行不畅所致，其临床表现为肢体冷痛、肤色紫暗、腹痛、疝痛、舌有瘀斑、脉细涩等症。治宜温经散寒，佐以养血通脉。因此，本类药膳多由散寒通脉、温养气血之品组成，药食常选当归、桂枝、生姜、草果、羊肉等，药膳方如茴香小雀酒、砂锅羊头、胶艾炖鸡等。

1.茴香小雀酒 (《普济方》)

[组成] 小茴香 120g，麻雀 3 只，缩砂仁、肉桂各 8g，胡椒 4g。

[制作] 生雀燎毛去肠，拭净，其余药物研为末，入药于雀腹中，麻绳系定，湿纸数重，裹煨雀熟。

[用法] 空腹服食，食麻雀，温酒送下。

[功效] 温肾暖肝，行气止痛。

[主治] 寒疝腹痛，睾丸偏坠胀痛等。临床用于寒凝气滞疼痛所致的各种可复性腹外疝、结石等症。

[方解] 本方所治之症，为肝肾经络受寒，寒凝气滞所致疼痛。治宜温肾暖肝，行气止痛。方中小茴香辛散温通，主归肝肾经，长于温暖肝肾、行气散寒止痛，为治寒疝腹痛，睾丸偏坠胀痛之要药，在本方用量独重，为主药。麻雀、肉桂补火助阳以温肾，且肉桂尚有散寒止痛之功，二者共为本方辅品。缩砂仁行气温中，胡椒散寒止痛，并能调味，共为佐药。诸物相配，共奏温肾暖肝，行气止痛之效。煨制成膳，气香味美，温性加强；用温酒送下，酒助药力，取效快捷。

[使用注意] 热结气滞疼痛者禁用。

2.砂锅羊头 (《疾病的食疗与验方》)

[组成] 羊头 1 个，生黄芪 40g，当归、何首乌各 20g，桂枝 10g，细辛 3g，牛奶半杯，鸡汤、调料适量。

[制作] 将羊头洗净，入开水锅，加葱、姜、花椒、大料等，煮熟捞出，凉后劈开，去骨、筋及杂物，撕碎装碗，并加入压碎装袋之药材及葱、姜、料酒，上屉蒸烂取出。另取砂锅，加鸡汤、油、料酒、姜末各适量，上火熬至乳白色时，倒入羊头，文火煨至软烂，入盐、味精、牛奶，撒上蒜末，即成。

[用法] 服汤，每日 2 次。

[功效] 养血温经，祛寒通络。

[主治] 血虚寒凝所致的四肢末端冷痛，皮色青紫发绀，指尖变细，面色苍白等症。临床用于血虚寒凝阻所致的雷诺病、血栓闭塞性脉管炎等症。

[方解] 本方所治之证，为血虚寒凝，经络气血阻滞，四肢和而失于温养所致。治宜养血温经，祛寒通络。方中当归甘补辛散温通，功善补血活血、散寒止痛，对血虚、血滞及寒凝所致疼痛十分适宜，故为本方主药。黄芪甘温，长于补气，并兼有一定的活血作用，"气为血之帅"，在本方重用，实有气旺以助生血行血之义；何首乌为补血之佳品，可助主药补血之效，二者共为辅药。桂枝、细辛分别为温经通脉和祛寒止痛而设，皆为佐品。诸物合用，共奏养血温经，祛寒通络之效。羊头能强筋健骨，鸡汤、牛奶有补气血之功，与上述诸药共制成膳，相辅相成，另用葱、姜、花椒、蒜、大料、

中医药膳学

料酒、盐、味精等调料调味，汤浓汁稠，香鲜味厚，气味诱人，堪称美味佳膳。

[使用注意] 实热气结者禁用。

3.胶艾炖鸡 （《百病饮食自疗》）

[组成] 杜仲、阿胶各 15g，陈艾 10g，净子鸡 1 只 （约 500g），生姜 6g。

[制作] 将杜仲、陈艾与鸡入砂锅内同炖。将熟时加入生姜炖煮 20 分钟，加盐调味，即可。

[用法] 服时用热汤烊化阿胶，饮汤食用，每日 3 次。

[功效] 散寒止痛，暖腹安胎。

[主治] 肾虚寒凝所致的妊娠腹痛，胎动不安，以及妇女痛经等。临床用于肾虚寒凝所致的先兆流产、膜样痛经、盆腔炎等病症。

[方解] 本方所治之证，为肾阳不足，虚寒内生，寒客胞脉，气血凝滞所致。治宜散寒止痛，暖宫安胎。方中杜仲善温补肝肾而调冲任，固经安胎。《本草正言》载其能 "暖子宫，安胎气"，故为本方主药。辅以阿胶补血安胎；陈艾温经散寒，调经止痛。佐以子鸡补精填髓以养胎，肾阴足则肾阳生化无穷。生姜辛散，使补而不滞，且性偏温，又有助于散寒暖宫，亦为佐药。诸品合用，共奏散寒止痛，暖腹安胎之效。本膳由滋补佳品子鸡与补肾暖宫安胎的药物炖制而成，用生姜、盐调味，鸡嫩汤鲜，味道纯正，可饮可食，乐于服用。

[使用注意] 实热气滞疼痛者禁用。

4.当归生姜羊肉汤 （《金匮要略》）

[组成] 当归 20g，生姜 12g，羊肉 300g，胡椒粉、花椒粉各 2g，食盐适量。

[制作] 羊肉去骨，剔去筋膜，入沸水锅内焯去血水，捞出晾凉，切成 5cm 长、2cm 宽、1cm 厚的条。砂锅内加适量清水，下入羊肉，放当归、生姜，武火烧沸，去浮沫，文火炖 1.5 小时，至羊肉熟烂，加胡椒粉、花椒粉、食盐调味即成。

[用法] 饮汤食肉，每周 2~3 次。

[功效] 温经养血，散寒止痛。

[主治] 血虚寒凝所致的寒疝腹痛，产后腹痛等症。临床用于血虚有寒所致的各种可复性腹外疝；血虚导致的产后子宫收缩痛属于血虚者。

[方解] 本膳所治之证为血虚肝脉受寒，寒凝气滞，肝脉失养所致，或血虚气弱，胞脉气血运行迟滞所致。治宜温经养血，散寒止痛。本方以温性的羊肉为主料，温中暖下，补益气血。辅以甘补辛散温通的当归，补血、活血、止痛，生姜温中散寒。佐以胡椒、花椒调味，亦能温中散寒。诸品合用，温润结合，补中有行，相得益彰，共奏温经养血，散寒止痛之效。炖制为膳，原汁原味，用食盐调味，口感适宜，既能治血虚寒凝诸证，又是冬令进补的佳膳，尤宜于女性食用。

[使用注意] 凡阳热证、阴虚证、湿热证等不宜服用。

第五节　化痰药膳

化痰药膳是以化痰止咳平喘类药物和食物为主，具有化痰止咳、降气平喘等作用，用于治疗咳嗽咳痰、气逆哮喘等病证的药膳。

痰是一种津液输布失常引起的病理产物，古人云："脾为生痰之源，肺为贮痰之器。"肺气失宣，清肃之令失常，则津液失布，痰浊内生；脾失健运，水湿不化，则凝聚为痰。治疗宜从宣降肺气、调理脾运、化痰止咳入手。咳嗽是肺系疾病的主要症状，其成因很多，概括起来不外乎外感与内伤两类，外邪袭肺，或脏腑功能失调，累及于肺，均可导致肺的宣发肃降功能失常，从而引起咳嗽。气喘的成因亦包括外感与内伤两个方面，因"肺为气之主"、"肾为气之根"，故与肺肾关系最为密切，外邪侵袭，痰浊蕴肺，肺失宣降，肺气上逆，或肺肾两虚，纳气失常，则发生气喘，治宜祛邪降气平喘，或调补肺肾、纳气平喘。

本类药膳根据临床表现的不同可分为化痰止咳药膳和化痰平喘药膳两类。

本类药膳以治标为主，应用时应辨明痰及咳喘的成因，审因论治，标本兼顾。有的药物性偏温燥，热咳燥咳不宜应用；有的药物性偏敛涩，邪气盛时不宜应用。

一、化痰止咳

化痰止咳药膳是指具有化痰浊与止咳嗽的功效，治疗咳嗽咳痰的药膳。临床表现为咳嗽痰多易咯，胸脘痞闷，恶心，肢体困倦等；或咳嗽痰黄，质稠难咳；或干咳无痰或痰少难咯，口干咽燥等。治疗时除以化痰止咳立法外，还常辨证配合清热、润肺、滋阴等法。因痰随气而升降，气逆则痰滞、气顺则痰消，故又常与理气药同用，所以，本类药膳多由理气化痰止咳之品组成，药食常选半夏、百部、陈皮、贝母、萝卜子、冰糖等，药膳方如宁嗽粥、三子养亲茶、二母二冬膏等。

1.宁嗽粥（《养生食疗菜谱》）

[组成] 百部15g，紫苑10g，杏仁10g，麻黄9g，甘草6g，冰糖40g，粳米80g。

[制作] 将百部、紫苑、杏仁、麻黄、甘草煎汁，滤去渣取药汁，沉淀。粳米淘洗干净，加药汁，中火烧开，20分钟后加入冰糖，小火煮稀粥，至粥熟，即成。

[用法] 温热服，每日2次。

[功效] 发散风寒，化痰止咳。

[主治] 风寒犯肺之咳嗽，症见咳嗽咳痰，恶寒发热等。临床用于属于寒咳得急、慢性支气管炎等病。

[方解] 本方所治之证，为风寒犯肺，肺气失宣，津液失布所致。治宜发散风寒，化痰止咳。方中百部味甘苦，性微温，专入肺经，长于止咳，无论外感内伤、新久咳嗽皆可使用，故重用为主药。麻黄发散风寒，宣肺止咳，紫苑润肺下气，化痰止咳，

均为辅药。佐以杏仁宣降肺气，止咳嗽；甘草祛痰止咳，调和药性；粳米健脾调中。诸品合用，共奏发散风寒，化痰止咳之效。制成粥服，取效更捷，且用冰糖调味，使良药甘甜可口，便于服用。

[使用注意] 忌辛辣、油腻肥甘食物，忌酒；表虚自汗者不宜使用本方。

2.苏子降气粥 （《药粥》）

[组成] 前胡、制半夏、当归、生姜、苏子各10g，陈皮、厚朴各6g，炙甘草4g，肉桂各1.5g，粳米50~100g，红糖适量。

[制作] 将诸药煎汁，滤去渣取药汁，沉淀。粳米淘洗干净，加药汁，中火烧开，20分钟后加入红糖，小火煮稀粥，至粥熟，即成。

[用法] 每日2次，早、晚温热服之，5日为一个疗程。

[功效] 祛痰止咳，降气平喘。

[主治] 适用于上实下虚之咳喘证，症见咳喘痰多、气短、动则尤甚、胸脘满闷、腰酸肢冷等。临床用于属于肺气雍实的慢性支气管炎、支气管哮喘、肺气肿等病症。

[方解] 本方所治之证，为肺失宣降，痰涎壅盛，肾阳亏虚，不能纳气所致。治宜祛痰止咳，降气平喘，兼温补肾阳。本方即苏子降气汤加粳米、红糖而成。方中苏子具有降气平喘，化痰止咳的功效，《本经逢原》言其"为除喘定嗽，消痰顺气之良剂"，故为主药。半夏、陈皮燥湿化痰，理气健脾；前胡宣降肺气，化痰止咳；厚朴平喘，理气宽胸，共为辅药。主辅相配以治"上实"。佐以辛热入肾的肉桂补火助阳以治"下虚"。更兼当归养血润燥，止咳平喘；生姜温肺化饮；炙甘草调和药性，为使药。诸品合用，即苏子降气汤，共奏祛痰止咳，降气平喘之效。用粳米制为粥膳，有养胃和中之功，补后天有助于固先天，药食配伍相得益彰。且用红糖调味，使良药不苦口，易于服用。

[使用注意] 本方以降气祛痰为主，肺肾气虚之虚喘者不宜。

3.三子养亲茶 （《韩氏医通》）

[组成] 紫苏子、白芥子、萝卜子各3g。

[制作] 取紫苏子、白芥子、萝卜子洗净，置砂锅中微炒后放乳钵中研碎，盛于绢内，置锅中适量加水煎煮，文火保持微沸约30分钟，去渣留汁，即可。

[用法] 代茶频饮。

[功效] 降气化痰，止咳平喘。

[主治] 痰涎壅盛所致的咳嗽气喘、痰多胸闷、纳少食呆等症。临床用于老年性慢性支气管炎等。

[方解] 本方所治之证，为痰壅于肺，肺气上逆所致，治宜降气化痰，止咳平喘。方中之紫苏子、白芥子皆为辛温之品，主归肺经，其中紫苏子能"消痰，降气"（《本草经疏》），为本方主药。白芥子温肺祛痰，利气逐饮，为辅药。佐以萝卜子祛痰降气，

消食除胀。三子均炒用，更增温化寒痰之功。诸药相配，共奏降气化痰，止咳平喘之效。制成药茶频饮，取效迅捷。

[使用注意] 三子炒制应注意火候，不可过炒。

4.鱼腥枇杷饮（《中国药膳辨证治疗学》）

[组成] 鱼腥草60g，白萝卜汁100g，炙枇杷叶20g，白糖20g，蜂蜜适量。

[制作] 枇杷叶去毛洗净，用蜂蜜水炙炒，再与鱼腥草一起水煎2次，取煎液300ml，加入萝卜汁、白糖，混匀即成。

[用法] 代茶频饮，每日1~2剂。

[功效] 清热化痰止咳。

[主治] 肺热咳嗽，咯痰黄稠，口渴，咽痛，舌苔黄腻，脉滑数等症。临床用于属于邪热犯肺的急性气管—支气管炎、肺炎、慢性支气管炎等病症。

[方解] 本方所治之证，为邪热犯肺，炼液为痰，肺失清肃所致，治宜清肺化痰止咳。方中鱼腥草味辛性寒，专归肺经，善清肺热，为治肺热咳嗽之要药，故为本方的主药。白萝卜汁清热化痰；枇杷叶有清肺化痰，降气止咳之功，蜜炙使用偏于润肺止咳，可制约主药的辛散之性，二者皆为辅佐之品。蜂蜜润肺止咳，又调味，诸药相配，肺热得清，痰热得化，咳嗽自止。且用白糖调味，使本膳甘甜可口，易于饮用。

[使用法意] 鱼腥草含挥发性成分，故不宜久煎。

5.瓜蒌知母饼（《草药手册》）

[组成] 瓜蒌300g，知母60g，粳米200g，蜂蜜适量。

[制作] 分别取瓜蒌、知母、粳米研成细粉，加蜂蜜水适量混匀，制成适宜大小（本方为20个饼的剂量）的瓜蒌知母饼，置文火上烙熟，即可。

[用法] 初次食2~3个，每日2次。

[功效] 清肺化痰，理气宽胸。

[主治] 痰热壅肺所致的咳嗽，痰液质稠色黄，咯出不爽，胸脘痞闷等症。临床用于属于痰热壅肺的老年性支气管炎、肺炎等病症。

[方解] 本方所治之证，为热邪壅肺，灼津成痰，肺失清肃所致，治宜清肺化痰，理气宽胸。方中瓜蒌、知母味甘苦性寒，归肺经，其中瓜蒌既能清肺热，化痰止咳，又能理气宽胸除痞，重用为主药。知母清肺热，润肺燥以止咳，是为辅药。佐以粳米补中益气，蜂蜜补虚止咳，使清热而不伤正。诸品合用，共奏清肺化痰，理气宽胸之效，加蜂蜜水混合制成饼，香甜味美，食到病除。

[使用法意] 不可与乌头同用；大便泄泻者不宜服用。

6.二冬二母膏（《脉因证治》）

[组成] 天冬、麦冬各150g，知母100g，川贝母50g，冰糖200g。

[制作] 取天冬、麦冬、知母、川贝母分别置锅内，适量加水，各水煎3次，文火

保持微沸约 30 分钟，过滤去渣留汁，合并滤液，浓缩煎汁至约 2000ml，兑入冰糖，文火收膏，即成。

［用法］每次服 15~20g，每日 3 次。

［功效］滋阴清热，润肺止咳。

［主治］肺阴虚所致的干咳无痰，或痰少质稠难咯，甚则痰中带血，口燥咽干等症。临床用于属于肺阴虚的肺结核、慢性气管炎、慢性支气管炎等病症。

［方解］本方所治之症，为肺阴不足，失于滋润，肺气上逆所致。治宜滋阴清热，润肺止咳。方中天冬、麦冬皆为甘寒清润入肺之品，均有养肺阴、清肺热、润肺燥的功效，重用为主药。知母清肺润肺，川贝母润肺化痰止咳，共为辅药。加冰糖制成膏滋，清热润肺之功增强，并可调味，使本膳甘甜凉润，便于服用。

［使用注意］外感咳嗽及内伤咳嗽非阴虚者不宜用。

7. 贝母酿梨 （《中国药膳学》）

［组成］雪梨 8 个，川贝母 12g，糯米、蜜饯冬瓜条各 100g，冰糖 180g，白矾适量。

［制作］将川贝母打碎，白矾加水约 2000ml 溶化，糯米淘净蒸成饭，冬瓜条切成颗粒，梨削去皮，从蒂把处切下一小段（以能伸进小勺为度），用小勺挖去核，浸没在白矾水中，以防变色。将梨投入沸水中烫一下捞出，用冷水冲凉，沥水，把糯米饭、冬瓜条颗粒与打碎的冰糖和匀，分装入梨内，再将川贝母分 8 份装入梨内，盖上梨把，盛入盘内，上笼蒸约 40 分钟至梨熟烂，取出，烧开水约 200ml，将另一半冰糖溶化收浓汁，浇在梨上面，即成。

［用法］食梨，每次 1 个，每日 2~3 次。

［功效］清热化痰，润肺止咳。

［主治］肺热或肺燥咳嗽。症见咳嗽咳痰、痰中带血、口干咽燥等。临床用于属于热咳燥咳的肺结核、百日咳、急慢性气管炎等病症。

［方解］本方所治之证，为热邪壅肺，热盛伤津，消灼津液所致。治宜清热化痰，润肺止咳。方中雪梨性味甘凉，《本草纲目》言其能"润肺凉心，消痰降火"，热咳、燥咳用之，十分适宜，故为本方主料。川贝母苦甘而微寒，既清热化痰，又润肺止咳，长于治阴伤肺燥之久咳，为辅药。佐以冬瓜、明矾清热化痰，糯米、冰糖补中益气，冰糖兼能润肺、调味。药食合用，相得益彰，共奏清热化痰，润肺止咳之效。本膳汁多甘甜，是燥热咳嗽的美膳，人人喜爱。

［使用注意］不可与乌头同用。

二、化痰平喘

化痰平喘药膳是具有降逆肺气、调补肺肾、平息气喘等功效，能治疗气喘的药膳。喘证的临床表现为呼吸急促，甚至张口抬肩，或短气而喘，动则尤甚，常兼咳嗽咳痰。

喘证的治法根据虚实而定，喘证属实者，治宜祛邪利气；喘证属虚者，治宜调补脾肾。本类药膳多由降逆平喘之品组成，药食常选苏子、杏仁、白果、葶苈子、冬虫夏草、鸭肉、猪肉等。药膳方如杏苏粥、定喘膏、白果豆腐汤等。

1.杏苏粥（《本草纲目》）

[组成] 杏仁、苏子仁各10g，粳米50~100g，红糖适量。

[制作] 将苏子仁、杏仁捣烂成泥，与粳米同入砂锅内，加水煮至粥稠，加入红糖调匀，即成。

[用法] 温热服，早晚各1次，5日为一个疗程。

[功效] 降气消痰，止咳平喘。

[主治] 主治痰壅气逆所致的咳嗽、气喘、痰多色白、胸脘痞闷等症。临床用于属于痰壅气逆的急、慢性气管炎、支气管炎、支气管哮喘等病症。

[方解] 本方所治之证，为痰壅于肺，肺气上逆所致，治宜降气消痰，止咳平喘。方中苏子仁辛温润降，长于降气消痰，止咳平喘，对痰壅气逆之咳喘最为适宜，故为主药。杏仁苦温润降，归肺经，长于肃降肺气而止咳平喘，是治疗咳喘证的常用药，为辅药。粳米有益胃补中之功，三物相配，治养并举。另用红糖调味兼补中，甘甜可口，可做饭粥佐餐食用，共奏降气消痰，止咳平喘之效。

[使用注意] 本方中杏苏二药皆有通便作用，故大便溏泻者不宜使用。

[使用注意] 痰热壅盛者不宜服用。

2.竹茹葶苈子粥（《药粥》）

[组成] 竹茹、葶苈子各10g，大枣5枚，粳米50g，冰糖适量。

[制作] 将葶苈子用纱布包好，与竹茹一同放于砂锅内煎煮，文火微沸约30分钟，去渣取汁，置入大枣（去核）、淘洗干净之粳米，共煎煮成粥，调入冰糖，煮沸即可。

[用法] 温热服之，每日2次。

[功效] 清热化痰，泻肺平喘。

[主治] 痰热壅盛所致的咳嗽气喘、不能平卧、痰多、胸胁痞满、水肿、小便不利等症。临床用于属于痰热壅盛的胸膜炎、胸腔积液等所致的咳喘。

[方解] 本方所治之证，为痰热壅盛于肺，肺失清肃所致。治宜清热化痰，泻肺平喘。方中葶苈子味苦辛，性大寒，主归肺经，《开宝本草》谓其"疗肺壅上气咳嗽，定喘促，除胸中痰饮。"其善泻肺中痰火而平喘咳，是泻肺平喘之要药，故为本方主药。辅以竹茹消热化痰，痰热除则咳喘止。佐以大枣、粳米益气和中，大枣尚能缓和药性，以防葶苈子力猛伤正。制成粥剂，既助药势，又增强扶正之力。用冰糖调味，使本膳甘甜可口，易于服用。诸品合用，共奏清热化痰，泻肺平喘之效。

[使用注意] 虚寒体质者不宜服用。

3.白果豆腐汤（《食物与食疗》）

[组成] 白果 10g，鲜豆腐 50g，葱、姜、蒜适量。

[制作] 将白果去壳、皮、心，洗净，鲜豆腐切成方块，与白果一同放入锅内，适量加水，加入葱、姜、蒜等调料，文火熬炖至熟即成。

[用法] 佐餐食用，每日 1 剂，分 2 次服，连服 1 周。

[功效] 敛肺平喘，益气补中。

[主治] 肺虚型哮喘。症见咳喘日久不愈，动则尤其，咳痰短气，体倦神疲，纳呆等。临床用于慢性支气管炎、支气管哮喘等。

[方解] 本方所治之证，为咳喘日久，肺气耗散，失于宣降所致。治宜敛肺平喘止咳。方中白果具有涩味，长于敛肺气，定喘嗽，兼能化痰，为本方主药。鲜豆腐有益气补中之功，此处用之，意在培土生金，为辅佐之品。二物同用，共奏敛肺平喘，益气和中之效。本方中白果为药食两用之品，豆腐为日常菜肴，二者同制为汤，气味纯正，药效完全。用葱、姜、蒜等调味，质鲜味美，可食可饮，既是肺虚哮喘的一道食疗佳肴，也适宜常人食用。

[使用注意] 白果有小毒，生食尤剧，故食前宜煮熟去毒且不可过量；外感咳嗽者不宜食用。

第六节　健脾药膳

脾胃位于人体的中焦，中医学认为脾胃为人体后天之本，气血生化之源。脾胃是运化水谷精微的重要脏器，所化生的精微物质对于肾脏及全身各个脏器都具有濡润滋养作用，所以补后天以养先天讲的就是这个道理。本节主要介绍以下几个方面的药膳：

一、消食化滞

1.消食谷芽散

[组成] 谷芽、山楂、枳壳各 10g，槟榔 6g。

[制作] 将以上各味中药原料一同研为细末。

[用法] 用温开水调服。每日 3 次，每次 3g。

[功效] 健脾开胃，消食化积。

[主治] 食积不化，胁肋胀满疼痛。

[方解] 枳壳功效理气宽中，行气消胀。主治胸胁气滞，胀满疼痛，食积不化，痰饮内停之证。谷芽、山楂健脾开胃，消食导滞，槟榔行气除满。全方共奏健脾消食，行气导滞之功效。本方助于适用于多食肉类所导致的食积证。

[使用注意] 本方只是一种食疗手段，食积较重者，当使用枳实消痞丸等中成药或西药治疗之。

2.鸡内金糖饼

[组成] 生鸡内金 90g、面粉 250g、白糖 10g。

[制作] 将鸡内金研磨成极细的粉末；将面粉、鸡内金粉末混合加入少量白糖与适量的水和成面团，做成饼坯，烙成如蛋黄大小的小饼。

[用法] 口服，每日 3 次，每次 5~7 个。

[功效] 清虚热、开胃、驱蛔虫。

[主治] 小儿疳积，脾虚腹大，面色萎黄食少纳呆诸证。

[方解] 鸡内金功效健脾消食，小麦性凉甘寒，可清虚热。小儿多食或暴饮暴食，使脾胃受损，食积郁久化热，用该方可以起到开胃健脾，内清虚热的功效。

[使用注意] 本方不适用于实证食积病证。

二、健脾开胃

1.山楂鸡金大枣方

[组成] 山楂片 20g，大枣 10 枚，鸡内金 2 个，白糖少许。

[制作] 山楂片及大枣烤焦呈黄色，加鸡内金末、白糖煮水。

[用法] 每日 2~3 次，连服 3~5 日。

[功效] 健脾和脾消积。

[主治] 适用小儿厌食，消化不良。

[方解] 山楂化食消积，鸡内金健脾助运，大枣健脾益气，诸药合用共奏健脾开胃，消食化积之功效。

[使用注意] 适用于小儿厌食，消化不良症。

2.内金鳝鱼

[组成] 鸡内金 6g、黄鳝两条。

[制作] 鸡内金用水浸透，切为条状，黄鳝切成 4 厘米的小段，令其皮朝下，剞上刀花。炒锅注入食用油，中火烧至五成熟时，下入鳝鱼段油炸数分钟，捞出去除多余的食用油备用；原锅底留油，加入葱姜爆炒，放入鸡内金、鳝鱼、料酒、糖、酱油、肉清汤。煮沸后改为小火煨 10 分钟，再改为大火煮 1 分钟，淋上麻油装盘。

[用法] 食肉喝汤。

[功效] 健脾开胃，化食消积。

[主治] 小儿饮食不节，饮食积滞或伴有胆结石、尿路结石者。

[方解] 中医学认为鳝鱼可以补虚损，据《本草纲目》记载黄鳝肉性味甘、温，有补中益血，治虚损之功效。民间用以入药，可治疗虚劳咳嗽、湿热身痒、痔瘘、肠风痔漏、耳聋等症。鸡内金消食化积、固精止遗，软坚消石，能够增加胃液分泌、增高胃内酸度、提高胃蠕动功能，加速放射性锶的排放。

[使用注意] 本方适用于脾虚兼有胆及泌尿系结石者。

三、健脾醒酒

1.美味萝卜球

[组成] 白萝卜250g、胡萝卜250g、心里美萝卜250g，精盐、味精、黄酒、植物油、湿淀粉、生姜末、素鲜汤、胡椒粕、香油各适量。

[制作] 将胡萝卜、白萝卜、心里美萝卜洗净，切成段。将3种萝卜段均削成枣形球。锅内加水，上火烧开，分3次分别下入白萝卜球、胡萝卜球、心里美萝卜球，煮透，捞入凉水盆中过凉，挂水。炒锅上火，加油烧至五成热，下3种萝卜球炸透捞出。炒锅内留底油，上火烧热，下生姜末煸炒出香味，加入素鲜汤，倒入3种萝卜球烧开，转用小火，加精盐、味精、黄酒、胡椒粉，待萝卜球煮烂时，用湿淀粉将汤汁勾浓，淋上香油即成。

[用法] 佐餐食用。

[功效] 醒酒化痰，健脾化滞。

[主治] 脾胃虚弱，酒食积滞。

[方解] 萝卜中医又称为莱菔，莱菔子即萝卜籽。《本草纲目》认为萝卜可以消酒化积，胡萝卜可健脾益气，本药膳以白萝卜、心里美萝卜开胃，以胡萝卜健脾，共奏健脾化积，消积祛湿之功效，对于饮酒过多兼有者饮食积滞者最为适宜。

[使用注意]：忌与人参同时服用。

2.双豆烧荸荠

[组成] 荸荠500g，豆豉、青豆、姜末、植物油、清汤、料酒、精盐、味精各适量。

[制作] 将荸荠洗净去皮；锅中放植物油烧热，煸炒姜末，先炒豆豉、青豆，然后放入荸荠、料酒、精盐、清汤，烧10分钟左右，放调料调味即可。

[用法] 佐餐食。

[功效] 清热化痰，解酒消积、开胃消食。

[主治] 适用于口干咽痛，消化不良，酒食积滞，大便干结，小便不利，痔疮，高血压等症。

[方解] 荸荠有清热解毒，利尿通便，化湿祛痰、消食除胀等功效，豆豉可解表，退热，除烦，二者合用可以有效消除湿热酒毒，促进脾胃运化。

[使用注意] 荸荠性寒，脾胃虚寒、血瘀者慎食。

第七节　活血药膳

活血药膳是由入血分的药物与食物组成，具有活血化瘀作用，主要用于血瘀证的药膳。

血是人体重要的营养物质，运行于经脉之中，环周不息，灌溉五脏六腑，濡养四肢百骸。若某种原因造成血行不畅，瘀血内停，可导致瘀血证，治疗瘀血证当活血化瘀。

瘀血证病证复杂，既有寒热虚实之分，又有缓急轻重之别。故在应用本类药膳时，必须治病求本，分清标本缓急，急则治其标，缓则治其本，或标本兼顾。因"气为血之帅"，气行则血行，故使用活血化瘀药膳时宜适当配伍行气之品以增强疗效。此外，活血化瘀药膳能促进血行，性多破泄，故月经过多妇女及孕妇当慎用。

1.活血茶叶蛋（《中华养生药膳大全》）

[组成] 丹参 15g，红花 15g，桃仁 10g，鸡蛋 4 个，茶叶 3g

[制作] 先将丹参、红花、桃仁三药煮 30 分钟，离火冷却后再上火，入茶叶、鸡蛋同煮，蛋熟后打破蛋壳，小火煮至蛋清变成紫红色即成。

[用法] 去蛋黄食蛋白，每日 1~2 个。

[功效] 活血化瘀，通络止痛。

[主治] 血瘀所致的胸痹心痛。症见胸部刺痛，固定不移；或胸痛彻背，胸闷气紧，面色紫暗，唇暗舌紫等。

[方解] 本方所治之证，为瘀血停于胸部，心脉受阻所致。治宜活血化瘀，通络止痛。方中丹参味苦性寒，归心经，为活血化瘀的要药，养血化瘀以通心脉，是胸痹心痛的首选药，故为主药。红花、桃仁皆能活血化瘀，祛痹止痛，辅助主药加强活血通脉之力。鸡蛋补血，血足则脉络充盈，血行通畅；茶叶入心经，可引药入心。诸品合用，共奏活血化瘀，通络止痛之效。去药食蛋，既能尝蛋之美味，又能获药之效。

[使用注意] 本方可作为冠心病心绞痛患者的保健食品，孕妇忌用。

2.桃仁红花粥（《多能鄙事》）

[组成] 桃仁 10g，红花 6g，粳米 50g，红糖适量。

[制作] 取桃仁捣烂如泥，和红花煎煮约 20 分钟，取汁去渣；将粳米淘洗干净，加水适量煮至五六分熟后，加入药汁继续煮至熟烂，兑入红糖矫味，即成。

[用法] 温热服，日服 2 次，3~5 日为一个疗程。

[功效] 活血通经，祛瘀止痛。

[主治] 血瘀所致的妇女经闭，月经不调，痛经，产后瘀阻腹痛，以及癥瘕等症。

[方解] 本方所治之证，为瘀阻于内，冲任二脉受阻，气血运行不畅所致。治宜活血通经，祛瘀止痛。方中桃仁、红花皆为入心肝血分之品，长于活血通经，祛瘀止痛，为妇科经产瘀滞诸证的常用药，为用以增强活血通经之力。粳米能护益胃气以固后天之本。制为粥剂，寓治于养，取效迅捷；且用红糖调味，使良药不苦口；红糖兼能活血，又助活血祛瘀之力。诸品合用，共奏活血通经，祛瘀止痛之效。

[使用注意] 本方以祛邪为主，中病即止。

中医药膳学

第八节　安神药膳

具有安神功效，用以治疗神志不安病证的药膳，称为安神类药膳。根据其组成和具体作用安神类药膳，分为养心安神和重镇安神两类。

养心安神类药膳是以滋阴、养血与宁心安神类药食为主组成的药膳，主要功效为滋阴养血，补益心肝，交通心肾，适用于阴血不足，心神失养或虚火内扰心神所致的心神不安病证，其证偏虚。常用药食有酸枣仁、柏子仁、桂圆、莲子、大枣、百合、小麦、猪心等。

重镇安神类药膳是以具有质重沉降之性的药物和宁心安神类食物为主组成的药膳，主要功效为重镇安神，平惊定志，适用于心火亢盛，或痰火扰心，或外受惊吓，或肝郁化火所致的心神不安病证，其证多实。常用药食有珍珠母、龙齿、牡蛎、磁石等。重镇安神类药膳配方中所用矿物类药物具有一定的毒副作用，因此凡含此类药物的药膳均不宜久用，尤其是含有朱砂的药膳更应慎用，以防引起不良反应或中毒。

1.龙眼肉粥（《老老恒言》）

[组成] 龙眼肉 20g，红枣 10 枚，粳米 100g，白糖适量。

[制作] 分别将龙眼肉、红枣、粳米洗净，同置锅内，适量加水，先以武火煮沸，再以文火煮至粥熟，然后加糖调味即成。

[用法] 每日 1 剂，分早晚 2 次服用。

[功效] 补益心脾，养血安神。

[主治] 心脾两虚所致的心悸怔忡、失眠多梦、健忘神疲、面色萎黄、气短多汗等。

[方解] 本方所治之证，为心脾两虚，血不养心，心神不宁所致。治宜补心脾、养心血，以安心神。龙眼肉甘温而归心脾二经，是补益心脾、养血安神之良药，故为方中主药。大枣甘温而归脾胃二经，用以辅助龙眼肉调补脾胃，养血安神。二药合用，再配粳米健脾益气，和胃除烦。诸味药食合用，既香甜可口，又相辅相成，共奏补益心脾、养血安神之功。

[使用注意] 内有痰火及湿滞饮停者忌用；用量过大可致中满气壅。

2.安神梨甑（《中华临床药膳食疗学》）

[组成] 雪梨 2 个，炒枣仁 10g，冰糖 15g。

[制作] 取洗净的雪梨，在近蒂处将其呈冠状切开，去核成空心，即为"梨甑"；将枣仁、冰糖各分为 2 份，并各取 1 份分别装入两"甑"；盖合切下部分，并插入竹签（或牙签）以固定；然后置于碗内，梨蒂朝上，入锅中，蒸熟为度。

[用法] 每日 1 剂，早晚于饭后食用。不宜空腹食用。

[功效] 滋阴清热，养血安神。

[主治] 心肝阴血亏虚所致之心悸怔忡，心烦失眠，多梦健忘等。

[方解] 本方所治之证，为心肝阴血亏虚，神魂不安所致。治宜滋养心肝阴血，清热宁心安神，方中雪梨酸甘化阴，凉去火热以宁心；枣仁补益心肝，滋养阴血而安神；冰糖甘平生津，润燥除热，助雪梨、枣仁养阴消热之力。二物合用，养阴血，除火热，使心宁肝平，则神魂自安。由于枣仁尚有收敛止汗的功效，固本药膳也可用于体虚多汗，尤其适用于阴虚盗汗。且味、形、色俱佳，适合长期服用。

[使用注意] 脾胃虚弱、寒湿内盛者不宜食用。

3.柏子仁炖猪心（《李时珍药膳菜谱》）

[组成] 柏子仁15g，猪心1个（约150g），麻油15g，葱白、生姜、盐、味精、料酒各适量。

[制作] 柏子仁用温水浸泡、洗净，用干净纱布包扎。将猪心剖开，去心蒂，洗净血水，切成小块。旺火烧锅，下麻油，放猪心块，加葱、姜，爆炒至猪心块变色、香气外溢（约需5分钟），加精盐、料酒，继续翻炒5分钟出锅，盛于碗内。向碗中加清水约500ml，入柏子仁，然后上笼，旺火炖煮，猪心块炖熟出笼，去柏子仁，加味精调味，即可。

[用法] 佐餐食用，食肉喝汤，适量食用。一般3天食用1次。

[功效] 滋补阴血，养心安神，兼以润肠通便。

[主治] 心阴虚成心血虚或心肾不交所致的心烦失眠、多梦健忘、心悸怔忡；阴血亏少所致的肠燥便秘等。

[方解] 本方所治之证，为阴血亏少，心失所养或肠失濡润所致。治宜滋补阴血，养心安神，润肠通便。柏子仁甘平而滋润，入心、肾、大肠经，能滋补阴血、交通心肾、滑润大肠而安心神、通大便；猪心甘、咸、平，入心经，更因其血肉有情、同气相求而为补血养心、安神定惊之佳品。两物相配，使阴血得补，心受其养则神安，肠因其润则燥除，且作用平和，无寒热偏性，不失为安神、润肠之良方。因此，各种虚证之惊悸怔忡、失眠多梦、精神恍惚、健忘遗精等均可应用，尤宜于心阴虚、心血虚及心肾不交之心神不安诸证；用于润肠通便时，最适宜于阴血亏少之便秘。此外，本方亦可用于邪火入心狂躁、心虚多汗、小儿惊痫、产后惊悸及肠风下血等。

[使用注意] 大便稀溏或痰多者忌用。《本草图经》言："猪心不与吴茱萸合食。"

第九节　固涩药膳

具有收敛固涩作用，以治气、血、津液、精耗散或滑脱病证的药膳，称为固涩类药膳。

　　本类药膳的主要功效是补益肝肾、益气健脾、收敛固涩，制止气、血、津液、精的耗散或滑脱。凡因肺、脾、肾亏虚所致之自汗、盗汗、虚喘、久咳、久泻、久痢、遗精滑泄、遗尿、尿失禁、崩漏带下、胎动易滑等病证，皆为其适应范围。本类药膳根据其作用特点，主要分为固表止汗、固肠止泻、涩精止遗、固崩止带等四类。

　　固涩类药膳作用较为缓和，适宜于气、血、津液、精耗散或滑脱的一般患者，虚脱重证则只作辅助治疗。本类药膳专为正气内虚，耗散滑脱的病证而设，病属邪实，如表证未解、热病汗多、热痢初起、湿滞泄泻、火扰精泄、湿热溺带等，用之会"闭门留寇"，故属禁忌。

一、止汗药膳

　　止汗药膳是以补气固表，收敛止汗药食为主组成的药膳，适用于卫虚不固之自汗，或阴虚之盗汗。常用药食有黄芪、浮小麦、牡蛎、五味子、红枣、太子参、母鸡等；药膳方如麻鸡敛汗汤、参麦止汗茶等。

1.麻鸡敛汗汤（《太平圣惠方》）

　　[组成] 麻黄根、牡蛎、肉苁蓉各30g，净母鸡1只（约重1000g），食盐、味精各适量。

　　[制法] 将鸡宰杀，去毛、头、足及内脏洗净，与麻黄根同入砂锅，加水适量；文火煮至鸡烂，去鸡骨、药渣，再加洗净的肉苁蓉、牡蛎，续煮全熟；添加食盐、味精调味。

　　[用法] 佐餐，食肉喝汤，每周2~3剂，每日早、晚食用。

　　[功效] 益气固表，敛阴止汗。

　　[主治] 气阴两虚，卫表不固所致的自汗、盗汗，伴心悸惊惕、短气烦倦；病后动辄汗出不止，恶风，易感冒，伴气短乏力。

　　[方解] 本方所治之证，为阳气虚弱，卫表不固，营阴不守所致。治宜益气固表，敛阴止汗。麻黄根为方中主药，其味涩，性平，善收敛浮越之阳，专于止汗，自汗、盗汗者皆宜。牡蛎味咸、涩，性微寒，益阴潜阳，收敛固涩，与麻黄根相伍，则固腠理、敛毛孔、止汗出之功效益增。肉苁蓉甘咸温润，阴阳俱补，为滋肾壮阳、补益精血之要药，并具有温而不燥、滋而不腻、补而不峻、药力和缓的特点，故有苁蓉（从容）之称。母鸡性味甘平，功擅温中益气、补精填髓，与肉苁蓉合用以补虚。四者相伍，固表止汗以治标，益气养阴以固本，收中寓补，补中有收，同时并进，则虚汗可止，是为佳膳。故凡体质虚弱，如疾病耗伤气阴、妇人产后体虚等引起的自汗、盗汗等，均可以本方调治。

　　[使用注意] 本方药性偏温，药力和缓，阴虚盗汗及亡阳之大汗淋漓，均非本方所宜。

【附方】

参鸽汤（《中华临床约膳食疗学》）。高丽参 3~5g，乳鸽 1 只组成。将高丽参切片；将乳鸽宰杀，去毛杂，洗净，然后剖腹去内脏，再用清水冲洗其体表（不必清洗腹中血）；参片、乳鸽同入瓷碗（钵）中，置于蒸锅内，隔水蒸炖 1 小时，配少许食盐。食鸽肉及参片，饮汤，每日 1 剂，顿食，连用 3 天。功能补气益精，固表止汗。适用于气虚之自汗短气、易感冒、崩漏、月经不调等证，以及其他虚劳病证。也可用于病后调养及日常保健。

2.参麦止汗茶（《小儿膳食疗》）

[组成] 浮小麦 15~30g，太子参 10g，红枣 5 枚。

[制法] 将红枣洗净掰开，与太子参、浮小麦共入砂锅中，加清水适量，以文火煎煮 30 分钟，滤渣取汁。可按喜好加糖调味。

[用法] 每日 1 剂，频频饮用。

[功效] 益气养阴，收敛止汗。

[主治] 卫气不足，肌表不固；或心阴亏损，虚热内扰，心液外泄所致的自汗盗汗。

[方解] 本方所治之证，为卫气不足，心阴亏损所致。治宜益气固表，敛阴止汗。方中浮小麦味甘，性凉，入心经，气味俱薄，轻浮善敛，益心气、敛心阴、除虚热、止虚汗，凡体虚汗出，用之皆宜，且效果良好，是止汗之专药，故为方中主药。配太子参、红枣为治本之图。其中，太子参气阴双补，为清补之品；红枣补气养血，健脾安神。三者相配，更增浮小麦益气固表止汗之效，且健脾益气，助生阴血，以补所耗。本方具有补力和缓，气阴两调，标本兼顾之特点。对气阴亏虚所致的汗证均可使用，而以自汗最宜，且清甜可口，适于长期饮用。

[使用注意] 本方作用和缓，不宜作为虚脱重证的主方。

【附方】

仙枣汤（《小儿药膳食疗》）。由仙鹤草 30g，红枣 15g，白糖适量组成。将红枣洗净掰开，与仙鹤草共置于砂锅中，加适量清水，以文火煎煮 30 分钟，滤去残渣，加糖调味即可。每日 1 剂，频频饮服，7 剂为 1 疗程。功能益气养血，固表止汗。适用于因虚而致的小儿汗证。

二、涩精药膳

涩精药膳是以益肾固涩的药食为主组成的药膳。适用于肾虚失藏，精关不固之遗精滑泄；或肾虚不摄，膀胱失约之遗尿、尿频等证。常用药食有山茱萸、益智仁、桑螵蛸、芡实、菟丝子、莲子、金樱子、猪小肚等；药膳方如山茱萸粥、益智桑蛸炖猪脬等。

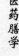

1.山茱萸粥（《遵生八笺》）

[组成] 山茱萸 30g，粳米 100g，蜂蜜 30g。

[制法] 将粳米淘净，煮粥；山茱萸去皮核，捣研为泥，与蜂蜜同炒，然后兑入粳米粥中搅匀。

[用法] 每日1剂，分2次食用。

[功效] 补益肝肾，涩精止遗，敛汗固脱。

[主治] 肝肾亏虚，肾气不固，致精失封藏之阳痿遗精、遗尿尿频或尿后余沥不尽，冲任不固之月经过多、崩漏、带下量多，筋骨失养、髓海不充之腰膝酸软、头晕耳鸣等。

[方解] 本方所治之证，为肝肾亏虚，肾气不固所致。治宜补益肝肾、收敛固涩。方中山茱萸酸涩而温，质润而入肝、肾，既可收敛固涩而摄精气，又能补益肝肾而助阴阳，为治肝肾不足，体虚滑脱之主药。粳米理脾胃，充五脏，与山茱萸相伍，可使后天得补，先天生化有源。蜂蜜能"和营卫，润脏腑，通三焦，调脾胃"（《本草纲目》），更有补益之功。与山茱萸相伍，一则酸甘化阴以助山茱萸滋补肝肾，二则酸甜可口，宜于服用。三者煮粥服食，补涩并用，使肝肾得补，则闭藏有司，精血固秘，而遗精、尿频、崩漏带下可止；精血上奉，骨骼得养，则眩晕、耳鸣、腰酸可除。药食相配，不但疗效增强，而且可口宜服。

[使用注意] 本方以温补收敛见长，故命门火炽、素有湿热、小便不利、邪气未尽者忌用。山茱萸果核可致遗精，故应先将果核去尽。

【附方】

（1）蜜炼五味膏（《红炉点雪》）。由北五味子（洗净，去核）500g，冬蜜 3000g 组成。将大核干净的五味子与蜜同放入砂锅中，用文火慢慢熬成膏状，水滴成珠即得；装入洗净、消毒过的瓶罐内，存放 5 天，即可服用。每次 1~2 汤匙，于空腹时用淡盐水送下。功能补肾养心，益固摄，涩精止遗。适用于肾气亏虚，下元失固所致的遗精猾泻、尿频、遗尿、夜尿多、妇女白带清稀量多；肺气虚、肺阴虚所致的自汗、盗汗；阴血不足，心神失养或心肾不交所致的心悸、失眠、多梦等。还可用于急慢性病毒性肝炎、慢性肝病之肝功能异常、慢性阻塞性肺疾病、肺癌、男性性功能减退、慢性前列腺疾患、阴道炎、神经衰弱等；亦可用于中老年人日常保健。

（2）金樱蜜膏（《新编中国药膳食疗秘方全书》）。由金樱子 200g，蜂蜜 200g 组成。将金樱子洗净，去核，置砂罐中，加清水适量，煎煮 2 小时，去渣留汁，继续煎熬至浓稠状，加入蜂蜜，加热收膏。每次 15g，每日 2 次，用温开水调服。功能补肾固精，缩尿涩肠。适用于肾精亏虚，下元不固之中老年男性的腰酸腿软、头晕耳鸣、阳痿早泄、遗精遗尿、夜尿频多、尿后余沥，或妇女白带量多、清稀，或小儿遗尿等。

2.益智桑蛸炖猪脬（《四川中药志》）

[组成] 桑螵蛸 30g，益智仁 15g，猪脬 1 个，糯米 250g，黑豆 30g。

[制法] 将淘洗后的糯米装入洗净的猪脬内，扎紧脬口，用针在猪脬上刺若干小孔，与桑螵蛸、益智仁、黑豆同入砂锅中，适量加水，慢火炖至猪脬熟透。

[用法] 佐餐食用，食猪脬、糯米，喝汤。每日 1 剂，分 2 次食用，连续食 3~5 剂。

[功效] 温肾助阳，固摄下元。

[主治] 肾阳虚衰，下元不固所致的腰腹冷病，神疲倦怠，阳痿遗精，尿频遗尿，妇人带下阴挺等。

[方解] 本方所治之证，为阳气不足、肾失封藏所致。治宜温助肾阳，固摄下元，以涩精止遗，固泄止带。方中桑螵蛸为螳螂科大刀螂等昆虫的卵蛸，其味甘、涩而性平，功能补肾助阳、固精缩尿，用于阳气不足、肾精不固之证，而治疗遗尿、尿频之效更著。益智仁性味辛温，温补同摄，上可温脾胃、摄涎唾，下可暖肾、固精、缩尿，肾脾兼治，与桑螵蛸同用意在增强温肾气、固下元之功。二药同为方中主药。猪脬，又名猪小肚，即猪膀胱，专于固脬缩尿。糯米、黑豆，益气补肾，既加强本方补益作用，又可制约生药之辛苦温燥。五味配方，肾脾两治，补涩同施，标本兼顾，确为止遗固泄之药膳良方。由于本膳不仅能暖肾固精，还能温脾摄涎，故也可作为先天不足、脾肾亏虚之小儿流涎不止的常用药膳。

[使用注意] 湿热所致的病证忌用。本方苦味较重，用于小儿可酌减益智仁之用量。

【附方】

沙苑甲鱼（《家庭药膳》）。活甲鱼 1 个（约 750g），沙苑子 15g，熟地、葱、酱油各 10g，姜 15g，精盐 2g，胡椒粉、味精各 1g，肉汤 500ml，西红柿一个。将活甲鱼剁去头，沥净血水，入沸水中烫 3 分钟取出，用小刀刮去背部和裙边的黑膜，再刮去脚上的白衣，剁去爪和尾，放在砧板上用刀砍开腹壳，去内脏，洗净；生姜洗净拍破；葱洗净切长段；沙苑子、熟地洗净用纱布包好。将锅置火上，放入清水和甲鱼，烧沸后转用文火烧约 30 分钟捞出，放入温水内剔去背壳和腹甲，洗净切成 3cm 见方的块，装入蒸钵内，注入肉汤、药包及诸调料，用湿绵纸封严碗口，大火上笼蒸 2 小时取出，挑去药包、姜、葱不用，入味精调味，西红柿切开放入配色。功能滋补肝肾，强腰固精。适用于肾阴虚，遗精早泄，腰膝酸软，头晕眼花，小便频数等症。

三、止带药膳

止带药膳是以收敛固涩、健脾益肾的药食为主组成的药膳。适用于妇女肝、肾、脾不足，冲任固出所致的月经过多，甚则崩漏不止，或带下过多，缠绵不绝等。常用药食有白果、乌贼骨、山药、芡实、莲子肉、乌骨鸡等；药膳方如果莲炖乌鸡、乌贼骨清蒸鸡块等。

1.果莲炖乌鸡（《本草纲目》）

[组成] 白果肉、莲子肉、江米（糯米）各 15g，乌骨鸡 1 只（约重 800g），胡椒、葱、姜、酱、食盐各适量。

[制作] 将乌鸡宰杀后，开水烫去毛，在其腹部开小孔，取肠杂，洗净备用。将白果、莲肉、糯米用温开水泡发，洗净，加佐料调味后装入鸡腹内。用白线缝合鸡腹部小孔以防药物漏出，然后放入砂锅内，腹朝下，背朝上，鸡头抬起，加水适量，先以武火炖沸，除去汤面浮沫，再改用文火炖至鸡肉极烂。

[用法] 早、晚空腹时食肉喝汤，或佐餐食之。每周炖制 1~2 次。

[功效] 补益脾肾，固摄下元，止带涩精，敛肺平喘。

[主治] 脾肾虚寒，带脉失约之白带清稀量多，肾虚失固之遗精滑泻、夜尿颇多；肺肾气虚，摄纳无权之咳嗽气喘、动则喘甚、畏风自汗等。

[方解] 本方所治之证，为脾肾气虚，下元不固；或肺肾气虚，摄纳无权所致。治宜补益脾肾，固摄下元，敛肺平喘。方中白果甘苦性平，涩敛而降，入肺、肾两经，为方中主药，既能敛肺平喘化痰，又能除泄收涩止带，擅治肺肾两虚、固摄无权之证；莲子味甘善补，味涩善固，"甚益脾胃，而固涩之性，最宜滑泄之家，遗精便溏，极有良效"（《玉揪药解》）。两药相配，则补脾胃、止带浊、益肾气、固精关、敛肺金、降痰涎之效大增。乌骨鸡补肝益肾、益气养血，胡椒辛热行散、温中祛寒，糯米补中益气，诸味与白果肉、莲子肉同用，其补益之力更强。全方补益脾肾，固摄下元，敛肺平喘，且具有温补而不燥的特点。本方用于脾肾气虚或肺肾气虚之带下遗精、尿频腹泻、咳嗽气喘等卓有成效，能起到治疗和预防的双重作用。膳品清香鲜嫩，淡咸可口，确为补益脾肾，固摄下元之良方。

[使用注意] 本方有良好的调补作用，以补虚固涩为著。凡属湿热带下，色黄而臭者、或外邪清，实邪留滞者，均不宜服用。方中白果之用量不可太大，否则容易中毒。

【附方】

白雪糕（《古今医鉴》）。由粳米、糯米各 1000g，山药、芡实、莲肉（去皮心）各 60g，白砂糖 400g 组成。先将粳米、糯米、芡实、莲肉研为细粉；再取诸粉与砂糖搅和均匀，加水适量稍以湿润，均匀地撒在蒸笼的屉布上；蒸熟后，待冷，取出放在洁净的屉布上，用铲或刀将其压平，切成小方块或小条状，再烘干贮备。可作点心随意取食。功能益肾固精，补脾健胃。适用于肾气亏虚所致的遗精滑泄、自带过多清稀、腰酸无力；脾胃虚弱所致的饮食不香、食量减少、便结或腹泻时作、体倦乏力等。亦可用于病后、素体虚弱的调养，或用于健康人日常保健。糖尿病患者慎用。

2.乌贼骨清蒸鸡块（《新编中国药膳食疗秘方大全》）

[组成] 鸡肉 100g，乌贼骨 30g，调料（随各自口味选择）适量。

[制作] 将鸡肉洗净，切成小块；乌贼骨打碎如蚕豆大，与鸡肉同入蒸碗内，加水及调料适量，上笼蒸至鸡肉熟烂。起锅，拣净乌贼骨。

[用法] 佐餐。每日1剂，顿食。5日为一个疗程。

[功效] 健脾益肾，调补冲任，收敛止血，固精止遗。

[主治] 脾肾两亏，冲任虚损之崩漏；肾虚不固之遗精、白带等。

[方解] 本方所治之证，为脾肾两亏，冲任虚损，固摄无权所致。治宜健脾益肾调补冲任，收敛固涩。方中乌贼骨味咸而性微温，入肝、肾经，功专收敛，有止血、固精、止带、制酸之效，而止血尤佳，对崩漏最为适宜，故为主药。鸡肉性味甘平，功擅温中益气、补精填髓，具有很好的"补虚温中止血"之功（《本草纲目》）。两者相伍，乌贼骨得鸡肉之助，则敛中有补，补敛兼施，标本同治，其止血更佳。膳品清香鲜烂，适宜脾肾两亏、冲任虚损者进补。

[使用注意] 血热妄行之崩漏，湿热下注之遗精、带下，均不宜使用。冲任虚损之血崩的急重证，应遵循"急则治其标，缓则治其本"原则，正确掌握塞流、澄源、复旧三法，不可单以本方救治。

四、止泻药膳

泄肠止泻类药膳是以固肠止泻，温补脾肾的药食为主组成的药膳。适用脾肾虚弱之泻痢日久，滑脱不禁等病证。常用药食有乌梅、芡实、山药、莲子肉、粳米等；药膳方如乌梅粥、芡实蒸蛋黄等。

1.乌梅粥 （《圣济总录》）

[组成] 乌梅10~15g，粳米60g，冰糖适量。

[制法] 将洗净之乌梅逐个拍破、入锅煎取浓汁；再将洗净之粳米入锅，加乌梅汁煮粥；粥熟时加入捣碎的冰糖少许，稍煮即成。

[用法] 每日1剂，早、晚各1次，于空腹时温食，连续食用5~7日。

[功效] 涩肠止泻，敛肺止咳，生津止渴，收敛止血。

[主治] 脾虚久泻久痢，肺虚久咳不止，肠风下血，消渴，暑热汗多，口渴多饮等。

[方解] 本方所治之证，为脾虚固摄无权，肺虚气散不收所致。治宜补虚收敛固涩。乌梅味酸、涩，性平，善敛，"入肺则收，入肠则涩"（《本草求真》），具有敛肺止咳、涩肠止泻、生津止渴、收敛止血等功效，为方中主药。粳米甘平，能补脾胃，充五脏，生精髓，止泻痢。冰糖平和滋补，与乌梅"酸甘化阴"以生津止渴，且因涩补相兼，使乌梅敛肺、涩肠、止血等作用益增。三物配膳，补涩并用，共奏补脾益肺、收敛固涩、生津止渴而兼开胃消滞之功，显止泻痢、敛久咳、除消渴、疗血证之效，为久泻、久痢、久咳等病证效高价廉的膳方之一。此药膳制作简单、酸甜可口，因此也为常用药膳之一。

［使用注意］本方以收敛固涩见长，仅适宜于久咳、久泄、久痢、消渴、便血等病证，外有表邪或内有实热积滞者则均非其所宜。

【附方】

五味子糖饮（《饮膳正要》）。由北五味子（净肉）500g，紫苏叶 180g，人参（去芦，锉）120g，砂糖 1000g 组成。将五味子、紫苏叶、人参等同放入砂锅中，加水适量，煎熬 2 小时，滤渣留汁，放量澄清，取上清液。口服，每次 50~100ml，每日早、晚各 1 次。功能益气生津，滋肾敛肺，涩肠止泻，固精止遗，宁心安神。适用于体虚滑泻之久泻不止；或自汗盗汗，遗精早泄；或肺肾两虚，气浮于上之久咳虚喘；或气津两虚之咽干口燥，烦热消渴；或心肾阴虚，神不守舍之心悸失眠，少寐多梦等。亦可用于中老年人日常保健。

2.芡实蒸蛋羹（《古食谱》）

［组成］鸡蛋 2 个，芡实 30g，骨头汤 2 碗，鸡肉或猪肉末、葱花、食盐、食醋、酱油、香油各适量。

［制法］打破鸡蛋，取蛋清蛋黄入碗中，以筷子顺向搅散至挑不起丝为度。骨头汤中纳入芡实，熬至 3 碗，趁热倒于鸡蛋碗内，加盐拌匀，然后上笼蒸至成形。再架炒锅烧油至 7 成热，下肉末速炒，加葱花、盐、醋、酱油、香油等佐料调味，随后出锅，倒入蒸好的蛋羹内。

［用法］佐餐食用，每日 1 剂，分 2 次用完。可以经常食用。

［功效］补脾益肾，滋阴养血，固精涩肠，除湿止带。

［主治］脾肾亏虚，致运化失职、肠道失固之大便溏薄或久泻不止、纳少腹胀，下元不固之遗精、早泄、尿频数清长、遗尿、夜尿频多、白浊、带下；气血亏虚，致元神失养、形体失充之神疲乏力、少气懒言、形体羸瘦、腰膝酸软等。

［方解］本方所治之证主要为脾肾亏虚，运化失职，下元不固所致。治宜补脾益肾，固精涩肠，缩尿止带。方中芡实味甘兼涩，入脾、肾经，既能补脾益肾，而又长于收敛固涩，为健脾除湿、涩肠止泻之佳品，固肾涩精、缩尿止带之要药。鸡蛋、鸡肉、瘦猪肉、骨头汤均为滋补之美食，其中鸡蛋偏于滋阴、润燥、养血，鸡肉功擅温中益气、补精填髓，猪瘦肉能补肾养血、滋阴润燥，骨头汤则补益肝肾、强健筋骨。鸡蛋作羹，骨头汤熬药，配以鸡肉或猪肉，更佐少许葱花、香油以调味增香，如此相配，使本方能健脾祛湿以止泻痢、益精补肾而固下元、滋阴养血而补体虚，故滑脱遗泄诸症属于脾肾亏虚者均可使用本方。而且味美可口，服食方便，老少皆宜。

［使用注意］本方为补涩之剂，湿热内蕴之遗精、白浊、尿频、带下、泻痢等，不宜食用。

【附方】

（1）山药（薯蓣）面（《饮膳正要》）。由山药（薯蓣）500g，面粉 1000g，鸡蛋 3

只，豆粉 60g，老姜、葱、食盐、味精、胡椒粉、猪油各适量组成。先将山药去皮切片，晒干，研为细粉，过 100 目筛备用；将山药粉、面粉、豆粉放入盆中拌和均匀，加入鸡蛋、清水、食盐适量，揉成面团，用擀面杖擀成薄面片，再切成面条。锅置火上，置入猪油、葱、姜煸炒后，加入适量清水烧沸，放面条煮熟，放味精，搅匀即成。随餐适量食用。常用效健。功能健脾、补肺、固肾、益精。适用于脾胃虚弱之食少体倦、久泻久痢，或肺虚之久咳不愈，及肾虚之遗精滑精、小便频数、带下、消渴等；亦可作为糖尿病、肿瘤、带下病等患者的保健膳方。

(2) 健脾汤（《千金要方》）。由猪肚 1 个，芡实 30g，黄芪、白果（去壳、去心）各 25g，腐皮 30g 组成。将猪肚用粗盐洗净，与芡实、黄芪、白果等同入砂锅内，加水适量，共煮 30 分钟，再下腐皮，小火熬至汤成奶白色即可。食猪肚喝汤，每日 1 剂，分 3 次用完。功能补气健脾，固涩止泻。适用于脾胃虚弱之久泻不愈，脘腹胀痛，食欲缺乏，自汗不止，妇女白带清稀量多，小便频数等；亦可用于中老年人日常保健。

第十节　补益药膳

补益药膳，是指以具合补益人体气血阴阳等作用的药物和食物为主组成，用以治疗虚证的一类药膳。

补益药膳以"虚则补之"（《素问·三部九候论》）、"形不足者，温之以气；精不足者，补之以味"（《素问"阴阳应象大论》）为立法组方的理论依据，适用于虚证，也可用于保健。

补益药膳根据其功效和适用范围，可分为补气、补血、补阴、补阳、气血双补、阴阳双补等六大类。

应用补益药膳时，除前述一般注意事项外，还应注意以下几点：①虚证不宜骤补，用量不宜过重，恐"虚不受补"反致不良反应。如补阴药膳骤补或过量，易碍胃滞脾致纳少、腹胀、便溏等；补阳药膳骤补或过量，易生热化燥致口咽干燥或咽喉疼痛、便秘、躁扰不宁、出血等。②审时进补，顺应阴阳，以获佳效。一般而言，春夏不宜大进温补，只宜缓补、清补；冬土闭藏，则宜温补。民间素有冬令进补的习俗，最适宜于素体阳虚者或阳虚证患者。

一、补气药膳

补气药膳适用于气虚病证，气虚指体内气的推动、固摄、防御、气化等功能减退，以气短、乏力、神疲为主要表现的虚弱证候，以脾气虚、肺气虚、肾气虚为多见。其中脾气虚表现为食欲缺乏、腹部虚胀、大便溏泄，甚至浮肿、脱肛等；肺气虚表现为少气懒言、语声低微，动则易喘，自汗、恶风等；肾气虚表现为腰膝酸软、耳鸣、夜尿多等。

中医药膳学

常用补脾肺之气的药食如人参、党参、黄芪、冬虫夏草、怀山药、薏苡仁、茯苓、白术、莲子、芡实、猪肺、猪胃、猪肠、鸡肉等，补肾（气）固摄的药食如蛤蚧、菟丝子、胡桃仁、益智仁、桑螵蛸、鸽肉、麻雀肉、猪肾、猪膀胱、狗肉、羊肉等。补气药膳方如补虚正气粥、芪杞炖乳鸽、人参猪肚等。

1.补虚正气粥（《圣济总录》）

[组成] 黄芪 30g，人参 10g（或党参 15g），粳米 100g，白糖 20g。

[制作] 将黄芪、人参洗净，切成薄片，入砂锅，加适量冷水浸泡 30 分钟；然后先以武火煎煮，煮沸后改文火慢炖，取浓汁。药渣再加适量冷水，依前法第二次煎煮，再取浓汁。将两次药汁混合，并将混合的药汁和洗净的粳米各分为 2 份；每日早、晚取药汁、粳米各 1 份，若药汁量少可加水适量，煮粥；粥成后加白糖，稍煮一二沸即可。人参亦可另为细末，煮粥时掺入同煮。

[用法] 每日 1 剂，分早晚 2 次食完。3~5 日为一个疗程。可根据需要食用多个疗程，疗程间停用 2~3 日。

[功效] 益气补虚，调养五脏。

[主治] 脾肺气虚之饮食减少，倦怠乏力，头晕目眩，久泻久痢，内脏下垂，咳喘无力，自汗，易感冒；年老体弱，或久病气虚的各种证候。

[方解] 本方所治之证，为脾肺气虚，中气下陷，卫表不固所致：治宜健脾补肺，升阳益卫；年老体弱或久病气虚，治当益气补虚，强身健体。方中重用黄芪，恰与证治相合；人参大补元气、生津、安神，与黄芪合用，则健脾补肺、补虚强体功效益增；粳米甘平，主入脾胃，补益气，健脾和胃，更助参、芪；又入白糖，健胃调味，使粥食可口。药食相伍，益气补虚，力专效宏，药粥甜润心口，为末代著名"粥疗"方之一。

[使用注意] 本方药性微温，实热证不宜使用。喜食咸味者，可将方中白糖改放适量食盐，但不宜过咸。另外，食用本药膳期间，避免进食出萝卜、饮茶，否则影响食补效果。

【附方】

(1) 八宝粥（《方脉正东》）。由芡实、山药、茯苓、莲肉、薏苡仁、白扁豆、党参、白术各 6g，大米 100g，糖适量组成。将前八味中药，加水共煮 40 分钟，捞出党参与白术的药渣，再加入淘净的大米，加水适量，煮烂成粥。随餐分次加糖食用，连用数日。功能益气健脾，和胃止泻。适用于脾胃气虚所致之神疲乏力，少气懒言，食少纳差，便溏或腹泻，或浮肿等症。

(2) 人参黄芪粥（《养牛食疗菜谱》）。由人参 5g，黄花 20g，白术 10g，粳米 80g，白糖 5g 组成。将人参、黄芪、白术洗净，切成薄片，清水浸泡 40 分钟后，放入砂锅中加水煎取浓汁两次（滤取第一次药汁后，药渣再加水煎煮第二次取汁）。将粳米淘淘净，放入锅中，加水适量，并加入两次煎取的药汁，共煮成粥。以粥代餐，加白糖食用，5天为一个疗程。功能大补元气。适用于五脏虚衰所致的神疲乏力、少气懒言，动则益甚，或咳喘无力、自汗、易感冒，或食欲缺乏、腹胀、便溏或腹泻、浮肿等证。

2.芪杞炖乳鸽（《饮食疗法》）

[组成] 乳鸽1只，黄芪30g，枸杞子30g，食盐1.5g，生姜10g，味精、黄酒各适量。

[制作] 将乳鸽（未换毛的幼鸽）浸入水中淹死，去毛和内脏，洗净。黄芪洗净，用洁净纱布袋盛装，枸杞子拣去杂质，洗净。将乳鸽放入炖盅内，加黄芪药袋并加水适量，隔水文火煨炖煮约1小时。后去药袋，加枸杞子、盐、黄酒再炖20分钟，放味精调味。

[用法] 饮汤，食鸽肉、枸杞；空腹时食用，1日1次食完。

[功效] 补中益气。

[主治] 中气虚弱，体倦乏力，表虚自汗，老年体虚，以及痈疽溃后久不愈合，慢性疖病等症。

[方解] 本方所治之证，为脾气虚，中气下陷，卫表不固所致。治宜健脾升阳固表。方中黄芪性味甘温，力专补气升阳、固表止汗，为升阳、固表要药；乳鸽肉味咸性平，具有滋肾益气，祛风解毒之功。鸽肉有较高的药用价值，备受历代医家推崇，不少药膳中都少不了鸽肉的美食。黄芪与鸽肉相配，健脾益肾作用更著。枸杞子甘平质润，平补肝肾，有滋补强壮作用，与鸽肉共奏补虚益精之功。本药膳可广泛用于肝肾阴虚、脾气虚之证。本药膳清香鲜嫩，淡咸可口，制作简便，疗效确切，民间家厨亦为广泛应用。

[使用注意] 本药膳方偏于温补，缓补，脾胃虚弱者不能因急于求效而过量食用；实证、热证、阳证及素体阴虚阳亢者，均不宜服用。黄芪恶白鲜皮，反藜芦，畏五灵脂、防风。枸杞不宜和过多性温的补品如桂圆、红参、大枣等共同食用。

3.人参猪肚（《良药佳馔》）

[组成] 人参、甜杏仁各10g，茯苓15g，红枣12g，陈皮1片，糯米100g，猪肚1个，花椒7粒，生姜1块，独头蒜4个，葱1根，白胡椒、奶油、料酒、食盐各适量。

[制作] 将人参洗净，武火煨30分钟，切片留汤；红枣酒喷后去核；茯苓洗净；杏仁先用开水浸泡，再用冷水搓去外皮，晾干；陈皮洗净、破为两半；猪肚洗刮干净，去白膜，用开水稍烫；姜、蒜拍破，葱切段，糯米淘洗干净。诸药与糯米、花椒、白胡椒同纱布包扎，放入猪肚内。将猪肚置于大盘内，加奶油、料酒、盐、姜、葱、蒜，上屉，用武火蒸至猪肚烂熟时（约2小时）取出，稍凉后取出纱布袋，取山人参、杏仁、红枣，余药与调料皆弃之不用，只剩糯米饭。把取出的红枣、杏仁放入小碗内，并将猪肚切成薄片放于红枣、杏仁之上，然后再将取出的人参放于猪肚上，最后将盘

内原汤与人参汤倒入锅内，待沸，调入味精。

[用法] 饮汤，食猪肚与糯米饭。每日 1 剂，分次食用。每周 1~2 剂，长期食用效佳。

[功效] 益气健脾，养胃补虚。

[主治] 主治脾胃虚弱所致的纳少便溏，脘腹胀满或胃脘隐痛，神疲乏力，少气懒言，头晕眼花，肢体水肿等。

[方解] 本方所治之证，为脾胃虚弱所致。治宜益气健脾，养胃补虚。方中猪肚性味甘温，功能补虚损、健脾胃，以脏补脏。配以人参大补元气，补益肺脾；茯苓健脾助运，安神，利水；红枣甘温，补中益气，养血安神；糯米谷食为养，补中益气。数者合用，共建益气健脾，养胃补虚之功。再取杏仁降气宽肠，陈皮、花椒、胡椒等辛香理气和胃，使全方补而不滞，有助胃之受纳与脾之运化，诚为脾胃虚弱的药膳佳方。本药膳汤、菜、饭三色俱全，香烂可口，宜于常服。

[使用注意] 胃热、伤食、湿热阻滞等所致胃痛、脘腹胀满者不宜服用。

【附方】

(1) 莲子猪肚 (《医学发明》)。猪肚 1 个，莲子肉 (去心) 90g，调料适量。将猪肚剖开、洗净，装入莲子肉 (洗净)，用线缝合，放盆内，隔水温热取出，切细丝，与莲子肉同放盘内，加麻油、姜、葱、蒜、盐等拌匀。佐餐适量食用。功能健脾益气，补虚养胃，利水消肿，固肾涩精。适用于脾胃气虚所致的神疲乏力，少气懒言，食欲缺乏，腹胀，便溏或腹泻，浮肿或形体消瘦；肾气虚所致的遗精等症。

(2) 胡椒猪肚 (《一日大学中医食疗》)。猪肚 1 个，白胡椒 15g，调料适量。将猪肚剖开、洗净，胡椒打碎放入猪肚内，用线缝合，放锅内，加清水，慢火煨至烂熟，出锅切片，回锅煮沸片刻，加入调料。食猪肚片、喝汤，佐餐食用，适量。功能健脾益气，温胃散寒止痛。适用于脾胃虚弱、寒客胃脘所致的胃脘隐痛、冷痛，食欲减退，神疲乏力，面色少华，手足不温等。

二、补血药膳

补血药膳适用于血虚病证，以心血虚、肝血虚为主。然脾为气血生化之源，肾藏精而精生血，因此，血虚与心、肝、脾、肾密切相关，补血常同时兼以补脾益肾。血虚证主要表现为面色萎黄、爪甲苍白、头晕目眩、心悸失眠，舌淡、脉细弱及妇女月经后期量少色淡，甚至闭经等症。常用药食如当归、紫河车、红枣、龙眼肉、阿胶、熟地、何首乌、枸杞子，以及多种动物肝 (如猪肝、鸡肝)、血 (如鸡血、猪血)、肉 (如羊肉、猪蹄) 等。补血药膳方如当归苁蓉猪血羹、太白鸭、糯米阿胶粥等。

1. 当归苁蓉猪血羹 (《实用食疗方精选》)

[组成] 当归身、肉苁蓉各 15g，冬葵菜 250g，猪血 125g，香油、熟猪油、葱白、食盐、味精各适量。

[制作] 将当归、肉苁蓉洗净，放入锅内，加水适量，煮取药汁；猪血煮熟，切片；冬葵菜撕去筋膜，洗净，置入锅内，加入药汁，煮至冬葵菜熟时，将猪血片、熟猪油、葱白、食盐、味精、香油等一并入锅同煮，混合均匀，煮沸即可。

[用法] 随餐食用，或空腹顿食。每日1剂。

[功效] 补血活血，润肠通便。

[主治] 血虚所致的面色萎黄，唇舌色淡，爪甲不荣，手足麻木，头晕眼花，心悸失眠，多梦健忘，大便干结等。

[方解] 本方所治之证，为血液亏虚，不能濡养脏腑经络组织所致。治宜养血补虚。方中当归辛甘温而润，既能补血活血，又兼润肠通便；肉苁蓉甘咸温而润，温肾助阳，补益精血，亦能润肠通便，为平补之品，"温而不热，补而不峻、暖而不燥，滑而不泄，故有从容之名"（《本草汇言》）；冬葵菜甘寒滑利，能清热滑肠；猪血咸平，以血补血，利肠排毒。四物合用，则补血活血，润肠通便。另入调料，芳香健胃，使药膳美味可口，乐食不厌。

[使用注意] 本方功专补血通便，其通便作用较为显著，若食用后致腹泻，应予停食。血虚又难骤补，取其补血，应经常食用。

【附方】

（1）猪血鲫鱼粥（《中国药膳学》）。由猪血1碗，鲫鱼、粳米各100g，白胡椒少许制成。鲫鱼去鳞及内脏，洗净，粳米淘净。以上各味同放锅内，加水适量，煮制成粥，佐餐适量食用。功专补血益胃，适用于血虚所致的头晕眼花，心悸失眠，面色不华，唇舌色淡，以及产后血虚等症。各种原因的血虚证都可以本方调治。

（2）猪肝羹（《太平圣惠方》）。由猪肝1个，鸡蛋1个，葱白、豉汁适量制成。将猪肝去筋膜，洗净，切片，放入锅内，加水适量。将锅置武火火烧沸后，改用文火炖熬，待猪肝熟后，加入豆面、葱白，同时打鸡蛋入锅内，再烧沸，放味精、食盐，鸡蛋煮熟即成。佐餐食用，饮汤食肝，每日早、晚各1次。功能补血润燥，养肝明目。适用于肝血不足所致的面色萎黄，视物昏花，夜盲等症。营养性弱视、远视以及小儿角膜软化症等，均可以本方预防或辅助治疗。

2.太白鸭（《大府药膳》）

[组成] 肥鸭1只，枸杞子15g，三七9g，瘦猪肉100g，小白菜250g，面粉150g，鲜汤、葱、生姜、胡椒粉、盐、味精、料酒各适量。

[制作] 将鸭宰杀，去毛杂及内脏，洗净入锅加水，煮透后捞出；枸杞子洗净；三七6g砸碎，其余研成细末；猪肉剁成泥状；面粉加水和成面团；分别将小白菜、葱、生姜洗净，小白菜烫后剁碎，葱切成小段、少许切成末，生姜切片并捣出少许姜汁。将枸杞子、碎三七、葱段、姜片放入鸭腹腔，鸭背朝下、腹朗上置于盛器内，注入汤，放料酒、胡椒面，再把三七粉撒在鸭脯上，用浸湿的大绵纸将盛器门封严，上笼武火

中医药膳学

蒸烂。猪肉泥加小白菜及盐、胡椒面、味精、料酒、姜汁搅匀成馅，用面皮包成 20 个饺子，入开水锅中煮熟，捞出，放入盛鸭的容器内，即可食用。

［用法］随餐食用，食鸭肉、饺子喝鸭汤，适量食用。

［功效］养血滋阴，健脾益胃。

［主治］阴血亏虚，脾胃虚弱所致的形体消瘦，面色无华，神疲乏力，头晕眼花，口咽干燥，食少纳差等。

［方解］本方所治之证，为血虚阴亏，脾胃虚弱所致，而以阴血亏虚为主。治宜养血滋阴，健脾益胃，而重在养血滋阴。方中鸭肉甘咸性凉，有滋阴清热，健脾益胃之功，"补虚羸，治劳热骨蒸"（《本草汇言》）；枸杞子甘平，滋补肝肾，养血明目；三七甘苦微温，活血止血，祛瘀生新；瘦猪肉甘咸，滋阴润燥，益气补血；小白菜甘温、益胃利肠。阴血亏虚、脾胃虚弱而以前者为主者，本方尤为适宜。老年人的亚健康状态、病后羸瘦者常以本方调养，无病之人则可以本方强壮身体，延年益寿。

［使用注意］虚难骤补，体弱纳差者，应坚持较长时间的间断食用，以缓收滋养之功。

3.糯米阿胶粥（《食疗心鉴》）

［组成］阿胶 30g，糯米 30g，红糖少许。

［制作］将阿胶捣碎，放入砂锅内炒至黄色，再研成细末；将糯米淘洗干净，置入砂锅内，适量加水，先置武火上烧沸，然后改文火熬煮至九成熟，再入阿胶粉与红糖和匀，继续煮至粥熟而稠，即可服食。

［用法］以粥代餐。每日 1 剂，1~2 次食完。

［功效］养血安胎。

［主治］血虚阴亏，胎元失养所致的面色不华，头晕眼花，妊娠腹痛，胎动不安，甚或阴道少量出血，便血等。

［方解］本方所治之证为血虚胎元失养所致。治宜养血滋阴，止血安胎。方中阿胶，味甘性平，功专滋阴补血，止血安胎；红糖甘温，补脾缓肝，活血散瘀；糯米甘温，补中益气，健脾益胃，以助化源。药食相伍，则阴血得补，血止胎安。本方功专补血止血，各种血虚、出血均可应用，更适宜于血虚胎动不安。制成粥剂，甜润可口，食用方便，且易消化。

［使用注意］若用治胎动不安、便血之证，中病即至；若用治血虚病证，则需坚持食用。但因阿胶久服有滋腻碍胃之弊，故应间断食用，或于制粥之中加入砂仁（或白蔻仁）汁以增芳香开胃之效，制阿胶滋腻碍胃之弊。方法：将砂仁 8g 左右另煎取汁，于粥将成时加入同煮片刻。

【附方】

(1) 阿胶白皮粥（《养生康复粥谱》）。由阿胶 15g，桑白皮 25g，糯米 100g，红糖

8g 制成。将桑白皮洗净加水煎取药汁 2 次；淘净糯米，入锅加水煮 10 分钟后，加桑白皮药汁、阿胶，煮制成粥，再加红糖调味。佐餐服食，每日 1~2 次。功能补血滋阴，润燥清肺。适用于阴虚所致的久咳咯血、崩漏、便血，血虚所致的妇女月经量少、胎动不安等症。

（2）阿胶鸡蛋羹（《疾病的食疗与验方》）。由阿胶 9g，鸡蛋 1 个制成。打碎鸡蛋放碗内捣碎。将阿胶加水烊化，与捣碎的鸡蛋合并，酌加清水搅匀。上锅，隔水蒸熟成羹，稍加食盐调味。可佐餐食用，或作零食食用。功能滋阴养血，止血安胎，适用于妊娠血虚，胎动不安，阴道少量出血等症。

三、补阴药膳

补阴药膳适用于阴虚病证，心阴虚、肺阴虚、肾阴虚居多，其中又以肾阴虚为根本。阴虚指体内阴液亏少而不能制约阳气，滋润、濡养等作用减退，以口渴咽干、心烦失眠、五心烦热、遗精、盗汗、胃中嘈杂、恶呕等为主要表现的证候。补阴药膳有滋养脏腑、润肺补阴的功效。常用补阴药食如生地、熟地、何首乌、黄精、枸杞、北沙参、麦冬、龟板、鳖甲、龟肉、海参、猪肉、鸭肉等。补阴药膳方如玉竹沙参炖老鸭、灵芝银耳羹、鳖肉补肾汤等。

1.玉竹沙参炖老鸭（《饮食疗法》）

［组成］玉竹 50g，沙参 50g，老鸭 1 只，葱、生姜、料酒、食盐各适量。

［制作］将名鸭宰杀后，去毛杂和内脏，洗净，与玉竹、沙参同置砂锅（或瓷锅）内，加水适量。将锅置于武火上烧沸，再用文火焖煮 1 小时以上，使鸭肉熟烂，置入调料即可。

［用法］佐餐食用，食鸭饮汤。

［功效］滋阴补虚，润肺止咳，养胃生津，润肠通便。

［主治］阴虚肺燥所致的干咳，或咳嗽痰少而黏，或痰中带血，心烦心悸；或胃肠津亏所致的咽干口渴，胃脘隐痛，大便秘结等。

［方解］本方所治之证，为肺胃阴伤所致。治宜滋阴补肺，生津养胃。方中玉竹药性平和，甘寒柔润，功能养阴、润燥、生津，有养阴不恋邪，润燥不滋腻之优，为治阴虚燥咳的良药。沙参甘而微寒，入肺胃二经，养阴之中又能清热，尤长于补肺胃之阴、清肺经之热。二药同用，共收润肺止咳、养胃生津之效。鸭性寒凉，老鸭能滋五脏之阴，清虚劳之热，调和脏腑，与二药合而配膳，药食并用，既可使药膳味道鲜美，更能增强补虚损、滋阴液、润肺燥、止咳嗽之力。由于本方滋而不腻，补而不恋，故为滋阴补虚的良方佳膳，各种疾病出现肺胃阴伤之证均可应用。

［使用注意］本方用药偏于寒凉柔润，故肺寒痰湿咳嗽、舌苔厚腻或脾虚腹胀便溏者忌用。

【附方】

　　山药玉竹白鸽汤（《新编中国药膳食疗秘方全书》）。由白鸽 1 只，山药、玉竹、麦门冬各 15g，调味料适量制成。将白鸽宰杀，去毛杂、内脏，取肉切小块，与山药、玉竹、麦门冬等 3 味药一同装入砂罐中，加清水，煎煮至肉烂汤稠，加调料即成。食肉喝汤，每 3 日 1 剂，分次食用。功能滋肾养阴，生津止渴，益气健脾。适用于脾肾虚损，阴亏气弱所致的久咳虚喘，消渴多饮，小便频多等。小儿遗尿、支气管哮喘、老年慢性阻塞性肺气肿、糖尿病等具备上述表现者均可应用。本方亦可用于儿童及中老年人的日常保健。

　　2.灵芝银耳羹（《实用食疗方精选》）

　　［组成］灵芝 9g，银耳 6g，冰糖 15g。

　　［制作］将银耳用温水泡发洗净，置锅内，适量加水，放入洗净的灵芝，用小火炖 2~3 小时，至银耳汤稠，捞出灵芝，调入冰糖汁。

　　［用法］每日 1 剂，分 3 次食完。

　　［功效］滋阴润燥，益气养血，宁心安神，止咳平喘。

　　［主治］阴虚肺燥或气血不足所致的虚劳咳嗽气喘，或心悸怔忡，失眠多梦，健忘神疲等。

　　［方解］本方所治之证，为阴虚肺燥或气血不足所致。治宜滋阴生津，益气养血。方中银耳味甘质润，滋阴生津，润肺止咳；灵芝味甘性平，益气养血，宁心安神。二者配合成方，相辅相成，共奏其效。再与甘平之冰糖作羹食用，既甘美可口，又增滋补之功。肺虚久咳、肺肾虚喘、血不养心，以及病后体虚者均宜用。

　　［使用注意］风寒外束及咳嗽属实证者不宜食用。本药膳药效和缓，需食用较长时间（1 月至半年不等），始能收到较好的效果。冰糖的用量不宜太大，味虽甘美可口，但甘能壅中，反而不利于肺金的清肃下行。

【附方】

　　百合炖银耳（《李时珍药膳菜谱》）。由银耳、百合各 15g，冰糖 150g 制成。将干银耳至于容器内，加温水（夏天可用冷水），浸泡 2~3 小时；发透后，用温水漂洗两三次，摘去根蒂，漂洗干净，去掉杂质，控净水，再用开水稍许浸泡，去掉银耳的部分土气味；将百合掰开，洗净，撕去内膜；冰糖以适量开水溶化，澄清。把浸泡的银耳捞起，控净水，放入容器内，将澄清的冰糖水（去沉淀的杂质）徐徐倒入容器内，加洗净的百合。容器加盖，上笼蒸 2 小时，至汤稠耳糯为止。每日 1 剂，分 2~3 次，于空腹时食用。功能养阴生津，润肺止咳，清心安神。适用于肺阴虚之干咳或咳嗽痰少而黏，痰中带血；心阴虚之心悸怔忡，失眠多梦等症。

　　3.鳖肉补肾汤（《药膳汤菜》）

　　［组成］甲鱼 1 只（约 800g），枸杞子 30g，淮山药 30g、女贞子 15g，熟地 15g，

料酒、盐、姜、鸡精各适量。

[制作] 将鳖宰杀，去内脏，放入热水中浸泡，去皮膜，去壳斩成 5 块，下沸水锅，焯去血水，捞出，洗净。枸杞子、淮山药、女贞子、熟地分别去杂，洗净。锅中注入鸡汤，加入鳖块、料酒、盐、葱段、姜片，大火煮开后将洗净的诸药加入，再次煮开后改小火继续煮至鳖肉熟烂，拣去葱、姜，淋上猪油即成。

[用法] 佐餐食用，食肉饮汤。

[功效] 滋阴补肾，补脾益气。

[主治] 肝肾阴虚或精血不足所致头晕眼花，腰膝酸软，遗精；脾虚气陷，身倦食少；冲任不固，月经量多色淡，淋漓不尽等。

[方解] 本方所治之证，为肝肾阴虚或气血不足所致。治宜滋补肝肾。方中鳖肉能滋阴凉血，益气升提。淮山药性味甘平，有补脾养胃，生津益肺，补肾涩精，清热解毒的功效，而枸杞子、女贞子、熟地都具有滋养肝肾、补血益精的作用。几物相配使用，功效更为加强，共奏增强体质，调补精血，固肾之效。是用于肝肾不足、精血亏虚、久病体虚的良好保健汤肴。

[使用注意] 虚难骤补，体弱纳差者，应坚持较长时间的间断食用，以缓收滋养之功。本药膳药效和缓，需食用较长时间（1 月至半年不等），始能收到较好的效果。此外，甲鱼不宜与桃子、苋菜、鸡蛋、猪肉、兔肉、薄荷、芹菜、鸭蛋、鸭肉、芥末、鸡肉、黄鳝、蟹一同食用。枸杞子不宜和过多茶性温热的补品如桂圆、红参、大枣等共同食用。山药恶甘遂、大戟，不可同服。

四、补阳药膳

补阳药膳适用于阳虚病证，以心阳虚、脾阳虚、肾阳虚居多，其中又以脾肾阳虚最为常见，以肾阳虚为根本。阳虚指体内阳气亏损，失去温养，推动、蒸腾、气化等作用减退、以四肢不温、畏寒肢冷为主要表现的虚寒证候。脾肾阳虚、命门火衰之人表现为畏寒肢冷，四肢不温，大便稀溏，小便频数或清长，阳痿，早泄，遗精，遗尿，舌淡苔白，脉沉细无力。肾阳虚表现有耳鸣目眩、腰膝酸软、夜尿多清长、性欲减退、阳痿、早泄、不孕等，多见舌淡苔白、脉沉虚无力。常用补阳药食如鹿茸、附片、肉桂、补骨脂、菟丝子、小茴香、肉豆蔻、猪肾、狗肉、鹿肉、羊肉、狗鞭、鹿鞭等。补阳药膳方如苁蓉羊肉粥、双鞭壮阳汤、韭菜胡桃烩等。

1.苁蓉羊肉粥（《本草纲目》）

[组成] 肉苁蓉 30g，精羊肉 100g，粳米 100g，细盐、葱白、姜末、胡椒粉各适量。

[制作] 将肉苁蓉微火煎煮 30 分钟，去渣留汁备用。羊肉洗净后切细，粳米淘洗干净，二者同入锅中，适量加水，兑入药汁，熬煮至粥熟时，加葱、姜、盐等调味料，再煮 2 沸即成。

［用法］每日1剂，分2次于空腹时食用。5~7日为一个疗程。

［功效］补肾助阳，填精壮骨，健脾养胃，润肠通便。

［主治］肾阳虚衰所致的腰膝冷痛，下肢软弱；或下元不固而阳痿早泄、遗精遗尿、小便频数清长、夜尿频多；或女子宫寒不孕；或素体虚弱，形寒肢冷；或脾胃虚寒，脘腹隐痛；或老人阳虚便秘等。

［方解］本方所治之证，为脾肾阳虚所致。治宜补肾温阳。方中苁蓉甘咸温而质地润柔，功能补肾壮阳，益精补血，润肠通便。凡药之能温肾兴阳者，多辛温性燥，善滋补精血者，多滋腻呆滞。而本品既壮阳，又益阴，"温而不热，补而不峻，暖而不燥，滑而不泄，故有从容之名"（《本草纲目》），不失为滋补强壮药中之上品。其为肉质植物，柔嫩甘美，炖肉食用，则功力和滋味均佳，故为本方主药。羊肉为食补动物的代表，具有滋补强壮、助阳温中之效。肉苁蓉"寓通于补"，还有较好的温肾壮阳、润肠通便之功，对老年阳虚便秘伴有腰膝冷痛或阳痿、尿频的患者尤为适宜。苁蓉配羊肉、粳米、葱、姜作粥，既能增强温补益气之力，又味美可口，诚为肾阳虚衰食养之要方。

［使用注意］苁蓉羊肉粥性属温热，宜于冬季食用，夏季则不宜食用。大便溏薄、性功能亢进者也不宜选用。

【附方】

(1) 羊肉鹿胶苁蓉粥（《太平圣惠方》）。由白羊肉（切碎末）120g，肉苁蓉（水洗，切片）30g，粳米（洗）80g，鹿角胶（炒黄燥，打碎）12g，葱白（切段）7茎，鸡子（去壳）1枚制成。将肉苁蓉放入砂锅，加水，煎煮1小时，滤渣留汁，加入羊肉、粳米，煮至粥熟；再下鹿角胶、鸡子搅匀后，稍煮至溶，加葱、姜、盐、味精等调味即可。每日1剂，分2次于空腹时食用。功能补气助阳，温肾健脾，养血填精，润肠通便。适用于肾阳虚或脾肾阳虚、精血不足所致的腰膝酸冷，四肢不温，阳痿早泄，不育不孕，遗尿或夜尿频多清长；小儿发育不良，骨软行迟，囟门不合；妇女崩漏、带下，或胃脘胀满，纳少，便秘，或久病体虚等；常用于中老年男性性功能低下、老年痴呆症、老年习惯性便秘等；亦用于慢性病患者康复及中、老年人的日常保健。由于本方补益精血作用更强，且有良好止血作用，故以精血不足而兼失血之证更佳。本药膳具温补之性，适宜冬季而不宜夏季食用。阴虚火旺，口舌干燥，尿黄便秘，或感冒发热者忌用。

(2) 羊脊骨汤（《太平圣惠方》）。由羊脊骨（连尾）1条，肉苁蓉、菟丝子各15g，葱、生姜、食盐适量制成。将羊脊骨砍成块；肉苁蓉酒浸一宿，刮去粗皮；菟丝子酒浸3天，晒干，捣末。锅中适量加水，置入羊脊骨与肉苁蓉，同炖至熟透，调入菟丝子末及调味品即可。每日1剂，分2次于早、晚空腹食用。功能补肾阳，益精血，强筋骨，健脾胃。适用于肾阳不足或脾肾两虚所致的腰膝酸软而冷，四肢不温，头昏目花，耳鸣耳聋，阳痿早泄，遗精滑泄，夜尿频多清长，或妇女经闭、不孕，或妊娠胎动，或久泻不止等，亦可用于中、老年人的日常保健。用于脾虚久泻者，宜减去润肠之肉苁蓉。

2.双鞭壮阳汤（《中国药膳学》）

［组成］枸杞子、菟丝子各10g，肉苁蓉6g，狗鞭10g，牛鞭、羊肉各100g，母鸡肉50g，绍酒、花椒、老生姜、葱白、猪油、食盐适量。

［制作］牛鞭用温水反复浸泡，发胀去净表皮，顺尿道对剖成两块，再用清水洗净，续以冷水漂30分钟；狗鞭用油砂炒炮，再以温水浸泡约30分钟，刷洗洁净；羊肉洗净后再入沸水锅内汆去血水，捞入凉水内漂洗；菟丝子、肉苁蓉、枸杞子用纱布包扎；生姜、葱白冲洗干净后，切成姜片、葱节。牛鞭、狗鞭、羊肉共置锅中加水烧开，撇去浮沫，放入花椒、姜、葱、绍酒、母鸡肉。再沸后，改移微火上，煮至六成熟时，滤去汤中花椒、老姜、葱，再置火上，放入药包同煨，至鞭肉熟烂时，取狗鞭、牛鞭、羊肉留汁。将牛鞭切成3cm长的条状，狗鞭切成1cm长的节段，羊肉切片，鸡肉捞出别用，药渣不用。将切好的肉盛入碗中，倒入原汤，加味精、食盐、猪油调味即成。

［用法］单食或佐餐食用，食肉喝汤。

［功效］温肾壮阳，补益精血。

［主治］肾阳不足，精亏寒盛所致的腰膝冷痛，神疲乏力，头昏眼花，形寒肢冷，阳痿早泄，遗精尿频，以及妇女少腹虚寒，宫冷不孕，月经愆期，带下清冷等。

［方解］本方所治之证，为肾阳虚衰，精血不足所致。治宜温肾壮阳、益精补血。方中牛鞭为带睾丸的雄牛外生殖器，性味甘咸而温，有补肾壮阳、固元益精、散寒止痛之功。狗鞭为犬科动物雄性家狗带睾丸的阴茎，功能补命门，暖冲任，益精髓。二鞭相须为用，以增益阳暖精之效。羊肉性味甘温，集益肾补虚、温养气血、温中暖下于一身，被历代医家视为益肾气、强阳道之佳品。唯恐力有不专，故伍以温补肾阳、补益精血之菟丝子、肉苁蓉；平补肝肾、益阴助阳之枸杞子。如此药食合用，配伍严谨，温补肾阳，补虚起痿之力更强，且使阳得阴助、阴得阳生，阴阳相济，生化无穷。参以补精益髓、滋养五脏的鸡肉和各种调料，使得本药膳汤鲜味美，效专力宏。本方为壮阳强身、益阴助阳之重剂，对于肾阳虚弱、精血不足所致的各种病证，鲜有不效者，尤以男性用之为宜。亦为老年阳痿的辅助治疗药膳，以及久病体虚者或中老年阳虚男性的日常保健药膳。

［使用注意］本膳功偏温补，凡阴虚火旺，夜热盗汗，五心烦热，性功能亢进者，不可服食。也不宜于春、夏季食用。

3.韭菜胡桃烩（《方氏脉症正宗》）

［组成］胡桃仁60g，韭菜250g，芝麻油30g，食盐适量。

［制作］将胡桃仁用沸水焯约2分钟，捞出后撕去表皮，冲洗干净，沥干水气装干

碗内；韭菜择洗后，切成 2~3cm 的节段。将炒锅烧热，倒入芝麻油，待油温六成热时，下胡桃仁翻炒至色黄，再入韭菜一起翻炒至熟，起锅时撒入食盐，炒匀后装盘。

［用法］佐餐食用，或空腹时随意取食，每日 1 剂。连用 15~30 剂。

［功效］温阳固肾，益气补肺，止咳平喘，润肠通便。

［主治］肾阳亏虚所致腰膝酸软冷痛，尿频遗尿，男性阳痿、遗精滑泄，女性白带量多清稀，老年大便秘结；或肺肾两虚所致的久咳不止，胸闷气喘，腰部重病等。

［方解］本力所治之症，为肾阳不足，下元失固；或肺肾气虚，气不摄纳所致。治宜温肾阳，固下元，补肺气，定喘嗽。方中韭菜既是人们十分爱吃的佳蔬，在药典上又有"起阳草"之名，顾名思义，是一味温补肾阳的良药。其性温味辛甘，入肝、脾、胃、肾经，有温补肾阳，固精止遗的作用。此外，尚有助肠传导之用。胡桃仁甘涩而温，归肺、肾经，且甘温质润，富含油脂，既能补肾益精而强腰膝、补肺纳气而定喘嗽，又能滋润肠燥而通大便。韭菜与胡桃肉合用，温阳固肾、肺肾同治，强阳滋阴，阴阳相生，相辅相成，因而获效。其制作方便，色味俱佳，宜于常食，为缓补助阳之良方。

［使用注意］韭菜务必新鲜；用于便秘者，胡桃仁宜去皮；对于阴虚内热，身有疮疡，以及患有眼疾的病人，忌用本膳。炎夏季节亦不宜用。

【附方】

枸杞桃仁鸡丁（《中国药膳学》）。由核桃仁 150g，枸杞子 90g，嫩鸡肉 600g，鸡蛋 3 个，鸡汤 150g，猪油 200g，食盐、味精、白砂糖、胡椒粉、芝麻油、干淀粉、绍酒、葱、生姜、蒜各适量制成。将枸杞子洗净，核桃仁用开水泡后去皮，鸡肉切成 1cm 方肉丁；食盐、味精、白砂糖、胡椒粉、鸡汤、芝麻油、湿淀粉兑成滋汁。将去皮后的核桃仁用温油炸透，放入枸杞子即起锅沥油。锅烧热注入猪油，待油五成热时，放入鸡丁快速滑透，倒入漏勺内沥油。锅再置火上，放 50g 热油，下姜、葱、蒜片稍煸，再投入鸡丁，接着倒入滋汁，速炒，随即投入核桃仁和枸杞子炒匀即成。功能补肾壮阳，气血以补，明目健身。适用于肾阳不足之阳痿、尿频；肺肾两虚之咳嗽、气喘；精血亏少之眩晕、便秘；身体虚弱之神疲、乏力、面色无华等。性功能低下、老年性慢性支气管炎、老年便秘，及营养不良等病证均可辨证食用。体弱或无病常食，亦能健身益寿。

五、气血双补

气血双补药膳适用于气血两虚病证。临床常见气血两虚的病证，既有气虚所致的食欲缺乏、少气懒言，又有血虚所致的面色萎黄、唇甲苍白、心悸、失眠等症。血为气之母，气为血之帅。气血是构成人体生命活动的基本物质，气与血互生互用，气能生血、能行血、能摄血，血能载气，并不断为气的功能活动提供水谷精微，使其不断得到营养补充，故血盛则气旺，血虚则气衰，血脱气亦脱，血病气亦病，气行则血行。

血液靠气的推动作用运行周身，元气足、气行畅、则血液运行和缓有力，而血运通畅能够更好地营养各脏，从而使各脏更好地化生气血。气血双补药膳既能补气又可补血，常合用上述补气、补血药食以成本类药膳。气血双补药膳方如归参炖母鸡、十全大补汤等。

1.归参炖母鸡（《乾坤生意》）

[组成] 当归、党参各15g，母鸡1只，生姜、葱、绍酒、食盐各适量。

[制作] 将母鸡宰杀后，去毛杂、内脏，洗净，将当归、党参、葱、生姜、黄酒、食盐等，一并放入鸡腹腔内，把鸡放入砂锅内，加水适量，先以武火烧沸，再改文火慢炖，至鸡肉熟烂即可。

[用法] 食鸡肉，喝汤。适量，空腹时食用，或随餐食用。常用无妨。

[功效] 养血益气，健脾补虚。

[主治] 气血虚弱所致的神疲乏力，少气懒言，头昏眼花，面色不华，唇舌色淡，纳少心悸等。

[方解] 本方所治之证多由脾虚化源不足，渐至气血亏虚所致。治宜养血益气，健脾补虚。方中当归补血活血，党参益气健脾，母鸡健脾益气，补精填髓，姜、葱、酒、盐等调味开胃。药食互用，化源充足，脾气健运，则气血自旺。全方甘温滋补，且补而不滞，滋而不腻，全鸡鲜酥味美，形色俱佳。功专益气生血、补养肝脾，凡气血两虚之证均可用之。

[使用注意] 实证、热证皆当禁食。

【附方】

（1）八宝鸡汤（《中国药膳学》）。由猪肉750g，母鸡1只，猪杂骨250g，党参、茯苓、白术、白芍各5g，熟地、当归各7.5g，川芎3g，炙甘草2.5g，葱、生姜、黄酒、食盐、味精适量制成。将八味中药洗净，装入布袋，扎紧口。将猪肉、猪杂骨（捶破）、母鸡洗净，同置锅内，加水适量，用武火煮沸后，除去浮沫，加入药袋及葱、姜、黄酒，改用文火炖至肉熟烂，弃药袋，捞出猪肉、母鸡，切成小块后放回锅内，再加食盐、味精，稍煮片刻即可。佐餐食用，每日1~2次。功能补养气血，健脾益胃。适用于气血两虚所致的面色萎黄、身倦乏力、头晕眼花、食欲缺乏等症。

（2）叉烧参归全鸡（《养生食疗菜谱》）。由嫩母鸡1只，党参15g，白术、熟地、当归、川芎、白芍各10g，生姜5g，芝麻油35g，冬菜节40g，饴糖20g，泡红辣椒丝10g，绍酒20g制成。宰杀母鸡，去毛杂、内脏、脚爪。用开水烫鸡，至鸡皮收缩绷紧，用干毛巾擦干水。将6味中药洗净后研制成粉，加入绍酒拌匀，均匀抹在鸡腹内壁。芝麻油入炒锅，待烧至六成热时，将冬菜、肉丝、花椒、泡辣椒、姜、葱、酱油、盐一并放锅中翻炒。炒香后，将诸物放入鸡腹内，再将饴糖（溶化）抹在鸡身上。将鸡翅折断，用铁叉子从鸡脯肉伸向尾部，连腿叉上，置木炭火上烧烤，不断旋转鸡身，以防烤焦。将鸡烧烤至鸡皮呈黄色，即可食用。将制备好的母鸡放入烤箱烤熟亦可。佐餐食用，每日 1~2 次。功能益气养血，温补脾胃。适用于气血两虚，脾胃不健所致的神疲乏力，少气懒言，食少，头晕眼花，面色无华，妇女月经不调，量少色淡等症。

2.十全大补汤（《太平惠民和剂局方》）

[组成] 党参、炙黄芪、炒白术、酒白芍、茯苓各 10g，肉桂 3g，熟地、当归各 15g，炒川芎、炙甘草各 6g，墨鱼、猪肚各 50g，猪肉 500g、生姜 30g，猪杂骨、葱、料酒、花椒、食盐、味精各适量。

[制作] 将以上中药装入洁净的纱布袋内，扎口备用。将猪肉、墨角、猪肚洗净，猪杂骨洗净并捶破；生姜拍破备用。将猪肉、墨鱼、猪肚、猪杂骨、药袋放入铝锅内，适量加水，放入葱、生姜、花椒、料酒、食盐，置于武火上烧沸，再用文火煨炖，待猪肉熟烂时，捞起切条，再放入汤中。捞出药袋不用。

[用法] 食用时，将汤和肉装入碗内后，加少许味精，食肉喝汤，早晚各 1 次，全部食完后隔 5 天再服。

[功效] 温补气血。

[主治] 气血两虚所致的面色萎黄，倦怠食少，头晕目眩，神疲气短，心悸怔忡，自汗盗汗，四肢不温，舌淡脉细弱；以及妇女崩漏，月经不调，疮疡不敛等。

[方解] 本方所治之证多由久病失治或病后失调，或失血过多而致。治宜益气与补血并施。方中党参与熟地相配，益气补血。白术协参益气补脾，当归助熟地补益阴血。白芍并而敛阴，川芎活血行气，使补而不滞，合地、归而彰补血之效；茯苓健脾渗湿，炙甘草益气补中，伍参、术而助益脾之功。数药合用，共收气血双补之劝。十全大补汤与八珍汤效果差不多，只是加了黄芪、肉桂，重于补脾益肺，其中肉桂有增强心阳、旺盛命火之功，从而使气血阴阳并补。

[使用注意] 本品性温热，夏季慎服；体内有实热及阴虚火旺者不宜服用。墨鱼不可与茄子同食。食用猪肉后不宜大量饮茶。

六、阴阳双补

阴阳双补药膳适用于阴阳两虚病证。阴阳两虚指阴虚和阳虚症状同时出现的证候，以肾阴阳两虚为多见。《景岳全书》所言"善补阳者，必于阴中求阳，则阳得阴助而生化无穷；善补阴者，必于阳中求阴，则阴得阳升而泉源不竭"，对创制阴阳双补药膳方具有重要的指导意义。一般而言，阴阳两虚证多采用平补阴阳的治法，亦可结合辨证而有所偏重，常合用上述补阴、补阳药食以成本类药膳。膳方如虫草炖野鸭、枸杞羊肾粥等。

1.虫草炖野鸭（《实用回春药膳》）

[组成] 冬虫夏草 10g，野鸭 2 只，瘦猪肉 60g，熟瘦火腿肉 15g，葱、姜、食盐、味精、黄酒、奶汤、花生油各适量。

[制作]将野鸭宰杀，去毛，从背部剖开，取出内脏，敲断颈骨和四柱骨，随后放沸水锅中滚泡半分钟，取出用冷水洗净。将猪肉切成小块，放入沸水中氽片刻，再将火腿肉（亦切成小粒状）加入沸水中稍滚泡，一并捞起，沥去水，备用。制作时，先将砂锅烧热，放油烧至八成熟，加入葱、姜煨炒，放野鸭爆炒数秒，烹入黄酒，加沸水煨1分钟，捞出沥干水。然后按顺序将火腿、猪肉、野鸭、冬虫夏草、生姜、葱、食盐、黄酒装于钵内，加水适量，入笼蒸2小时，去姜、葱，倒入奶汤，再蒸1小时，烂熟后放入适量味精，即可。

[用法]佐餐食用，每次适量，每日1~2次。

[功效]温阳补肾，养阴益精。

[主治]久病肾亏，阴阳两虚所致的形体消瘦，头晕眼花，神疲乏力，气短懒言，畏寒肢冷，腰酸耳鸣，面色萎黄，或虚浮，自汗或盗汗，健忘，阳痿少精等。

[方解]本方所治之证，为久病肾亏，阴阳互损所致。治宜温阳补肾，养阴益精。方中野鸭甘凉，滋阴补虚，健脾益气，利水消肿，民间习惯用于治疗体虚盗汗和体虚浮肿瘦猪肉、火腿肉滋阴健脾益气。三物均为血肉有情之品，合用则其滋阴之力更著。冬虫夏草甘温，为草菌精华聚生，具有温补肺肾，壮阳益精之功，《药性考》谓其"秘精益气，专补命门"。再配以葱、姜、黄酒、味精等各种调料，经久火馒蒸，酥烂味美。还可温阳益气，养阴益精。本膳滋而不腻，温而不燥，为平补阴阳良方。老年性疾病及久病亏耗、阴阳两虚之调理，年老体弱之益肾强身等，均为所宜。

[使用注意]野鸭性味甘凉，胃虚寒者，应慎食，忌过量；大便溏泻者忌食。

【附方】

虫草全鸭（《本草纲目拾遗》）。由虫草10g，老雄鸭1只，猪骨头汤及葱、生姜、胡椒粉、食盐、黄酒各适量制成。虫草用温水洗净；宰杀老鸭，去其毛杂、内脏、脚爪；将鸭放如沸水氽片刻，捞出晾凉；鸭头顺颈部劈开，放10枚虫草于鸭颈内，用线扎紧，余下虫草与姜、葱一并放入鸭腹内；将鸭置盆中，加人骨头汤、盐、胡椒粉、黄酒，用湿棉纸封住盆口，上笼屉用武火蒸2小时；出笼后、除去棉纸及姜、葱，加入味精。佐餐适量食用。功能温补肺肾，滋阴壮体，止咳定喘。适用于肺肾两虚，阴阳不足所致的久咳虚喘，阳痿遗精，少精，不孕不育，自汗盗汗，神疲乏力等症。亦可用于年老体弱或病后阴阳两虚者的调补。

中医药膳学

第十一节　养生药膳

改革开放以来，随着人们的生活水平提高，饮食结构的变化，肥胖证在我国的发病率逐年提高。肥胖不但会影响个人的形体美观，影响人体的灵活运动，给人们的生活带来诸多不便，而且可以导致糖尿病、高血压、心脑血管等系统疾病。以下是两个行之有效的健美减肥药膳：

一、健美减肥

1.双瓜菜窝头

［组成］冬瓜 300g，甘薯 200g，玉米粉 100g，盐 5g，葱 10g，姜 10g。

［制作］冬瓜去皮后切成细末，甘薯切成细末，加葱、姜、盐、玉米粉调匀。将菜窝头捏好后，上笼用旺火蒸即成。

［用法］可作为主食食用。

［功效］清热生津，消肿止渴，理气宽中，润肤。

［主治］预防肥胖及高脂血症。

［方解］冬瓜可健脾、利水消肿，甘薯及玉米粉属于常见的粗杂粮，脂肪含量较低是公认的减肥食品。

［使用注意］无。

2.茯苓豆腐

［组成］豆腐 500g，茯苓粉 30g、松仁 40g，胡萝卜香菇、鸡蛋清、精盐、料酒、清汤淀粉各适量。

［制作］豆腐挤压除水，香菇、胡萝卜切成菱形薄片，鸡蛋清打至泡沫状。将豆腐切成小方块撒上茯苓粉、精盐、然后将豆腐块摆平、抹上鸡蛋清，摆上香菇、胡萝卜、松仁，入蒸锅内用旺火蒸 10 分钟，取出。清汤、精盐、料酒倒入锅内烧开、加淀粉勾成白汁芡，浇在豆腐上即成。

［用法］佐餐食用。

［功效］具有健脾化湿、防肥减肥、降血糖等功用。

［主治］适用于中度肥胖症及糖尿病患者。

［方解］茯苓健脾化湿，对于脾虚湿盛所致的肥胖证十分有效。豆腐是一种高蛋白低脂肪食物，香菇、胡萝卜富含各种维生素和微量元素。共同食用可满足人体日常必需营养元素，起到健脾减肥的目的。

［使用注意］阳虚肥胖行不宜食用，需配合补阳药膳一起食用方可。

二、美发乌发

1.美容乌发糕

［组成］黑芝麻 500g，淮山药粉 50g；酒炒女贞子 50g，何首乌 100g，旱莲草 50g，白糖 250g，熟猪油 200g。

［制作］将何首乌、旱莲草、酒炒女贞子洗净，烘干研成粉末，芝麻洗净沥干，入锅炒熟，碾成细粉。把芝麻粉倒在案板上，加入白糖、山药药粉、中药药末调拌均匀，放入熟猪油，反复揉匀，放入糕箱压紧切成长方块。

［使用］可佐餐，亦可作为主食。

［功效］补益肝肾。

［主治］适用于肝肾不足、须发早白，头昏眼花、面色黧淡、耳鸣、多梦。

［方解］黑芝麻、何首乌、补肾益精，乌发养发；女贞子、旱莲草补益肾阴，淮山药补肾益精为阴阳并补之品。诸药合用以补益肾精为主。中医学认为发为血之余，和肾关系密切，是故补肾为乌发养发的关键，肾气充足，气血旺盛，人体容貌，自然美观。

［使用注意］糖尿病患者及高血脂患者禁用。

2.何首乌酒

［组成］制何首乌20g，冰糖120g，白酒1000g。

［制作］称取20g制何首乌将其切成薄片，备用。将120g冰糖置入干净容器中，使冰糖完全溶解，然后放入何首乌薄片，再倒入1kg白酒，搅外至混匀为止。将容器用盖子盖紧，置于阴凉处储存60天左右可饮用。

［用法］饮用，每日1次，每次15ml。

［功效］能强筋健体，消除疲劳，在增强机体活力健、恢复老人性功能等方面均有较好的作用。

［主治］老年肾衰，须发脱落早白，性机能低下者。何首乌又名首乌、赤首乌，具有涸肠、解毒散结的作用，用于痈疲、痈疮或阴血不足引起的大便秘结等；经炮制后的何首乌有补肝肾、益精血、养心安神，乌须发等作用。

［使用注意］酒精过敏者忌用，肝肾够功能不全及糖尿病患者慎用。

三、润肤养颜

1.美颜茶

［组成］青果5g、龙眼肉5g、枸杞子6g、冰糖10g。

［制作］将青果、龙眼肉、枸杞子分别洗净，放入茶杯，加入冰糖，用沸水冲泡，盖上杯盖，焖泡5分钟。

［用法］代茶饮用。

［功效］养血滋阴，红润容颜，滋润皮肤等。

［主治］用于面目肌肤干燥及皮肤保健等。

［方解］龙眼肉补益心脾，养血安神，用于气血不足、心悸怔忡、健忘失眠、血虚萎黄。枸杞子补肾益精，养肝明目，补血安神，生津止渴，润肺止咳，可治肝肾阴亏，腰膝酸软，头晕，目眩，目昏多泪，虚劳咳嗽，消渴，遗精。青果味甘酸，性平，具有清热解毒，利咽化痰，生津止渴，开胃降气，除烦醒酒之功效。三者合用共收健脾养血，补肾益精，美容养颜的功效。

［使用注意］糖尿病患者不宜服用。

2.红果荷叶粥

[组成] 山楂 60g，荷叶 1 张，粳米 60g。

[制作] 先将山楂、荷叶、甘草加水煎汤取汁，去渣待用；将粳米淘洗干净，放入锅内加水煮粥，待粥欲熟时，加入药汁，煮成稀粥即可。

[功效] 除痤润肤，清热利湿。

[用法] 喝粥。每日 1 次，每天 1 剂，30 天为一个疗程。

[主治] 适用于颜面皮肤粗糙，油腻性痂皮，肌肤糜烂渗液，胸闷口苦，小便短赤等症。

[方解] 山楂消食积，散瘀血，驱绦虫，治肉积，症瘕，痰饮，痞满，吞酸，泻痢，肠风，腰痛，疝气产后儿枕痛，恶露不尽，小儿乳食停滞。能消食健胃，行气散瘀。用于肉食积滞、胃脘胀满、泻痢腹痛、瘀血经闭、产后瘀阻、心腹刺痛、疝气疼痛、高脂血症。

[使用注意] 胃酸过多者慎用。

四、延年益寿

1.三七汽锅鸡

[组成] 三七 10g，活仔鸡 1 只，胡椒 2g，盐 3g。

[制作] 将三七研为细末，活仔鸡宰杀，去毛及肠杂，洗净。将仔鸡、胡椒和三七共入陶瓷制成的汽锅中将鸡蒸熟。

[用法] 加盐食用。

[功效] 补益精血，活血祛瘀。

[主治] 年老体虚所致的精血不足，头昏眼花，或瘀滞疼痛的辅助治疗。

[方解] 三七可以补肝肾，活血补血，降血脂，抗衰老。适用于老年性高血脂，动脉硬化，大便秘结。

[使用注意] 素体阴虚内热，或有实火面色红赤，小便黄赤者忌用。孕妇禁用，忌于兔肉、大蒜、鲤鱼、李子同食。

2.灵芝黄芪炖肉

[组成] 瘦肉 500g，料酒、葱姜、盐、胡椒粉各适量，灵芝少许，黄芪 15g。

[制作] 将灵芝、黄芪洗净润透切片葱、姜拍碎，瘦肉洗净后，放入沸水锅中汆烫去血水捞出，再用清水洗净切成小方块，将灵芝、黄芪、瘦肉、葱、姜、料酒、盐同入碗内，注入适量清水，隔水体炖煮，煮沸后，捞去浮沫，改用小炖，炖至瘦肉熟烂、用盐、胡椒粉调味即成。

[用法] 食肉喝汤，每日 1 次。

[功效] 健脾补肾，补中养心安神。

[主治] 脾肾亏虚，气血不足证。

[方解] 黄芪补中益气，补气，生血。灵芝有补肾抗衰老的功效。

[使用注意] 湿热内盛、内有实火者不可服用。

五、明目增视

1.草决明蒸鸡肝

[组成] 草决明 10~12g，鸡肝 2~3 个。

[制作] 将草决明放碟上，加清水少许，浸泡 4~6 小时加油、盐少许调味，蒸熟。

[用法] 食鸡肝。

[功效] 补肝养血，清肝明目。

[主治] 夜盲，风热赤眼，小儿营养不良，角膜软化证。

[方解] 草决明味微苦微甘，性平，微凉。归肝、肾、大肠经。具有清热明目，润肠通便。主要用于目赤涩痛，羞明多泪，头痛眩晕，目暗不明，大便秘结。还具有减肥之功效。

[使用注意] 药性寒凉，有泄泻和降血压的作用，就不适合脾胃虚寒、脾虚泄泻及低血压等患者服用。此外，决明子主要含有大黄酚、大黄素等化合物，长期服用可引起肠道病变。鸡肝富含维生素 D 等微量元素，中医学很早认识到动物肝脏对人体视力有很好的保护作用，唐代《千金方》中对此有过记载。

2.明砂肝膏汤

[组成] 猪肝 200g，夜明砂 7g，姜 3g，葱 3g，鸡蛋两个，水发口蘑 60g，清汤 800ml，绍酒 10ml，精盐 6g，胡椒粉 1g。

[制作] 将猪肝洗净，占白筋，用刀背砸成细肉泥，盛入大碗。在碗肉加冷清汤 200ml 调散，再加入调匀的蛋汁、夜明砂细末、姜片、葱段、胡椒、绍酒、味精搅匀。15 分钟后拣去其中的姜葱，装入蒸碗，入笼蒸约 5 分钟即熟。蘑口用温热水洗净，开水泡胀，切成薄片，入沸汤汆 1 次后，泡入冷开水中。

[用法] 喝汤，每日 1 次。

[功效] 补肝、养血、明目。

[主治] 肝血不足，视物昏花证。适宜气血虚弱、面色萎黄、缺铁性贫血者食用。适宜肝血不足所致的视物模糊不清夜，盲眼干燥症、小儿麻疹病后角膜软化症、内外翳障等眼病者食用。

[方解] 《千金方》认为猪肝"主明目"。猪肝可以补肝明目养血。用于血虚萎黄、夜盲、目赤、浮肿、脚气等症；夜明砂味辛、微苦，性寒，归肝经，清凉散泄；具有清热明目退翳，散瘀消积除疳的功效，二者合用对于肝血不足兼有肝热内盛者最为适宜。

[使用注意] 猪肝内含有大量胆固醇，故高血压、高血脂、糖尿病患者慎服用。

六、聪耳助听

1.人参防风粥

[组成] 人参 5~10g、防风 10g、磁石 30g、猪肾一对、粳米 100g,葱、姜、盐各少许。

[制作] 先煎磁石,后入防风、去渣,将人参单煎兑入,然后将猪肾洗净,去膜切细丝,与粳米同入中煮粥,并入姜、葱、盐等调料,煮熟即可。

[用法] 空腹喝粥,每日 1 次。

[功效] 益肾填精,聪耳开窍。

[主治] 适用于肾亏不足、耳目失聪、耳如蝉鸣、听力渐差兼见神疲乏力、腰膝酸软、头晕目暗。

[方解] 人参大补元气,补气生津;防风祛风解表,胜湿止痛、止痉,即可发汗又可止汗;磁石聪耳明目;猪肾补肾益精;粳米补中益气、健脾开胃,诸药合用共奏健脾补肾,聪耳助听的功效。

[使用注意] 肝火上炎、痰湿困阻等实证耳聋不宜服用。

2.龟板炖猪肉

[组成] 山萸肉 9g,补骨脂 9g,知母 9g,龟板 18g,瘦猪肉 90g。

[制作] 药物布包煮扬去渣,

[用法] 加瘦肉煮熟。吃肉喝汤。每日 1 剂,连服 7~8 剂。

[功效] 滋阴补肾,填精益髓,开窍助听。

[主治] 适用于肾虚耳鸣,午后及夜间为甚,反复不愈,兼有头痛目眩、腰酸遗相等。

[方解] 龟板知母可滋阴降火;山萸肉补益肝肾,补骨脂涩精固脱。用于眩晕耳鸣,腰膝酸痛,阳痿遗精,遗尿尿频,崩漏带下,大汗虚脱。内热消渴;补骨脂补脾益肾;龟板性微寒,味微咸、气微腥,具有补心肾,滋阴降火,潜阳退虚热等功效,常制成龟板胶,用于滋阴潜阳、益肾健骨、补血止血、骨蒸潮热、筋骨痿软、眩晕耳鸣、失眠健忘等都有疗效。

[使用注意] 无。

七、益智健脑

1.地丝鳝段

[组成] 干地黄 12g,菟丝子 12g,鳝鱼肉 250g,净笋 10g,黄瓜半根木耳 3g,酱油、味精、盐、水淀粉、料酒、胡椒粉、姜末、蒜末、香油、白糖各适量,蛋清 1 个,高汤少许。

[制作] 将菟丝子、干地黄煎 2 次,过滤取汁。鳝鱼肉洗净切成片,笋、黄瓜切片。将鳝鱼肉片放入碗中,加水淀粉、蛋清、盐、药汁煨好,放温油中滑散,待鱼片

泛起，捞起。原勺留油，炸蒜末、姜末，下笋片、黄瓜片、木耳、鳝鱼片，加盐、味精、白糖、烹料酒、高汤，淋香油出勺装盘，撒上胡椒扮即成。

[用法] 佐餐食用。

[功效] 益智增力，滋阴补肾，明目轻身，益寿延年。

[主治] 年老体衰，智力减退。

[方解]《雷公炮制药性解》：干地黄入心、肝、脾、肺经，滋阴，养血。治阴虚发热，消渴，吐血，衄血，血崩，月经不调，胎动不安，阴伤便秘。菟丝子可以补肾益精，养肝明目，安胎、明目和止泻，固精缩尿，对于肝肾亏虚、腰膝酸痛、阳痿遗精、尿频遗尿有明显的治疗作用，也用于脾虚泄泻，两目昏暗，胎动不安等。鳝鱼肉入肝脾肾经。诸药合用共收健脾补肾的功效，可以用来治疗老年脾肾亏虚智力减退之证。

[使用注意] 无。

2.健脑锅贴

[组成] 面粉 600g，核桃仁 100g，青红丝 25g，薄荷粉 25g，白糖 300g，玫瑰 50g，食盐、味精、植物油各适量。

[制作] 将锅烧热，先放入面粉 100g 炒，再加入植物油 75g、白糖、青红丝、玫瑰、核桃扣、薄荷粉、调味品，搅拌均匀，做成馅料。面粉 150g，加入植物油 125g 拌匀，和成油酥面，搓匀揉进，分成面剂子。面粉 350g 加水拌匀，和成冷水面团，揉匀揉透，搓成长条，揪成面剂子，每个小面剂子掺入油酥面剂揉好，擀成圆形面皮，包入馅料，捏成锅贴生坯。锅贴生坯放平锅内烤至金黄色即成。

[用法] 佐餐食用。

[功效] 补肾健脑，理气开胃。

[主治] 适用于老年记忆力减退、更年期综合征、食欲下降、脑力工作者。

[方解] 核桃仁性味甘温，有补肾壮阳和润肺、通便的功效。因肾虚导致有腰腿冷痛、尿频、耳鸣、性功能障碍、遗精、须发早白等症状的人，每天最好坚持吃少许核桃，能起到健脑补肾治疗作用。

[使用注意] 咳嗽，腹泻者不宜食用。糖尿病患者不宜服用。

第五章　辨病药膳

一、降糖药膳

糖尿病是由各种致病因子作用于机体导致胰岛功能减退、胰岛素抵抗等而引发的糖、蛋白质、脂肪、水和电解质等一系列代谢紊乱综合征，临床上以高血糖为主要特点。典型症状为三多一少症状，即多尿、多饮、多食和消瘦。常会出现眼睛疲劳、视力下降、手脚麻痹、神疲乏力、腰酸等症，宜吃苦瓜、黄瓜、洋葱、南瓜、木耳等。

1.地骨皮饮

［组成］地骨皮 15g，麦门冬、小麦各 6g，冰糖适量。

［制作］将地骨皮、麦门冬、小麦加水煎煮，至麦熟为度，去渣取汁，兑入冰糖即可。

［用法］代茶频饮。

［功效］清热、养阴、止汗。

［主治］热盛伤津，阴虚内热所致的低热，盗汗，烦渴多饮等。

［方解］地骨皮味甘性寒，长于清虚热、止盗汗，为本方主药。麦门冬甘寒质润，养阴生津，清热除烦，为辅药。汗为心液，心气不足，心液不藏则汗出，故佐小麦养心除热敛汗止渴。诸品合用，共奏清热，养阴，止汗之效。另用冰糖调味，使本膳甘甜可口，代茶频饮，取效更捷。

［使用注意］长期服用当遵医嘱。

【附方】

地骨皮粥（《食医心镜》）。由地骨皮 30g，桑白皮、麦冬各 15g，面粉 100g 制成。先将地骨皮、桑白皮、麦冬同煎，去渣取汁备用。再将面粉与煎好的药汁共煮为稀粥。渴即食之，不拘时。功能清肺泻热，生津止渴。主治消渴（糖尿病），多饮，身体消瘦。

2.枸杞肉丝

［组成］猪瘦肉 250g，枸杞子 50g，熟青笋各 50g，猪油、食盐、白砂糖、味精、绍酒、麻油、干淀粉、酱油各适量。

［制作］将熟青笋和片去筋膜、洗净的瘦猪肉分别切成 7cm 长丝状，枸杞子洗净待用。炒锅烧热，用油滑锅，再放入适量猪油，将肉丝、笋丝同时下锅划散，烹入料酒，加入白砂糖、酱油、食盐、味精并搅匀。投入枸杞子、淀粉（用水调湿），颠翻几

下，淋入芝麻油，离火装盘。

[用法] 佐餐食用，适量。

[功效] 补益肝肾，益气养血，滋阴润燥。

[主治] 肝肾阴虚，气血不足所致的体虚乏力，目昏眼花，或腰痛阳痿，或眩晕心悸，或消渴等。

[方解] 枸杞子性味甘平，入肝肾二经，善滋肾补肝、养血明目、抗老益寿，为肝肾亏虚之要药；瘦猪肉味甘性平，归脾、胃、肾经，有滋阴润燥，益气养血之功效，为滋补之佳品；青笋甘而微寒，清热除痰，同肉多煮，益阴血。枸杞子、青笋、瘦猪肉配用，荤素结合，肝肾同滋，气血双补，且滋而不腻，补而不滞，诚为补益肝肾之良方佳膳。

[使用注意] 本药膳平补肝肾，药性缓和，久食方可见效。外邪实热、脾虚便溏者不宜选用，性功能亢进者也不宜选用。

二、降压药膳

高血压是最常见的心血管疾病，也是心脑血管疾病中最主要的危险因素，脑卒中、心肌梗死、心力衰竭及慢性肾脏病是其主要并发症。高血压是指在静息状态下动脉收缩压和舒张压的增高，常伴有心、脑、肾、视网膜等器官功能性或器质性改变以及脂肪和糖代谢紊乱等现象。高血压患者常会有头晕、头痛、烦躁、心悸、失眠等症状，宜吃豆腐、黄豆、南瓜、黄精、山楂等。

1.海参黄芪煲

[组成] 海参2个，玉米笋8根，小黄瓜1撮，黄芪20g，红枣5颗，酱油、盐各适量。

[制作] 海参剖开肚取出沙肠，洗净沥干；小黄瓜洗净，切成两段，每段上划几刀，但不切断；玉米笋、黄芪、红枣洗净。将所有材料和调料放入砂锅，加水盖过材料，煮沸，转文火炖至海参烂熟，拣去小黄瓜即可。

[用法] 早晚随时服用。

[功效] 滋阴润燥，补肝护胃。

[主治] 高血压病、高脂血症、冠心病、动脉粥样硬化之人以及虚劳羸弱、气血不足、营养不良、病后产后体虚等。

[方解] 海参具有补肾益精、壮阳疗痿、润燥通便的作用；玉米笋含有大量的脂肪、维生素等，它的食物纤维更有助于胃肠蠕动；黄芪可改善心肺功能，加强心脏收缩力，降血压，改善皮肤血液循环和营养状况，经常服用，可使人精神焕发，白发变黑，睡眠改善，饮食增强，不感冒，调节血压，记忆力增强。合而用之，共建滋阴润燥、补肝护胃、降低胆固醇、降低血压之功。

[使用注意] 急性肠炎、菌痢、感冒、咳痰、气喘及大便溏薄者忌食。

2.菊楂钩藤决明饮

[组成] 杭白菊、钩藤各 6g，生山楂、决明子各 10g，冰糖适量。

[制作] 将钩藤、生山楂、决明子加水煎汁，约 500ml；用药汁冲泡菊花，加入冰糖，代茶饮。

[用法] 代茶频饮。

[功效] 清热、平肝、明目。

[主治] 适用于阴虚阳亢型高血压，表现为头晕目眩、心悸烦躁易怒、口苦口干、耳鸣、精神萎靡。

[方解] 菊花、决明子清肝明目而降血压；山楂活血化瘀可降血脂；钩藤清热平肝。诸药合之，对于肝阳上亢、头目眩晕者最为适宜。

[使用注意] 此方水煎、泡茶疗效无明显差异。

3.青椒苹果菠萝汁

[组成] 青椒 2 个，菠萝 200g，苹果 100g，蜂蜜、柠檬汁各适量。

[制作] 将材料洗净，苹果削皮去核，切丁。青椒去蒂、子。菠萝去皮去硬心，分别切成丁后与苹果丁一起放入榨汁机中榨汁；加入蜂蜜与柠檬汁拌匀即可。

[用法] 早晚随时食用。

[功效] 降压降脂、缓解疲劳、美容养颜。

[主治] 高血压、高脂血症、冠心病、动脉粥样硬化症。

[方解] 常饮用此果菜汁，不仅有很好的防治高血压的作用，还可以迅速消除疲劳，更有美容养颜之功效。

[使用注意] 胃溃疡、食道炎、咳喘、咽喉肿痛、痔疮者不宜食用。

三、降脂药膳

高脂血症在中老年人中十分常见，严重影响了中老年人的正常生活。高脂血症主要指血液中胆固醇含量增高，或者甘油三酯含量增高，或是两者皆增高。临床表现为脂质在真皮内沉积所引起的黄色瘤，以及脂质在血管内皮沉积所引起的动脉粥样硬化，并产生冠心病和周围血管病等。产生高脂血症的原因，主要是饮食不节，如偏食、恣食肥甘厚味；情志失调，如过于思虑；以及年迈体虚、肾气渐衰等。高血脂患者宜吃山楂、黑豆、首乌、木耳等。

1.凉拌芹菜海带

[组成] 芹菜梗 200g，海带 100g，黑木耳 20g，盐、鸡精各适量。

[制作] 先把黑木耳和海带用水洗净发透，切丝，用沸水焯熟；嫩芹菜梗切成 3cm 长的段，用沸水煮 3 分钟捞起；原料冷却后加盐、鸡精拌匀后即可。

[用法] 可经常食用。

[功效] 补气活血、凉血滋润。

[主治] 高血脂症、冠心病、高血压、甲状腺肿大等。

[方解] 芹菜中各种维生素和磷、钙等微量元素含量较多，有镇静、保护血管的功效。海带含有丰富的碘、钙、铁、磷以及维生素等成分，有减脂降压的作用。合而用之，可补气活血、凉血滋润。

[使用注意] 本方药性缓和，久食方可见效。

2.三七首乌粥

[组成] 三七5~10g，何首乌60g，大米100g，红枣10g，白糖适量。

[制作] 将三七、何首乌洗净，放锅内加水煎20分钟取药汁，去渣；将大米、红枣洗净，加入锅内，加适量白糖和水煮粥；将药汁倒入粥中，用文火煮至黏稠，再盖5分钟即可。

[用法] 每次早、晚顿服。

[功效] 补益肝肾、降压降脂。

[主治] 高血脂症。

[方解] 首乌有补精血、益肝肾之功效。三七不仅可以预防冠心病、心绞痛、动脉硬化、高血压、脑血栓等疾病，还可以延缓衰老、强身健体。

[使用注意] 忌用铁锅。

四、哮喘药膳

哮喘是一种慢性支气管疾病，患者的气管因为发炎而肿胀，呼吸管道变得狭窄，因而导致呼吸困难，分为内源性哮喘和外源性哮喘。哮喘反复发作可导致慢性阻塞性肺疾病、肺气肿、肺源性心脏病、心功能衰竭、呼吸衰竭等并发症。内源性哮喘表现为喘息、胸闷、气短、平卧困难等症，外源性哮喘表现为喘息、胸闷、气短症状，宜吃麻黄、当归、陈皮、黄芩、鸡肉、牛奶等。

1.定喘膏

[组成] 苏子60g，杏仁50g，麻黄、款冬花、半夏、橘皮各30g，干姜20g，甘草10g，蜂蜜250g。

[制作] 先水煎中药2次，去渣，两次滤液合并，加热浓缩，加炼蜜收膏即成。

[用法] 每次开水冲服15~30g，日服2次。

[功效] 温肺散寒、化痰降逆。

[主治] 风寒诱发或寒痰所致的冷哮。症见呼吸急促，喉中有哮鸣音，痰白清稀，胸膈满闷或有头痛，恶寒发热等。

[方解] 苏子、杏仁皆性温，入肺经，长于肃降肺气，止咳平喘，其中苏子尚有化痰之功，二药在本方重用，故为主药。辅以麻黄发散风寒，宣肺止咳平喘；款冬花降气化痰止咳；半夏燥湿化痰。主辅相配，温肺散寒，化痰降逆之功已备。然庞安常云："善治痰者，不治痰而治气，气顺则一身津液亦随气而顺矣。"故又佐以橘皮理气健脾

化痰，全面兼顾，另用于姜温肺化饮；甘草祛痰止咳，调和药性。蜜炼为膏，既方便服用，又可防麻黄、半夏、干姜等辛散太过伤正，还能调味。诸品合用，肺寒得散，痰浊得化，气逆得降，则诸症自除。

［使用注意］痰热壅盛者不宜。

2.竹茹葶苈子粥

［组成］竹茹、葶苈子各 10g，大枣 5 枚，粳米 50g，冰糖适量。

［制作］将葶苈子用纱布包好，同竹茹一同放于砂锅内煎煮，文火微沸约 30 分钟，去渣取汁，放入大枣（去核）、淘洗干净之粳米，共煎煮成粥，调入冰糖，煮沸即可。

［用法］温热服之，每日 2 次。

［功效］清热化痰，泻肺平喘。

［主治］痰热壅盛之咳嗽气喘，不能平卧，痰多，胸胁痞满，水肿，小便不利等症。

［方解］葶苈子味苦辛，性大寒，主归肺经，《开宝本草》谓其"疗肺壅上气咳嗽，定喘促，除胸中痰饮。"其善泻肺中痰火而平喘咳，是泻肺平喘之要药；故为本方主药。辅以竹茹清热化痰，痰热除则咳喘止。佐以大枣、粳米益气和中；大枣尚能缓和药性，以防葶苈子力猛伤正。制成粥剂，既助药势，又增强扶正之力。用冰糖调味，使本膳甘甜可口，易于服用。诸品合用，共奏清热化痰，泻肺平喘之效。

［使用注意］虚寒体质者不宜。

3.白果豆腐汤

［组成］白果 10g，鲜大豆腐 50g，葱、姜、蒜适量。

［制作］将白果去壳、皮、心，洗净。鲜豆腐打成方块，与白果一同放入锅内，加水适量，加入葱、姜、蒜等调料，文火熬炖，至熟即成。

［用法］佐餐食用，每日 1 剂，分 2 次服，连服 1 周。

［功效］敛肺平喘，益气补中。

［主治］肺虚型哮喘。症见咳喘日久不愈，动则尤甚，咳痰短气，体倦神疲，纳呆等。

［方解］白果具有涩味，长于敛肺气，定喘嗽，兼能化痰，为本方主药。鲜豆腐有益气补中之功，此处用之，意在培土生金，为辅佐之品。二物同用，共奏敛肺平喘，益气和中之效。本方中白果为药食两用之品，豆腐为日常菜肴，二者同制为汤，气味纯正，药效完全，用葱、姜、蒜等调味，质鲜味美，可食可饮，既是肺虚哮喘的一道食疗佳肴，也适宜常人食用。

［使用注意］白果有小毒，生食尤剧，故食前宜煮熟去毒，不可过量；外感咳嗽者不宜食。

【附方】

白果炖小排（《膳食保健》）。由白果 30g，猪小排骨 500g，调料适量制成。取猪小排骨洗净，置锅内加黄酒、姜片、水适量，文火焖煮 1.5 小时；白果去壳及红衣，加入汤内，加盐及调料，文火再煮 15 分钟，加味精调匀，并撒上青葱等佐料即可。吃肉喝汤，随量服之。功能止咳平喘。主治内伤哮喘痰嗽。

五、胃痛药膳

胃痛，是由于胃气阻滞，胃络瘀阻，胃失所养，不通则痛导致的以上腹不发生疼痛为主证的一种脾胃肠病证。胃痛，又称胃脘痛。本病在脾胃肠病证中最为多见，人群中发病率较高，中药治疗效果颇佳。本病以上腹部疼痛为主要临床表现，宜吃山药、山楂、麦芽、鸡内金、姜等。

1.荜拨头蹄

［组成］羊头 1 个，羊蹄 4 只，荜拨、干姜各 30g，胡椒 10g，葱白 50g，豆豉、盐各适量。

［制作］羊头、羊蹄洗净去毛。羊头、羊蹄放锅中，加适量水，炖至五成熟，加入荜拨、干姜、胡椒、葱白、豆豉、盐，再以小火继续煨炖至熟烂即可。

［用法］分顿连续食用。

［功效］温脾胃，补虚劳。

［主治］脾胃虚寒之腹痛；久病体弱。

［方解］荜拨性热，味辛，可温中散寒、下气止痛、醒脾开胃，属芳香性调味品，适宜脾胃宿冷、不思饮食、脘腹冷痛、呕吐泛酸、肠鸣泄泻患者作为调料食用。羊头、羊蹄性温，可用于治疗脾胃虚冷、腹痛、虚劳羸瘦等。

［使用注意］羊头、羊蹄滋补性强，内火旺的人不宜多吃。

2.杨梅膏

［组成］杨梅 40 个，牛奶 250ml，白糖 250g，面粉 50g，鸡蛋 4 个，植物油 200ml。

［制作］将杨梅洗净榨汁。将面粉、白糖、牛奶倒入盆中，打入鸡蛋，加植物油、杨梅汁及水，搅拌均匀，制成面粉糊，上笼蒸约 45 分钟，至熟透后取出，过凉后切块，再放入电烤炉，烤至金黄色时取出，装盘即成。

［用法］佐餐食用。

［功效］理气止痛，消食化积。

［主治］适用于治疗胃脘疼痛、口干舌燥、食欲缺乏等。

［方解］杨梅具有生津止渴、和胃消食的功效，对于食后饱胀、饮食不消、胃阴不足、津伤口渴等症有较好的食疗效果，多食不仅无伤脾胃，且有解毒祛寒的作用。

［使用注意］本方药性缓和，久食方可见效。

3.养胃茶

[组成] 黑芝麻 150g，枸杞子、胡桃肉各 120g，杏仁（去皮尖）60g，炙甘草 15g，生姜 60g，精盐、茴香各 30g，面粉 1000g。

[制作] 将前八味研为细末。面粉炒熟。

[用法] 不拘时间，饮用时可取 15g，用沸水冲泡，代茶饮。

[功效] 养胃、滋阴。

[主治] 胃痛隐隐、口干舌燥、大便干结等。

[方解] 黑芝麻是滋补强壮剂，能够生津、养发、润肠，适用于身体虚弱、头发早白、贫血萎黄、津液不足、大便燥结等症。枸杞可滋补肝肾、益精明目。胡桃肉可通润血脉、补气养血、润燥化痰等。合而诸之，可养阴生津，养胃护胃。

[使用注意] 大便稀溏者不宜用。

六、贫血药膳

贫血是指人体外周血红细胞容量减少，低于正常范围下限的一种常见的临床症状。本病属中医"血虚"范畴，中医学认为多由长期慢性肠胃疾患或长期失血，妊娠失养等所致。贫血除了有头晕眼花、疲乏耳鸣、心悸气短等症状外，还伴有营养障碍，如皮肤干燥、毛发干燥等。宜吃当归、人参、香菇、芝麻、木耳、猪肝、红枣、龙眼肉等。

1.当归苁蓉猪血羹

[组成] 当归、肉苁蓉各 15g，冬葵菜 250g，猪血 125g，香油、熟猪油、葱白、食盐、味精各适量。

[制作] 将当归、肉苁蓉洗净，放入锅内，加水适量，煮取药汁。猪血煮熟，切片。冬葵菜撕去筋膜，洗净，放入锅内，加入药汁，煮至冬葵菜熟时，将猪血片、熟猪油、葱白、食盐、味精、香油等一并入锅同煮，混合均匀，数沸即可。

[用法] 随餐食用，或空腹顿食。每日 1 剂。

[功效] 补血活血、润肠通便。

[主治] 血虚所致的面色萎黄，唇舌色淡，爪甲不荣，手足麻木，头晕眼花，心悸失眠，多梦健忘，大便干结等。

[方解] 当归辛甘温而润，既能补血活血，又兼润肠通便；肉苁蓉甘咸温而润，温肾助阳，补益精血，亦能润肠通便，为平补之品，"温而不热，补而不峻，暖而不燥，滑而不泄，故有从容之名"（《本草汇言》）；冬葵菜甘寒滑利，能清热滑肠；猪血咸平，以血补血，利肠排毒。四物合用，则补血活血，润肠通便。另入调料，芳香健胃，使药膳美味可口，乐食不厌。

[使用注意] 本方功专补血通便，其通便作用较为显著，若食用后致腹泻，应予停食。血虚又难骤补，取其补血，应经常食用。

【附方】

(1) 猪血鲫鱼粥（《中国药膳学》）。由猪血1碗，鲫鱼、粳米各100g，白胡椒少许制成。鲫鱼去鳞及内脏，洗净，粳米淘净。以上各味同放锅内，加水适量，煮制成粥，佐餐适量食用。功专补血益胃，适用于血虚所致的头晕眼花，心悸失眠，面色不华，唇舌色淡，以及产后血虚等症。各种原因的血虚证都可以本方调治。

(2) 猪肝羹（《太平圣惠方》）。由猪肝1个，鸡蛋1个，葱白、豉汁适量制成。将猪肝去筋膜，洗净，切片，放入锅内，加水适量；将锅置武火上烧沸后，改用文火炖熬，待猪肝熟后，加入豆豉、葱白，同时打鸡蛋入锅内，再烧沸，放味精、食盐，鸡蛋煮熟即成。佐餐食用，饮汤食肝，每日早、晚各1次。功能补血润燥，养肝明目。适用于肝血不足所致的面色萎黄，视物昏花，夜盲等症。营养性弱视、远视，以及小儿角膜软化症等，均可以本方预防或辅助治疗。

2.菠菜猪肝汤

[组成] 菠菜30g，猪肝100g，生姜、葱白、熟猪油、食盐、豆粉等各适量。

[制作] 将菠菜洗净，在沸水中烫片刻，去掉涩味，切段；鲜猪肝切成薄片，与食盐、味精、水豆粉拌匀；将清汤（肉汤、鸡汤均可）烧沸，加入生姜丝、葱白、猪油等，煮沸数分钟后，再放入备用的猪肝片及菠菜，至猪肝片、菠菜煮熟即可。

[用法] 佐餐食用，每日1~2次。

[功效] 补血养肝，润肠通便。

[主治] 血虚所致的面色萎黄，唇舌色淡，爪甲不荣，手足麻木，头晕眼花，心悸失眠，多梦健忘，大便干结等。

[方解] 猪肝味甘、苦，性温，以肝补肝，擅长补养肝血；菠菜味甘，性凉，而质滑，能养血润肠通便。两菜合用，更增补血之功，而兼润肠通便之效。配以姜、葱等调料，以纠猪肝之腥味，使汤汁清爽，猪肝脆嫩爽口。本方为民间菜肴方，食用较为普遍。

[使用注意] 本方功专补血，血虚证可长期或间断食用。但猪肝含胆固醇较高，患有高血压、冠心病、高脂血症者不宜服用。另外，菠菜性滑，便溏者也不宜服用；菠菜不宜与含钙丰富的食物及钙剂同食。

【附方】

(1) 胡萝卜猪肝汤（《补品补药与补益良方》）。由胡萝卜200g，猪肝100g，生姜、盐各适量制成。将胡萝卜、猪肝洗净，切片；锅内加水煮沸，先下胡萝卜片及姜、盐，待胡萝卜熟烂后，再下猪肝片，数沸后即可起锅。佐餐食用，每日1~2次。功能补血养肝明目。适用于肝血亏虚所致的两目昏花，干涩，夜盲症；也用于各种原因所致的缺铁性贫血等。

(2) 参归猪肝汤（《中医药膳学》）。由猪肝250g，党参、当归身各15g，枣仁10g，生姜、葱白、料酒、食盐、味精、豆粉适量制成。先将党参、当归洗净，切成薄片，枣仁洗净打碎。将三药置锅内，加水适量，煮取药汁，去渣。另将猪肝切片，加料酒、食盐、味精、水发豆粉拌匀。继续煮沸药汤后，加入拌好的猪肝片，煮至猪肝片散开，再入拍破的生姜、切段的葱白，盛入盆内蒸15~20分钟即可。佐餐食用，食猪肝，喝汤。功能养血补肝，宁心安神。适用于心肝血虚，心神不宁所致的心悸、失眠、健忘、头昏眼花、面色萎黄等症，尤其适用于各种原因所致缺铁性贫血。

七、低血压药膳

低血压是指体循环动脉压力低于正常的状态。低血压可以分为急性低血压和慢性低血压。病情轻微症状可有：头晕、头痛、食欲缺乏、疲劳、脸色苍白、晕车船等；严重症状包括：直立性眩晕、四肢冷、心悸、呼吸困难、共济失调、发音含糊、甚至昏厥，需长期卧床。适宜吃牛肉、荔枝、山药、人参、当归、黄芪等。

1.党参牛肉煲

[组成] 党参100g，牛肉500g，姜、葱、料酒、食盐、水适量。

[制作] 将党参洗净，切段，放进纱布中，包好；牛肉洗净切块；把党参、牛肉一起放进砂锅中，加上姜、葱、料酒、水，大火烧沸，去浮沫，改小火炖至牛肉熟烂，去党参药包，最后加食盐调味即可。

[用法] 可佐餐，也可单独食肉喝汤。

[功效] 健脾、补中、益气。

[主治] 眩晕心悸，神疲乏力，面色萎黄，形瘦消渴，食欲缺乏，脾胃虚等。

[方解] 党参性平、味甘，具有益气、生津、养血的功效。可用于中气不足的体虚倦怠，也可用于气血双亏的面色萎黄、头晕心悸等。牛肉含有丰富的蛋白质、氨基酸，有补中益气、滋养脾胃、强健筋骨等功效，适用于中气下陷、气短体虚、筋骨酸软、贫血久病及面黄目眩之人食用。合而用之，可起到健脾益气的作用。

[使用注意] 本方药性缓和，久食方可见效。

2.红枣山药粥

[组成] 红枣10枚，山药50g，粳米150g，红糖适量。

[制作] 将粳米洗净。泡发；红枣洗净去核，山药洗净，备用；再把粳米、红枣、山药一起放进锅中，加适量水，先用大火煮沸，再改用小火煮至粥成；待粥熟时，加上红糖，搅拌均匀即可。

[用法] 佐餐食用。

[功效] 健脾益肾，补血益气。

[主治] 头痛、头晕、无力、疲乏等气血不足型低血压。

[方解] 红枣中含有环磷酸腺苷，可扩张血管，增强心肌收缩力，改善心肌营养，对防治心血管疾病有一定好处。山药含有多种营养成分和微量元素，且含量较为丰富，

具有滋补作用，为病后康复食补之佳品。粳米含有蛋白质、脂肪、糖类、钙、磷、铁等多种元素，营养丰富，为温补强壮食品，具有补中益气、健脾养胃、止虚汗之功效。诸药合用，可达到健脾益肾、补血益气的治疗作用。

[使用注意] 本方药性缓和，久食方可见效。

八、脂肪肝药膳

脂肪肝是指由各种原因引起的肝细胞内脂肪堆积过多的病变。一般而言，脂肪肝属可逆性疾病，早期诊断并及时治疗常可恢复正常。脂肪肝是一种常见的临床现象，而非一种独立的疾病。其临床表现轻者无症状，重者病情凶猛。常会出现食欲缺乏、疲倦乏力、恶心、呕吐、体重减轻、肝区或右上腹隐痛等症状，宜吃虎杖、白芍、田七、丹参、红花、郁金、芹菜、白菜、萝卜等。

1.山楂薏米燕麦粥

[组成] 山楂25g，薏米、红小豆各20g，燕麦片15g，大米50g。

[制作] 将薏米、红小豆分别洗净，用清水浸泡4小时；将泡好的薏米与红小豆一块放入锅里加适量水，大约煮30分钟至七八成熟，再加入大米、山楂，先用大火煮沸，然后用小火熬煮；待薏米、山楂、红小豆、大米熟软，加入燕麦片，再煮15分钟即可。

[用法] 每周2次，早晚温热服食。

[功效] 清热、利水、排毒。

[主治] 适合脂肪肝，小便不畅，肥胖患者。

[方解] 山楂味酸、甘，性微温，具有消食健胃、行气散瘀的功效，有扩张冠状动脉、舒张血管、降脂降压强心的作用。薏米的功效为利水渗湿、健脾、除痹、清热排脓。红小豆有除热毒、散恶血、消胀满、利小便的作用。燕麦可降低血压、降低胆固醇。诸药合之，有起到消脂、排毒、利水的功效。

[使用注意] 胃酸高者、胃及十二指肠球部溃疡的患者，不宜在空腹时服食。

2.荞麦膏

[组成] 荞麦粉50g，干玫瑰花10g，糯米粉80g，大米粉100g，白糖、发酵粉各适量。

[制作] 白糖加水溶化；荞麦粉、糯米粉、大米粉放入锅中，加入白糖水，充分搅拌均匀，至半透明黏糊状；调入揉碎的玫瑰花及发酵粉少许，继续搅拌均匀，放置片刻；将其倒入模型内，置盛有沸水的蒸锅上用大火蒸5分钟以上即可。

[用法] 每3天吃一次。

[功效] 理气、消脂。

[主治] 胁肋胀满、隐痛、嗳气、腹胀等，尤其适合肥胖症、高血压、糖尿病患者，中老年人可经常食用。

［方解］荞麦有解毒、止咳平喘、软化血管的作用，可降低血脂、扩张冠状动脉，可以防治脂肪肝和糖尿病。玫瑰可理气解郁、化湿和中、活血散瘀，用于肝胃不和、脘腹疼痛、胸闷呕恶等。糯米可以健脾养胃、补中益气，糯米含有大量微量元素，为温补强壮之品。合而用之，可达到疏肝理气、健脾健胃、消脂排毒的功效。

［使用注意］本方药性缓和，久食方可见效。

九、冠心病药膳

"冠心病"是冠状动脉性心脏病的简称。冠心病的主要病因是冠状动脉粥样硬化，但动脉粥样硬化的原因尚不完全清楚，可能是多种因素综合作用的结果。中医认为，冠心病是由于体质衰弱、脏腑功能虚损、加之七情六淫的影响，导致气滞血瘀，胸阳不振，使心脉痹阻而致。冠心病患者常会有胸痛、容易激动、愤怒、焦急、过度兴奋等症状。宜吃桂枝、丹参、香附、木耳、山药等。

1.玉竹石斛粥

［组成］玉竹、石斛各 20g，大米 100g。

［制作］石斛、玉竹分别洗净，切段；大米淘净；锅内放入石斛、玉竹、大米、水，大火烧沸，改用小火煮 45 分钟即成。

［用法］每日 1 次，当早餐食用。

［功效］滋阴润燥，生津止渴。

［主治］心肝失调及冠心病。

［方解］玉竹含有甾体皂苷、黄酮及其糖苷、微量元素、氨基酸及其他含氮化合物等成分，具有降血糖、降血脂、强心、抗氧化、抗衰老的作用。石斛可养阴清热，益胃生津。本道药膳能滋阴润燥，生津止渴，扩张动脉血管，适合心肝失调及冠心病患者食用。

［使用注意］本方药性缓和，久食方可见效。

2.党参麦冬炖瘦肉

［组成］党参 20g、麦冬 15g、五味子 6g、猪瘦肉 150g、冬菇 30g、姜片 5g、葱段 10g、盐 3g、料酒 10ml。

［制作］将党参洗净，润透切段；麦冬洗净轧扁；五味子洗净；冬菇洗净，一切两半；猪肉洗净，切成 2 厘米见方的块；再把猪肉放入炖锅，加入冬菇、姜片、葱段、料酒、盐、五味子、党参、麦冬，注入 1000ml 清水；把炖锅置大火上烧沸，再用小火炖煮 1 小时即可。

［用法］佐餐食用。

［功效］补气滋阴、养胃生津。

［主治］气阴两虚型冠心病，症见心悸、气短、胸闷、心前区痛、头晕、耳鸣、失眠多梦、腰膝酸软。

［方解］汤中党参性味甘平，有健脾益气生津的作用，《本草从新》说其"补中益气，和脾胃，除烦渴"，本品含有皂甙、微量生物碱、糖类、淀粉等。生地黄性味甘寒质润，有滋阴养血润燥的作用，《名医别录》说它能"补五脏，内伤不足，通血脉，益气力，利耳目"；本品含有地黄素、甘露醇、葡萄糖、维生素A类物质及矿物质等。麦冬性味甘寒，多汁，功能益胃生津、滋液润燥，《药品化义》谓"麦冬色白体濡，主润肺……润之清之，肺气得保。"《温病条辨》有以玄参、生地、麦冬合用称之增液汤者，今以党参易玄参，更增其补虚之效。以上三味均属质润之品，配合猪瘦肉滋养润燥，红枣健脾益胃。合而为汤，有增液滋润、养胃生津之功。

［使用注意］有痰湿证的患者不宜用。

3.丹参山楂大米粥

［组成］丹参20g，干山楂30g，大米100g，冰糖5g，葱花少许。

［制作］大米洗净，放入水中浸泡；干山楂用温水泡后洗净；丹参洗净，用纱布袋装好扎紧封口，煎水取汁；锅置火上，放入大米煮至七成熟，放入山楂、倒入丹参汁煮至粥成，放冰糖调匀，撒上葱花即可。

［用法］佐餐食用。

［功效］活血化瘀，降压降脂。

［主治］瘀血阻滞型冠心病。

［方解］丹参具有活血散淤、消肿止血、消炎止痛、调经止痛、扩张冠状动脉、改善心肌缺血状况、降低血压、安神静心、降血糖和抗菌等功效，对月经不调、经闭痛经、血行不畅、跌打损伤、疮疡肿痛、心烦失眠、心绞痛等病症有一定的疗效。近代的医学实验证明，丹参还具有抗血小板凝聚、降低血液黏度及调节内外凝血系统的功能，是一种安全又可靠的治疗心脏血管疾病的天然中药。山楂具有消食健胃、活血化瘀的功效，主治肉食积滞、小儿乳食停滞、胃脘腹痛、瘀血经闭、产后瘀阻、心腹刺痛、疝气疼痛、高血脂症等。合而用之，可奏活血化瘀，降压降脂之功。

［使用注意］本方药性缓和，久食方可见效。

十、肾结石药膳

肾结石是指发生于肾盏、肾盂以及输尿管连接部的结石病。在泌尿系统的各个器官中，肾脏通常是结石易形成的部位。患者常会出现表现为腰部隐痛、胀痛、血尿、肾积水等症状。宜吃金钱草、车前草、夏枯草、竹笋、土豆、香菇、西瓜、葡萄、草莓等。

1.花生仁炖莲子

［组成］花生仁、莲子肉各40g，白糖适量。

［制作］花生仁洗净，用清水浸泡30分钟；莲子肉洗净，备用；将花生仁和莲子肉放入锅内，加适量水大火煮沸，转用小火炖1小时，加入适量白糖，再继续小火炖

30 分钟即可。

[用法] 每日 1 次。

[功效] 利尿、排石、止痛。

[主治] 用于泌尿系统结石患者作为辅助治疗。

[方解] 花生，味甘，性平，具有健脾养胃，润肺化痰之功效，主脾虚不运，反胃不舒，乳妇奶少，脚气，肺燥咳嗽，大便燥结。花生中含有不饱和脂肪酸，有降低胆固醇的作用，并益肾通淋，适用于肾结石患者食用。莲子性平、味甘涩，补脾止泻，益肾涩精，养心安神。用于脾虚久泻，遗精带下，心悸失眠。主治夜寐多梦，失眠，健忘，心烦口渴，腰痛脚弱，耳目不聪，遗精，淋浊，久痢，虚泻，妇女崩漏带下以及胃虚不欲饮食等病症。诸药合之，可达到利尿、排石的功效。

[使用注意] 清晨服用效果更佳。

2.溶石三草饮

[组成] 金钱草、车前草、夏枯草各 30g，白糖 50g。

[制作] 将以上 3 味草药洗净，去泥沙，装入纱布袋内，放入锅内，注入适量水；将锅置武火上烧沸，改用文火煮 25 分钟，捞起药包不用，白糖入锅拌匀，溶化后即可饮用。

[用法] 代茶饮用。

[功效] 清热溶石，止痛排石。

[主治] 适用于肾结石症。

[方解] 金钱草味甘、微苦，性凉，有利水通淋、清热解毒、散瘀消肿之功，主治肝胆及泌尿系结石，热淋，肾炎水肿，湿热黄疸，疮毒痈肿，毒蛇咬伤，跌打损伤。车前草有利水通淋、清热解毒、清肝明目、祛痰、止泻的功效，主治小便不利，淋浊带下，水肿胀满，暑湿泻痢，目赤障翳，痰热咳喘等。夏枯草性苦、辛，寒，有清肝明目、降血压、散结消肿之效，主治目赤肿痛、头痛、高血压、高血脂、瘰疬、瘿瘤、乳痈等。合而用之，可达到清热溶石、止痛排石的功效。

[使用注意] 脾胃虚寒、食少便泻者慎饮。

3.核桃车前粥

[组成] 核桃仁 20g，车前子 10g，粳米 100g，冰糖 30g。

[制作] 粳米淘净；车前子去杂质，洗净，用纱布包好；核桃去壳留仁；冰糖打碎；把粳米、药袋、核桃仁放入水锅中，锅置武火上烧沸，用文火煮 50 分钟成粥，放入冰糖溶化，即可食用。

[用法] 每日 3 次，作主食食用。

[功效] 补肺肾，排结石。

[主治] 适用于肾结石症。

[方解] 核桃含有人体所需的多种微量元素和矿物质，可以补虚强体，提供营养，消炎杀菌，养护皮肤，防癌抗癌，健脑防老，净化血液，降低胆固醇，润燥滑肠。车前子具有利尿通淋、渗湿止泻、清肝明目、清肺化痰的作用，可用于治疗小便淋涩、尿血、带下、暑湿泄泻等。粳米性平，味甘，具有养阴生津、除烦止渴、健脾胃、补中气、固肠止泻的功效，而且用粳米煮米粥时，浮在锅面上的浓稠液体，俗称米汤、粥油，具有补虚的功效，对于病后、产后、体弱的人有良好疗效。合而用之，可起到补肺肾，排结石的功效。

[使用注意] 阴虚火旺、痰多者忌食。

十一、胆囊炎药膳

1.金香茅根饮

[组成] 金钱草25g、香附15g、玉米须40g、白茅根15g、红枣8个。

[制作] 将以上原料用冷水浸泡1小时，用武火煮沸后，改用文火煎30分钟，得汁400ml。

[用法] 每日2次，连用30日。

[功效] 疏肝利湿、清热化湿。

[主治] 肝胆湿热型胆囊炎。

[方解] 玉米须可利尿泄热、平肝利胆，配以除湿退黄、利尿通淋的金钱草，和清热、利尿祛湿的白茅根，加之疏肝理气止痛的香附，在补中益气的大枣推动下，共同达到清热、祛湿、利胆的功效。

2.化瘀丹参蜜

[组成] 丹参150g，郁金50g，鸡内金100g，茵陈50g，蜂蜜适量。

[制作] 将丹参、郁金、鸡内金、茵陈加水煎煮，弃渣取汁，浓缩成500ml，再加入500ml蜂蜜，拌匀，待凉后放入冰箱保存。

[用法] 每次服用50ml，每天2次。

[功效] 健脾通络、活血行气。

[主治] 瘀血阻络型胆囊炎。

[方解] 丹参能清热活血；郁金可行气活血，鸡内金健脾消食，并可促进胆囊收缩，增加胆汁排泄；茵陈清热利湿，疏肝利胆，可和中润体。诸味配合，起到健脾、通络、活血作用，对于慢性胆囊炎胁肋胀痛、固定不移者适用。

[使用注意] 慢性胆囊炎患者应少吃油腻食物，以防引起胆绞痛，也要少吃动物内脏、鱼卵等高胆固醇食物。多吃绿叶菜、番茄、萝卜、豆制品、菌藻类及水果。

十二、骨折药膳

（一）骨折初期

羊骨芪枣粥

[组成]　羊骨 1000g 左右、黄芪 30g、大枣 10 枚、粳米 100g。

[制作]　先将羊骨打碎与黄芪、大枣入砂锅，加水煎汤，然后取汁代水煮粥，待粥将成时，加入细盐、生姜、葱白调味，稍煮即可。

[用法]　温热空腹食用，10~15 日为一个疗程。

[功效]　补肾强筋，健脾益气。

[主治]　骨折初期、筋骨脉络损伤，骨折部位有肿胀、疼痛。

[方解]　黄芪补脾益气，扶助正气；大枣和粳米补中和气，是食疗良药；羊骨强筋健骨，三药合用，补脾益气健骨。

[注意事项]　表实邪盛、气滞湿阻、食积停滞以及阴虚阳亢者（症见口干口苦、便秘、舌红少苔）不宜服用。

（二）骨折中期

当归川断排骨汤

[组成]　当归 10g、补骨脂 15g、川断 12g、新鲜猪排骨或牛排骨 250g。

[制作]　将排骨剁块，与 3 味中药同放锅中加适量水，煮至肉熟烂。

[用法]　吃肉喝汤，每天 1 次，可连用 1~2 周。

[功效]　活血化瘀，消肿止痛。

[主治]　骨折中期、骨伤部位肿胀逐渐消失、疼痛明显减轻、瘀血肿块尚未完全散尽、骨伤尚未愈合。

[方解]　川续断性微温，具有补益肝肾，续筋接骨的作用；当归补血和血，两药合用排骨，共同起到活血化瘀，续筋接骨的作用。

（三）骨折晚期

红枣莲子脊骨粥

[组成]　红枣 120g、莲子 90g、降香、甘草各 9g、猪脊骨 1 具、大米 100g。

[制作]　将猪脊骨剁碎，与红枣、莲子同放锅内加水适量炖煮。去骨入大米煮粥。

[用法]　分次服食，连用数日。

[功效]　补气养血。

[主治]　骨折恢复期、骨折已愈合、皮肤有瘀斑或脱皮。

[方解]　红枣补气和中，莲子用于脾胃虚弱，食欲减退，或泻痢不能食；心失所养，虚烦不眠等。

十三、痛经药膳

痛经，亦称"经行腹痛"，指正值经期或经行前后出现周期性小腹疼痛或痛引腰骶，甚至剧痛晕厥者。西医妇产科学将痛经划分为原发性痛经和继发性痛经。原发性痛经又称功能性痛经，是指生殖器官无器质性病变者。由于盆腔器质性疾病如子宫内膜异位、子宫腺肌症、盆腔炎或宫颈狭窄等所引起的属继发性痛经。

中医学认为经期前后，血海由满盈而泄溢，气血盛实而骤虚，子宫、冲任气血变化较平时急剧，易受致病因素干扰，加之体质因素影响，导致子宫、冲任气血运行不畅或失于煦濡，不通或不荣而痛。经净后子宫、冲任血气渐复则疼痛自止。若病因未除，素体状况未改善，则下次月经来潮时，疼痛又复发。其病位在子宫、冲任，以"不通则痛"或"不荣则痛"为主要病机。其主要证型有气滞血瘀证、寒凝血瘀证、湿热瘀阻证、气血虚弱证及肾气亏损证。气滞血瘀证，证见经前或经期小腹胀痛拒按，经血量少，行而不畅，血色紫黯有块，块下痛暂减；乳房胀痛，胸闷不舒；舌紫黯、脉弦。治宜理气行滞，化瘀止痛。寒凝血瘀证，证见经前或经期小腹冷痛拒按，得热痛减；月经或见推后，量少，经色黯而有瘀块；面色青白、肢冷畏寒；舌黯苔白、脉沉紧。治宜温经散寒，化瘀止痛。湿热瘀阻证，证见经前或经期小腹疼痛或胀痛不适，有灼热感，或痛连腰骶，或平时小腹疼痛，经前加剧；经血量多或经期长，色黯红，质稠或夹较多黏液；素常带下量多，色黄质稠有臭味；或伴有低热起伏，小便黄赤；舌质红，苔黄腻，脉滑数或弦数。治宜清热除湿，化瘀止痛。气血虚弱证，症见经期或经后小腹隐隐作痛，喜按或小腹及阴部空坠不适；月经量少，色淡，质清稀；面色无华，头晕心悸，神疲乏力；舌质淡，脉细无力。治宜益气养血，调经止痛。肾气亏损证，症见经期或经后 1~2 天内小腹绵绵作痛，伴腰骶酸痛；经色黯淡，量少质稀薄；头晕耳鸣，面色晦暗，健忘失眠；舌质淡红，苔薄，脉沉细。治宜补肾益精，养血止痛。

1.三棱莪术蜜饮

[组成] 三棱、莪术、五灵脂、肉桂、蜂蜜。

[制作] 将三棱、莪术、五灵脂、肉桂等量，分别拣去杂质，洗净，晒干或烘干，切碎或切成片，共研为细末，瓶装，备用。

[用法] 经前 10 天开始服用，每日 2 次，每次 5g，用蜂蜜 10ml 调服。

[功效] 理气行滞，化瘀止痛。

[主治] 气滞血瘀型痛经。

[方解] 三棱辛、苦、平，归肝、脾经，具破血行气，消积止痛之功；莪术辛、苦、温，归肝、脾经，可破血行气，消积止痛；五灵脂苦、咸、甘、温，归肝经，专入肝经血分，活血化瘀，善止疼痛，治疗血瘀诸痛；肉桂辛、甘、热，归肾、脾、心、肝经，可补火助阳，散寒止痛，温经通脉；蜂蜜甘、平，入脾、胃、肺、大肠经，可调补脾胃，缓急止痛。合药饮用，可收理气行滞，化瘀止痛之效。

[使用注意] 血虚无瘀滞及孕妇慎用；不宜与人参同用；本品药性峻猛，不宜过量

久服。

2.肉桂粉

[组成] 肉桂、艾叶、生姜。

[制作] 将肉桂洗净，晒干或烘干，敲碎，研为极细末，瓶装备用。将艾叶、生姜洗净，艾叶切碎，生姜连皮切成片，同入砂锅，加水浸泡片刻，中火煎煮 15 分钟取煎液待用。

[用法] 每日 2 次，每次取肉桂粉 3g，用艾叶、生姜煎水冲服。

[功效] 温经散寒，化瘀止痛。

[主治] 寒凝血瘀型痛经。

[方解] 肉桂辛、甘、热，归肾、脾、心、肝经，可补火助阳，散寒止痛，温经通脉；艾叶辛、苦、温，有小毒，本品气香味辛，温可散寒，能暖气血而温经脉，为温经止血之要药；生姜辛、温，归肺、脾、胃经，本品对寒犯中焦或脾胃虚寒诸证，可奏温中散寒之功。诸药合用，可收温经散寒，化瘀止痛之效。

[使用注意] 阴虚火旺不宜用；实热郁火、血热出血者及孕妇忌用；不宜与赤石脂同用。

3.苦瓜益母草泥

[组成] 苦瓜、益母草、白糖。

[制作] 将苦瓜 2.5g、益母草 2g，嫩苗分别洗净，苦瓜切成片，与益母草嫩苗共切碎，剁成细末，捣烂如泥糊状，拌入白糖 0.3g（放入碗中），两小时后将液汁灌出即成。

[用法] 早晚分食，每次 7.5g，用适量温开水冲服。

[功效] 清热除湿，化瘀止痛。

[主治] 湿热瘀阻型痛经。

[方解] 苦瓜苦、寒，入心、脾、肺经，可泻热除湿；益母草辛、苦、微寒，归肝、心、膀胱经，本品主入血分，善活血调经，祛瘀生新，尤为妇科经产要药；白糖甘、平，入脾、肺经，可和中缓急，生津润燥。诸药合用，可奏清热除湿，化瘀止痛之效。

[使用注意] 脾胃虚寒者慎服。

4.人参炖胎盘

[组成] 人参、胎盘、生甘草、瘦猪肉。

[制作] 将人参 10g 洗净切薄片，生甘草 5g 洗净，胎盘半个冲洗干净，瘦猪肉 100g 洗净，切小块，各物一起放入炖罐内，加入开水适量，加盖后，用文火隔水煨炖 3 小时，调味即可。

[用法] 随量食用。

[功效] 补肾益精，养血止痛。

[主治] 肾气亏损型痛经。

[方解] 人参甘、微苦、微温，归脾、肺、心经，可补脾益肺，大补元气；胎盘甘、咸、温，归肺、心、肾经，可补肾益精，养血益气；甘草甘、平，归心、肺、脾、胃经，可补心脾气，缓急止痛，调和药性；猪肉甘、咸、微寒，入脾、胃、肾经，可益气养血，补肾滋阴。合药同炖，可奏补肾益精，养血止痛之功。

[使用注意] 湿热、痰湿内蕴者慎服。

十四、月经不调药膳

(一) 月经先期药膳

月经先期，亦称"经期超前"、"经行先期"、"经早"、"经水不及期"，指月经周期提前 7 天以上，甚至 10 余日一行，连续两个周期以上者。西医学功能失调性子宫出血和盆腔炎等出血月经提前符合本病证者可按本病治疗。

中医学认为，气虚则统摄无权，冲任不固；血热则热伏冲任，伤及子宫，血海不宁。故本病的主要病因病机是气虚和血热。气虚证又有脾气虚证及肾气虚证；血热证又有阳盛血热证、阴虚血热证及肝郁血热证。脾气虚证，证见月经周期提前，或经血量多，色淡红，质清稀；神疲肢倦，气短懒言，小腹空坠，纳少便溏；舌淡红，苔薄白，脉细弱。治宜补脾益气，摄血调经。肾气虚证，证见周期提前，经量或多或少，色淡黯，质清稀；腰膝酸软，头晕耳鸣，面色晦暗或有暗斑；舌淡黯，苔白润，脉沉细。治宜补益肾气，固冲调经。阳盛血热证，证见经来先期，量多，色深红或紫红，质黏稠；或伴心烦，面红口干，小便短黄，大便燥结；舌质红，苔黄，脉数或滑数。治宜清热凉血调经。阴虚血热证，证见经来先期，量少或量多，色红，质稠；或伴两颧潮红，手足心热，咽干口燥；舌质红，苔少，脉细数。治宜养阴清热调经。肝郁血热证，证见月经提前，量或多或少，经色深红或紫红，质稠，经行不畅，或有块；或少腹胀痛，或胸闷胁胀，或乳房胀痛，或心烦易怒，口苦咽干；舌红，苔薄黄，脉弦数。治宜疏肝清热，凉血调经。

1.人参乌鸡汤

[组成] 人参、乌骨鸡、精盐。

[制作] 将乌骨鸡 1 只洗净待用，人参 10g 洗净切片后装入鸡腹，放入砂锅内，加入精盐少许，隔水蒸 2 小时至鸡烂熟。

[用法] 食鸡饮汤，每 2~3 日 1 服。

[功效] 补脾益气，摄血调经。

[主治] 脾气虚型月经先期。

[方解] 人参甘、微苦、微温，归脾、肺、心经，可补脾益肺，大补元气；乌骨鸡甘、平，入肝、肾、肺经，可补肝益肾，补气养血。合而炖食，可收补脾益气，摄血

调经之效。

[使用注意] 感冒发热，咳嗽多痰时忌食；患有急性菌痢、肠炎之初期忌食。

2.山药粥

[组成] 山药、粳米。

[制作] 将山药 30g、粳米 50g 共煮粥。

[用法] 每日 1 服。

[功效] 补益肾气，固冲调经。

[主治] 肾气虚型月经先期。

[方解] 山药甘、平，入脾、肺、肾经，可补脾养肺，益肾固精；粳米甘、平，入脾、胃、肺经，可健脾益气。合山药煮粥同食，共奏补益肾气，固冲调经之功。

[使用注意] 肝郁气滞者慎用。

3.生地粥

[组成] 生地、粳米。

[制作] 将生地 30g 洗净，用水煎煮 20 分钟，取汁 100ml，粳米 50g 煮粥，待八成熟时入药共煮熟。

[用法] 每日 1 服。

[功效] 养阴清热调经。

[主治] 阴虚血热型月经先期。

[方解] 生地甘、苦、寒，归心、肝、肾经，可清热凉血，养阴生津；粳米甘、平，入脾、胃、肺经，可健脾益气。合生地煮粥同食，可奏养阴清热调经之效。

[使用注意] 脾虚湿滞、腹满便溏者，不宜使用。

4.益母栀陈蛋

[组成] 鸡蛋、益母草、栀子、陈皮、当归、白芍。

[制作] 益母草 20g、栀子 5g、陈皮 5g、当归 5g、白芍 5g 加水适量与鸡蛋同煮 30 分钟。鸡蛋煮熟后去壳，再煮数分钟。

[用法] 吃鸡蛋饮汤，经期前 5 天，每天 1 服。

[功效] 疏肝清热，凉血调经。

[主治] 肝郁血热型月经先期。

[方解] 鸡蛋甘、平，入肺、脾、胃经，可滋阴润燥，养血；益母草辛、苦、微寒，归肝、心、膀胱经，主入血分，善活血调经，祛瘀生新，尤为妇科经产要药；陈皮辛、苦、温，归脾、肺经，可理气调经；当归甘、辛、温，归肝、心、脾经，可补气活血，止痛润肠；白芍甘、酸、苦、微寒，归肝、脾、心经，可养血敛阴，柔肝止痛。诸药同煮食用，共奏疏肝清热，凉血调经之功。

[使用注意] 气虚、血寒者慎用。

（二）月经后期药膳

月经后期，亦称"经行后期"、"月经延后"、"经迟"，指月经周期延后 7 天以上，甚至 3~5 个月一行者。一般认为要连续出现两个周期以上，若每次仅延后三五天，或偶然延后一次，下次仍有来潮者，均不作月经后期论。此外，青春期月经初潮后 1 年内，或围绝经期绝经前，周期时有延后，但无其他症候，亦不作病论。西医学功能失调性子宫出血月经延后征象者，可参照本病治疗。

中医学认为本病的发病机理有虚实之别。虚者，多因肾虚、血虚、虚寒导致精血不足，冲任不充，血海不能按时满溢而经迟；实者，多因血寒、气滞等导致血行不畅，冲任受阻，血海不能如期满盈，致使月经后期而来。本病主要证型有肾虚证、血虚证、血寒证及气滞证，血寒证又有虚寒证和实寒证。肾虚证，证见周期延后，量少，色黯淡，质清稀，或带下清稀；腰膝酸软，头晕耳鸣，面色晦暗，或面部黯斑；舌淡，苔薄白，脉沉细。治宜补肾养血调经。血虚证，证见周期延后，量少，色淡红，质清稀，或小腹绵绵作痛；或头晕眼花，心悸少寐，面色苍白或萎黄；舌质淡红，脉细弱。治宜补血益气调经。血寒证之虚寒证，证见月经延后，量少，色淡红，质清稀，小腹隐痛，喜暖喜按；腰酸无力，小便清长，大便稀溏；舌淡，苔白，脉沉迟或细弱。治宜扶阳祛寒调经。血寒证之实寒证，证见月经周期延后，量少，色黯有块，小腹冷痛拒按，得热痛减；畏寒肢冷，或面色青白；舌质淡黯，苔白，脉沉紧。治宜温经散寒调经。气滞证，证见月经周期延后，量少或正常，色黯红，或有血块，小腹胀痛；或精神抑郁，胸胁乳房胀痛；舌质正常或红，苔薄白或微黄，脉弦或弦数。治宜理气行滞调经。

1.枸杞子南枣煲鸡蛋

[组成] 枸杞子、南枣、鸡蛋。

[制作] 将枸杞子 30g、南枣 10 枚加适量水，文火炖 1 小时后，将鸡蛋 2 枚敲开放入，再煮片刻。

[用法] 吃蛋喝汤，每日 1 次。

[功效] 补肝肾，养血调经。

[主治] 肾虚型月经后期。

[方解] 枸杞甘、平，归肝、肾、肺经，可滋补肝肾；南枣可补中益气，调和药性；鸡蛋甘、平，入肺、脾、胃经，可滋阴润燥，养血。合药煮蛋食用，可收补肝肾，养血调经之效。

[使用注意] 阳虚者慎服。

2.四物蜜饮

[组成] 当归、炒白芍、熟地黄、川芎、蜂蜜。

[制作] 将当归 10g、炒白芍 10g、熟地黄 12g、川芎 6g 洗净同入锅中，加适量水

煎 2 次，每次 30 分钟，合并滤汁，待液汁转温后调入 30g 蜂蜜搅拌均匀即可。

[用法] 每日 2 次分服。

[功效] 补血益气调经。

[主治] 血虚型月经后期。

[方解] 当归甘、辛、温，归肝、心、脾经，可补气活血，止痛润肠；白芍甘、酸、苦、微寒，归肝、脾、心经，可养血敛阴，柔肝止痛；熟地甘、微温，归肝、肾经，具补血滋阴，益精填髓之功；川芎辛、温，归肝、心包经，可活血行气，为"血中气药"；蜂蜜甘、平，入脾、胃、肺、大肠经，可调补脾胃，缓急止痛。诸药合蜜饮用，可收补血益气调经之效。

[使用注意] 阴虚火旺者慎用；孕妇忌用；不宜与藜芦同用。

3.肉桂红茶

[组成] 肉桂粉、白砂糖、红茶汁。

[制作] 在 200ml 红茶汁中加入肉桂粉 1.5g、白砂糖 15g，搅拌均匀即可。

[用法] 代茶，频频饮用，当日饮完。

[功效] 温经散寒调经。

[主治] 血实寒型月经后期。

[方解] 肉桂辛、甘、热，归肾、脾、心、肝经，可补火助阳，散寒止痛，温经通脉；白糖甘、平，入脾、肺经，可和中缓急，生津润燥；红茶性温，可暖胃散寒。代茶饮用，共奏温经散寒调经之功。

[使用注意] 阴虚火旺不宜用；实热郁火、血热出血者及孕妇忌用。

4.香附牛肉汤

[组成] 香附、牛肉、食盐。

[制作] 将 100g 牛肉洗净切块备用。砂锅内放入适量水，将香附 15g 打碎和牛肉一起放入砂锅内，旺火烧沸后，改用文火煨炖 40 分钟，牛肉熟酥时加入食盐调味即可。

[用法] 佐正餐食用。

[功效] 理气行滞调经。

[主治] 气滞型月经后期。

[方解] 香附辛、微苦、平，归肝、三焦经，可疏肝理气，调经止痛；牛肉入脾、胃经，可补脾胃，益气血。佐餐炖食，可收理气行滞调经之功。

[使用注意] 牛肉病死者，禁食其肉。

(三) 月经先后不定期药膳

月经先后无定期，亦称"经水先后无定期"、"月经愆期"、"经乱"等。本病以月经周期紊乱为特征，可连续两三个周期提前又出现一次延后，或两三个周期错后，又见一次提前，或见提前延后错杂更迭不定。若仅提前错后三五天，不作"月经先后无定期"论。西医学功能失调性子宫出血出现月经先后无定期征象者，可按本病治疗。

中医学认为，本病的发生主要是肝肾功能失调，冲任功能紊乱，血海蓄溢失常造成的。主要证型有肝郁证及肾虚证。肝郁证，证见经来先后无定，经量或多或少，色黯红或紫红，或有血块，或经行不畅；胸胁、乳房、少腹胀痛，脘闷不舒，时叹息，嗳气少食；苔薄白或薄黄，脉弦。治宜疏肝理气调经。肾虚证，证见经行或先或后，量少，色淡黯，质清；或腰骶酸痛，或头晕耳鸣；舌淡苔白，脉细弱。治宜补肾调经。

1.青橘皮蜜饮

[组成] 青皮、橘皮、橘核、银花、郁金、蜂蜜。

[制作] 将青皮10g、橘皮10g、橘核15g、银花30g、郁金10g洗净晒干后切碎，同放入锅内，加水浸透，煎煮20分钟，用洁净纱布过滤，去渣取汁放入容器内待其转温兑入蜂蜜10g，搅拌均匀即可饮用。

[用法] 早晚分服，温服。

[功效] 疏肝理气调经。

[主治] 肝郁型月经先后无定期。

[方解] 青皮苦、辛、温，归肝、胆、脾、胃经，可疏肝破气，散结消积；橘核苦、平，归肝、肾经，可理气散结止痛；金银花微苦、辛、甘、寒，归肺、心、胃、大肠经，既可清热，又具轻宣疏散之性；郁金辛、苦、寒，归肝、胆、心经，可活血止痛，行气解郁；蜂蜜甘、平，入脾、胃、肺、大肠经，可调补脾胃，缓急止痛。诸药合蜜饮用，共奏疏肝理气调经之功。

[使用注意] 气虚、血虚者慎用。

2.四味薯蓣膏

[组成] 淮山药、枸杞、鹿胶、胡桃肉、冰糖。

[制作] 鹿胶60g用蛤粉炒脆研末，将淮山药240g、枸杞120g、胡桃肉240g、冰糖60g用文火蒸熟至极烂，入鹿角粉搅拌为膏，防腐备用。

[用法] 每日3次，每次30g。

[功效] 补肾调经。

[主治] 肾虚型月经先后无定期。

[方解] 山药甘、平，入脾、肺、肾经，可补脾养肺，益肾固精；枸杞甘、平，归肝、肾、肺经，可滋补肝肾；胡桃肉入肾、肝、肺经，可补肾益精；冰糖甘、平，入脾、肾经，可和中缓急。诸药拌膏食用，共奏补肾调经之功。

[使用注意] 不宜与浓茶同食。

十五、不孕症药膳

不孕症，指凡女子婚后未避孕，有正常性生活，同居2年，而未受孕者；或曾有过妊娠，而后未避孕，又连续 2 年未再受孕者。夫妇一方有先天或后天生殖器官解剖生理方面的缺陷，无法纠正而不能妊娠者，称绝对性不孕；夫妇一方，或因某些因素阻碍受孕，一旦纠正仍能受孕者，称相对性不孕。本节药膳主要针对相对性不孕症。

中医学认为，本病的主要病因病机为肾虚、肝气郁结、瘀滞胞宫及痰湿内阻。主要证型有肾虚证、肝气郁结证、瘀滞胞宫证及痰湿内阻证，肾虚证又有肾气虚证、肾阳虚证及肾阴虚证。肾气虚证，证见婚久不孕，月经不调或停闭，经量或多或少，色黯；头晕耳鸣，腰膝酸软，精神疲倦，小便清长；舌淡，苔薄，脉沉细，两尺尤甚。治宜补肾益气，温养冲任。肾阳虚证，证见婚久不孕，月经迟发，或月经后推，或停闭不行，经色淡暗，性欲淡漠，小腹冷，带下量多，清稀如水。或子宫发育不良；头晕耳鸣，腰酸膝软，夜尿多；眼眶黯，面部黯斑，或环唇黯；舌质淡黯，苔白，脉沉细尺弱。治宜温肾暖宫，调补冲任。肾阴虚证，证见婚久不孕，月经常提前，经量少或月经停闭，经色较鲜红。或行经时间延长甚则崩中或漏下不止；形体消瘦，头晕耳鸣，腰酸膝软，五心烦热，失眠多梦，眼花心悸，肌肤失润，阴中干涩；舌质稍红略干，苔少，脉细或细数。治宜滋肾养血，调补冲任。肝气郁结证，证见婚久不孕，月经或先或后，经量多少不一，或经来腹痛；或经前烦躁易怒，胸胁乳房胀痛，精神抑郁，善太息；舌黯红或舌边有瘀斑，脉弦细。治宜疏肝解郁，理血调经。瘀滞胞宫证，证见婚久不孕，月经多推后或周期正常，经来腹痛，甚或呈进行性加剧，经量多少不一，经色紫黯，有血块，块下痛减。有时经行不畅、淋沥难净，或经间出血。或肛门坠胀不适，性交痛；舌质紫黯或舌边有瘀点，苔薄白，脉弦或弦细涩。治宜逐瘀荡胞，调经助孕。痰湿内阻证，证见婚久不孕，多自青春期始即形体肥胖，月经常推后、稀发，甚则停闭不行；带下量多，色白质黏、无臭；头晕心悸，胸闷泛恶，面目虚浮，舌淡胖，苔白腻，脉滑。治宜燥湿化痰，行滞调经。

1.枸杞羊肉粥

[组成] 枸杞苗、羊肾、羊肉、粳米、葱。

[制作] 将枸杞苗 100g、羊肾 1 个、羊肉 50g、葱 30g 切细，粳米 250g 共煮粥。

[用法] 调盐适量，分次服用。

[功效] 温肾暖宫，调补冲任。

[主治] 肾阳虚型不孕症。

[方解] 枸杞甘、平，归肝、肾、肺经，可滋补肝肾；羊肉甘、热，入脾、胃、肾经，可健脾温中，补肾壮阳，益气养血；羊肾甘、温，入肾经，可补肾气，益精髓；粳米甘、平，入脾、胃、肺经，可健脾益气；葱白辛、温，归肺、胃经，可散寒通阳。合用煮粥，共奏温肾暖宫，调补冲任之功。

[使用注意] 外感实邪或有宿热者禁服；阴虚火旺，潮热盗汗，心烦心悸失眠，性欲亢进者禁服。

2.墨鱼炖鸡

[组成] 墨鱼、鳖肉、乌骨鸡。

[制作] 将墨鱼250g、鳖肉1只、乌骨鸡1只共炖至烂熟，加食盐调味。

[用法] 食肉喝汤。

[功效] 滋肾养血，调补冲任。

[主治] 肾阴虚型不孕症。

[方解] 墨鱼咸、平，入肝、肾经，可滋阴益肾，养血调经；鳖肉甘、平，入肝、肾经，可滋阴补肾，清退虚热；乌骨鸡甘、平，入肝、肾、肺经，可补肝益肾，补气养血，退虚热。合用炖食，共奏滋肾养血，调补冲任之效。

[使用注意] 感冒发热、咳嗽多痰时忌食；脾胃阳虚及孕妇慎服。

3.玫瑰山楂酒加红花

[组成] 玫瑰花、山楂、红花、米酒、冰糖。

[制作] 将玫瑰花15g、山楂30g、红花10g、冰糖适量加入米酒，浸泡约1周，每日振摇1次。

[用法] 每日睡前饮10~20ml。

[功效] 疏肝解郁，理血调经。

[主治] 肝气郁结型不孕症。

[方解] 玫瑰花甘、微苦、温，可理气解郁，和血调经；山楂酸、甘、微温，归脾、胃、肝经，可消食健胃，行气消胀，活血止痛；红花辛、温，归心、肝经，可活血痛经，祛瘀止痛；米酒甘、辛、温，入心、肝、肺、胃经，可通血脉，行药势；冰糖甘、平，入脾、肾经，可和中缓急。合药共饮，可收疏肝解郁，理血调经之效。

[使用注意] 气虚血弱者不宜食用；湿重中满者慎服。

4.山药水蛭散

[组成] 生水蛭、生山药、红糖。

[制作] 生水蛭30g研末，生山药250g研末。每次用山药末20g，冷水调匀煮粥，加红糖服食。

[用法] 每日2次，每次用稀粥送服水蛭粉1~2g。

[功效] 逐瘀荡胞，调经助孕。

[主治] 瘀滞胞宫型不孕症。

[方解] 山药甘、平，入脾、肺、肾经，可补脾养肺，益肾固精；水蛭苦、咸、平，有毒，入肝经，可破瘀活血，散结；红糖甘、温，入肝、脾、胃经，补脾缓肝，活血散瘀。煮粥共服，可奏逐瘀荡胞，调经助孕之功。

[使用注意] 湿重中满或有实邪、积滞及便秘者不宜食用；糖尿病及龋齿者禁食。

中医药膳学

十六、缺乳药膳

缺乳，亦称"产后乳汁不行"，指产后哺乳期内，产妇乳汁甚少或无乳可下者。

中医学认为，本病的主要病机为乳汁生化不足或乳络不畅。主要证型有气血虚弱证、肝郁气滞证及痰浊阻滞证。气血虚弱证，证见产后乳汁少甚或全无，乳汁稀薄，乳房柔软无胀感；面色少华，倦怠乏力；舌淡苔薄白，脉细弱。治宜补气养血，佐以通乳。肝郁气滞证，证见产后乳汁分泌少，甚或全无，乳房胀硬、疼痛，乳汁稠；伴胸胁胀满，情志抑郁，食欲缺乏；舌质正常，苔薄黄，脉弦或弦滑。治宜疏肝解郁，通络下乳。痰浊阻滞证，证见乳汁甚少或无乳可下，乳房硕大或下垂不胀满，乳汁不稠；形体肥胖，胸闷痰多，纳少便溏，或食多乳少；舌淡胖，苔腻，脉沉细。治宜健脾化痰，通乳。

1.参芪鱼块煲

[组成] 党参、黄芪、当归、鲫鱼、食盐、葱姜片、清汤。

[制作] 鲫鱼300g去肠肚洗净，切成小段放入沸水锅烫（去腥味），捞入砂煲中，注入适量清汤待用。砂煲上火，加入党参9g、黄芪9g、当归9g、食盐少许、葱姜片各5g，先用旺火炖至汤沸，再转用小火炖至鱼熟，去药渣，留鱼和汤即可食用。

[用法] 每日做正餐菜肴食用，连食数日。

[功效] 补气养血，佐以通乳。

[主治] 气血虚弱型缺乳。

[方解] 党参甘、平，归脾、肺经，可补中益气，养血生津；黄芪甘、微温，归脾、肾经，可补气升阳，益胃固表；当归甘、辛、温，归肝、心、脾经，可补气活血，止痛润肠；鲫鱼甘、平，入脾、胃、大肠经，可健脾和胃，通血脉；合药调味煲汤，共奏补气养血，佐以通乳之功。

[使用注意] 忌与藜芦同食；表实邪盛，内有积滞，阴虚阳亢，疮疡阳证、实证等不宜食用。

2.白芷冰糖粥

[组成] 白芷、柴胡、当归、大米、冰糖。

[制作] 将白芷3g、柴胡9g、当归9g入药锅，倒入适量清水，置火上煎十几分钟后，去药渣留汁倒入杯中备用。大米50g淘洗干净，入另一锅中加入适量清水，上火煮粥如常法。将药汁兑入粥锅里，撒入冰糖少许，搅拌均匀。

[用法] 每日2次，早晚分服。

[功效] 疏肝解郁，通络下乳。

[主治] 肝郁气滞型缺乳。

[方解] 白芷辛、温，归肺、胃、大肠经，可祛风解表，止痛；柴胡苦、辛、微寒，归肝、胆经，可疏肝解郁，升举阳气；当归甘、辛、温，归肝、心、脾经，可补

气活血，止痛润肠；冰糖甘、平，入脾、肾经，可和中缓急。合药煮粥共食，可收疏肝解郁，通络下乳之功。

［使用注意］阴虚阳亢，肝风内动，阴虚火旺者慎用。

3.瓜蒌蜂蜜粥

［组成］瓜蒌、青皮、漏芦、蜂蜜、大米。

［制作］将瓜蒌12g、青皮6g、漏芦9g入锅，加适量清水，置火上先用旺火烧沸，再转用小火煎10分钟后，去药渣留汁。大米50g淘洗干净放入锅中，加适量清水置火上煮粥如常法。待粥熟兑入药汁，淋入蜂蜜少许，搅拌均匀。

［用法］每日早晚分食，连续数日。

［功效］健脾化痰，通乳。

［主治］痰浊阻滞型缺乳。

［方解］瓜蒌甘、微苦、寒，归肺、胃、大肠经，能清热涤痰，宽胸散结，润燥化痰；青皮苦、辛、温，归肝、胆、脾、胃经，可疏肝破气，散结消积；漏芦苦、寒，归胃经，可消痈下乳，舒筋通脉；蜂蜜甘、平，入脾、胃、肺、大肠经，可调补脾胃，缓急止痛。合药煮粥服食，共奏健脾化痰，通乳之功。

［使用注意］气虚、阴虚者慎服。

十七、更年期综合征药膳

围绝经期综合征，西医学原称为"更年期综合征"，中医学称为"绝经前后诸证"，亦称"经断前后诸证"，指妇女在绝经期前后，围绕月经紊乱或绝经出现如烘热汗出、烦躁易怒、潮热面红、眩晕耳鸣、心悸失眠、腰背酸楚、面浮肢肿、皮肤蚁行样感、情志不宁等症状。

中医学认为，妇女在绝经前后，肾气渐衰，天癸渐竭，冲任二脉虚衰，月经将断而至绝经，生殖能力降低而至消失，此本是妇女正常的生理衰退变化，但由于体质因素，肾虚天癸竭的过程加剧或加深，或工作和生活的不同境遇，以及来自外界的种种环境刺激等的影响，难以较迅速的适应这一阶段的过渡，致使阴阳失衡，脏腑气血不调，而围绕绝经前后出现诸多的证候。主要证型有肾阴虚证、肾阳虚证及肾阴阳俱虚证。肾阴虚证，证见绝经前后，月经紊乱，月经提前，量少或量多，或崩或漏，经色鲜红；头目晕眩，耳鸣，头部面颊阵发性烘热，汗出，五心烦热，腰膝酸痛，或皮肤干燥、瘙痒，口干便结，尿少色黄；舌红少苔；脉细数。治宜滋养肾阴，佐以潜阳。肾阳虚证，证见经断前后，经行量多，经色淡黯，或崩中漏下；精神萎靡，面色晦暗，腰背冷痛，小便清长，夜尿频数，或面浮肢肿；舌淡，或胖嫩边有齿印，苔薄白，脉沉细弱。治宜温肾扶阳。肾阴阳俱虚证，证见经断前后，月经紊乱，量少或多；乍寒乍暖，烘热汗出，头晕耳鸣，健忘，腰背冷痛；舌淡，苔薄，脉沉弱。治宜阴阳双补。

1.合欢甘枣粥

〔组成〕合欢花、甘草、浮小麦、大枣、粳米。

〔制作〕将合欢花 20g、甘草 15g、浮小麦 30g 水煎取汁，加入洗净的粳米 60g、大枣 10 枚煮粥。

〔用法〕每日 1 剂，分 2 次服食，连服 5~10 剂。

〔功效〕滋养肝肾，佐以潜阳。

〔主治〕肾阴虚型围绝经期综合征。

〔方解〕合欢花可疏郁安神，理气开胃；甘草甘、平，归心、肺、脾、胃经，可补心脾气，缓急止痛，调和药性；小麦甘、凉，入心、脾、肾经，可养心益肾；大枣可补中益气，调和药性；粳米甘、平，入脾、胃、肺经，可健脾益气。合药煮粥，共奏滋养肝肾之功。

〔使用注意〕阳虚者慎用。

2.桂鲤鱼汤

〔组成〕肉桂、板栗、鲤鱼、调味品。

〔制作〕将鲤鱼一条去鳞，内脏洗净，合肉桂 5g、板栗 50g（去皮）一起入砂锅煮，熟后加入调味品，食鱼肉、栗子，喝汤。

〔用法〕每日 1 剂，分两次服食，连服 5~7 剂。

〔功效〕温肾扶阳，温中健脾。

〔主治〕肾阳虚型围绝经期综合征。

〔方解〕肉桂辛、甘、热，归肾、脾、心、肝经，可补火助阳，散寒止痛，温经通脉；板栗甘、温，可养胃健脾，补肾壮腰；鲤鱼甘、平，入脾、肾、胆经，可利水消肿。炖鱼服食，共奏温肾扶阳，温中健脾之功。

〔使用注意〕阴虚火旺不宜用；实热郁火、血热出血者及孕妇忌用。

十八、痤疮药膳

1.薏米绿豆炖藕

〔组成〕生薏米 50g、绿豆 50g、莲藕 300g。

〔制作〕取肥藕 1 节，去皮洗净备用。生薏米，绿豆，清水浸泡后取出，装入藕孔内，锅中加清水，放入食材炖至熟透，以食盐等调味即可。

〔用法〕吃藕喝汤，30 天为一个疗程。

〔功效〕清热解毒，消痤排脓。

〔主治〕火毒蕴积型痤疮。

〔方解〕生薏米性味甘凉，可解毒散结排脓，绿豆性味甘凉，清热解毒可用于疮疡肿毒，藕性味甘凉，能清热解烦、健脾开胃、凉血止血。生薏米、绿豆与藕同食，清热解毒，消痤排脓的效果更加显著。

[使用注意] 脾胃虚寒，经常大便溏薄者忌服。

2.荷叶贝母山楂粥

[组成] 荷叶半张，贝母、山楂各 10g，桃仁 5g，大米 60g。

[制作] 将前 4 味水煎后去渣取汁，放入大米煮粥。

[用法] 每日 1 次，连用 30 天。

[功效] 利湿排脓，祛瘀散结。

[主治] 结节性、囊肿性痤疮。

[方解] 荷叶凉血化湿，升发清阳，贝母、山楂、桃仁合用可清热祛瘀化痰，排脓散结，大米性平味淡，善利湿渗水。以上药食同煮成粥，可达清利湿热，祛瘀散结之功效。

[使用注意] 脾胃虚寒，大便溏薄者忌服。

十九、脱发药膳

1.当归女贞墨鱼汤

[组成] 当归 15g，女贞子 15g，生姜 30g，墨鱼 250g。

[制作] 将前 2 味药用纱布袋包好，生姜切薄片与洗净切细丝的墨鱼用料酒加盐除腥味后入锅同炖，大火水开后改小火慢炖 30 分钟则成。

[用法] 每日 1 次，连续服用 10 天为一个疗程。

[功效] 滋肾养血，乌发生发。

[主治] 气血不足，肾精亏虚型脱发。

[方解] 当归性味甘温，有养血活血之效，女贞子味苦性凉，可乌发明目，滋补肝肾，生姜温胃去腥，辛能升发，墨鱼甘咸滋养，大补之品、诸药食合用可补肝血之不足，养血生发。

[使用注意] 脾胃虚弱，易过敏，有高血脂者忌服。

2.食醋泡黑豆

[组成] 熟地 30g，女贞子 15g，酒白芍 15g，黑豆 250g，食醋 500g。

[制作] 将前 3 味药煎汤去滓取汁；以上药汁与黑豆同煮至药汁全部被黑豆吸收为度；将药制黑豆泡入盛于玻璃器皿的食醋中，浸泡 15 天以上即成。

[用法] 每日 3 次，每次 30 粒。

[功效] 固发防落，养阴生血。

[主治] 发脱不固，阴血亏少。

[方解] 熟地、女贞子皆为滋补肝肾之药，可养血生发，白芍酸寒，能收能补，与酸收固涩之食醋合用可加强固涩脱发之效，黑豆入肾，诸药食合用可奏固涩脱发，养血生发之效。

[使用注意] 素体虚寒，胃酸过多者忌服。

二十、阳痿药膳

阳痿是指成年男子性交时，由于阴茎痿软不举，或举而不坚，或坚而不久，无法进行正常性生活的病证。但对发热、过度劳累、情绪反常等因素造成的一时性阴茎勃起障碍，不能视为病态。

中医学认为，阳痿主要是由于劳伤久病、饮食不节、七情所伤，或外邪侵袭等导致肝、肾、心、脾受损，经脉空虚，或经络阻滞、宗筋失养所致。临床主要分为命门火衰、心脾亏虚、肝郁不舒、惊恐伤肾、湿热下注五个证型。命门火衰证，证见阳事不举，或举而不坚，精薄清冷，神疲倦怠，畏寒肢冷，面色黄白，头晕耳鸣，腰膝酸软，夜尿清长，舌淡胖，苔薄白，脉沉细。治宜温肾壮阳。心脾亏虚证，证见阳痿不举，心悸，失眠多梦，神疲乏力，面色萎黄，食少纳呆，腹胀便溏，舌淡，苔薄白，脉细弱。治宜补益心脾。肝郁不舒证，证见阳事不举，或起而不坚，心情抑郁，胸胁胀痛，脘闷不适，食少便溏，苔薄白，脉弦。治宜疏肝解郁。惊恐伤肾证，阳痿不振，心悸易惊，胆怯多疑，夜多噩梦，常有被惊吓史，苔薄白，脉弦细。治宜益肾宁神。湿热下注证，证见阴茎痿软，阴囊潮湿，瘙痒腥臭，睾丸坠胀作痛，小便赤涩灼痛，胁胀腹闷，肢体困倦，泛恶口苦，舌红苔黄腻，脉滑数。治宜清热利湿。

1.羊肾苁蓉羹

[组成] 羊肾，肉苁蓉。

[制作] 羊肾一对去外膜，冲洗干净，切碎备用。肉苁蓉 30g 用黄酒浸泡一夜，刮去皱皮，细切备用。羊肾肉苁蓉放入锅中，加清水、黄酒、葱白、生姜、食盐，煮至熟烂即成。

[用法] 空腹进食。

[功效] 温肾壮阳。

[方解] 羊肾甘、热，入脾、胃、肾经，可健脾温中，补肾壮阳；肉苁蓉甘、咸、温，入肾、大肠经，可补肾阳，益精血。调味炖食，可收温肾壮阳之效。

[使用注意] 阴虚阳亢者忌服。

2.桂圆肉粥

[组成] 桂圆肉，红枣，粳米。

[制作] 将粳米 100g 和桂圆肉 15g、红枣 15g 分别淘洗干净，加入清水，先用武火煮沸，再用小火煎熬 30 分钟，以米熟烂为度，加入适量白糖调匀。

[用法] 早晚分服。

[功效] 补益心脾。

[方解] 桂圆甘、温，入心、脾经，可补益心脾，养血安神；红枣可补中益气，养血安神，调和药性；粳米甘、平，入脾、胃、肺经，可健脾益气。煮粥共食，可收补益心脾之效。

［使用注意］湿盛苔腻、脘腹作胀者忌用。

3.香橼橘皮饮。

［组成］香橼，鲜橘皮。

［制作］将新鲜香橼 2 个切片与鲜橘皮 15g 同放瓷碗中，加冰糖适量，放入锅中，隔水蒸 1 小时，香橼、橘皮熟烂后即成。

［用法］上下午分服，嚼皮饮汤，温热服食。

［功效］疏肝解郁。

［方解］香橼辛、苦、酸、温，归脾、胃、大肠、肝、胆经，可行气止痛；橘皮辛、苦、温，入脾、肺经，可理气调中，燥湿化痰。煮汤食用，共奏疏肝解郁之功。

［使用注意］气虚者慎用。

4.知柏薏仁饮

［组成］知母，黄柏，生薏苡仁，蜂蜜。

［制作］将知母 10g、黄柏 10g、薏苡仁 20g 分别拣去杂质，洗净，晾干。知母、黄柏切成片，与生薏苡仁同放入砂锅，加水浸泡片刻，大火煮沸后，改用中火煎煮 30 分钟，用洁净纱布过滤，去渣，收取滤汁放入容器，待其温热时，加入蜂蜜 30g，拌和均匀即成。

［用法］早晚分服。

［功效］清热利湿。

［方解］知母苦、甘、寒，归肺、胃、肾经，可清热泻火，滋阴润燥；黄柏苦、寒，归肝、胆、肾、大肠、膀胱经，可清热燥湿，泻火解毒；薏苡仁甘、淡、微寒，归脾、胃、肺、大肠经，可利水渗湿，健脾止泻，清热排脓；蜂蜜甘、平，入脾、胃、肺、大肠经，可调补脾胃，缓急止痛。诸药合饮，共奏清热利湿之功。

［使用注意］虚寒证忌用；过量久服易伤脾胃。

二十一、早泄药膳

早泄是指性交时过早射精，甚或性交前即射精，以致不能进行正常性生活。其有多种表现：一是有性欲，同房时尚未与女性身体接触即射精；一是与女方身体刚接触便射精；一是阴茎进入阴道抽动数次即射精。不能以女方满足与否来判断是否早泄，而要以同房时男方过早射精不能进行性交，且未满足为诊断依据。

中医学认为，早泄属失精之病，其病机多系心肾不交，水火不济，精关失固。临床多见阴亏火旺、情怀郁结、心脾亏虚、湿热下注四型。阴亏火旺证，证见早泄，见色流精，性欲亢进，阴茎易勃；心烦意乱，五心烦热，耳鸣眩晕，腰酸膝软，溲黄便干；舌红少津，脉弦细数。治宜滋阴补肾，清火固涩。情怀郁结证，证见早泄，轻重程度多与情志密切相关，性情乖僻，郁闷不畅，心烦意乱，胸闷叹息，部分患者伴有会阴或睾丸胀痛，舌多淡红，苔薄，脉弦或弦细。治宜疏肝开郁，补肾固涩。心脾亏虚证，证见早泄或轻或重，性欲多淡漠，伴健忘失眠，懒言短气，困倦乏力，食欲缺乏，尿清便溏，舌淡苔薄，脉细或细弱。治宜补益心脾，安神固涩。湿热下注证，证见早泄，阳事易举，性欲亢进，尿道灼痛，阴囊瘙痒，溲黄或赤，便干或结，口苦口黏，舌红，苔黄或黄腻，脉多滑数。治宜清热利湿解毒。

1.山药生地黄炖乌鸡

[组成] 山药、生地黄、黄精、山茱萸、覆盆子、女贞子、鹿角胶、龟板胶、枸杞子、当归、乌骨鸡、五味子、料酒、精盐、葱、姜、韭菜子、胡椒粉、上汤。

[制作] 将山药20g、生地黄20g、黄精20g、山茱萸15g、覆盆子15g、女贞子15g、鹿角胶9g、龟板胶10g、枸杞子20g、当归15g、韭菜子15g纱布布包，将乌鸡去内脏及爪，姜拍松，葱切段，同放入锅中加入2800g上汤，武火煮沸，再文火炖煮35分钟，加入精盐3g、胡椒粉3g调味即成。

[用法] 每日2服，佐餐服食。

[功效] 滋阴补肾。

[方解] 山药甘、平，入脾、肺、肾经，可补脾养肺，益肾固精；生地甘、苦、寒，归心、肝、肾经，可清热凉血，养阴生津；黄精甘、平，归肺、脾、肾经，可补脾益气，润肺滋阴；山茱萸酸、微温，入肝、肾经，可补益肝肾；覆盆子甘、酸、微温，归肝、肾经，可补益肝肾；女贞子甘、苦、凉，归肝、肾经，可补肝肾阴；龟板胶可益肾滋阴；鹿角胶甘、咸、温，归肝、肾经，可补肝肾，益精血；枸杞甘、平，归肝、肾、肺经，可滋补肝肾；当归甘、辛、温，归肝、心、脾经，可补气活血，止痛润肠；乌骨鸡甘、平，入肝、肾、肺经，可补肝益肾，补气养血。调味炖食，共奏滋阴补肾之功。

[使用注意] 脾胃虚寒者慎用；阳虚者忌用。

2.参芪鸡汤

[组成] 党参、黄芪、黄精、大枣、母鸡肉、生姜、食盐。

[制作] 将母鸡肉100g洗净，切块，大枣5枚去核，生姜3片研末，将党参30g、黄芪60g、黄精15g布包共置碗中，加清水适量，隔水炖熟，去药渣，加适量食盐调味。

[用法] 食肉饮汤，每3~5日1服，连服3~5天。

[功效] 补益心脾。

[方解] 党参甘、平，归脾、肺经，可补中益气，养血生津；黄芪甘、微温，归脾、肾经，可补气升阳，益胃固表；黄精甘、平，归肺、脾、肾经，可补脾益气，润肺滋阴；大枣可补中益气，调和药性；鸡肉甘、温，入脾、胃经，可温中益气，补肾填髓；生姜辛、温，归肺、脾、胃经，本品对寒犯中焦或脾胃虚寒诸证，可奏温中散寒之功。合药煮汤食用，可收补益心脾之效。

[使用注意] 痰湿内停、气滞中满者忌服。

3.荠菜米粥

[组成] 荠菜、粳米。

[制作] 将荠菜 50g 洗净切碎置锅中，加粳米 50g、清水 500ml，武火煮沸 3 分钟，再文火煮 30 分钟至熟烂成粥即可。

[用法] 每日 1 服，趁热服食。

[功效] 清热利湿。

[方解] 荠菜甘、淡、凉，入肝、脾、膀胱经，可清热利湿，凉肝止血；粳米甘、平，入脾、胃、肺经，可健脾益气，和胃除烦。煮粥共食，可收清热利湿之效。

[使用注意] 本品性味平和，诸无所忌。

二十二、性欲减退药膳

性欲减退亦称性欲低下，主要指情欲淡漠，在过去同样刺激下，未做出相应反应，无性交愿望，阴茎勃起程度亦弱。性欲减退多凭男人直觉，如以每月性交次数为度，还应排除女方因素。

中医学认为，性欲低下多与下列因素有关：房劳过度，肾精耗损，精气亏虚，命门火衰；大病久病之后肝肾亏损，阴精不足以化气，忧愁思虑过度或惊慌恐惧，气机失畅，气血不足；或过食酒肉油腻厚味之物，蕴湿生痰，形盛而气衰等。临床多分为命门火衰、肾精亏耗、脾肾亏虚、心肾不交、肝郁气滞等证型。命门火衰证，证见性欲低下，伴面色苍白或萎黄，腰酸膝软，头晕耳鸣，手足逆冷，舌淡苔白，脉沉细。治宜温补下元、壮阳助欲。肾精亏耗证，证见性欲低下，伴耳鸣耳聋，健忘恍惚，精神呆钝，足痿无力，发脱齿摇，舌淡红，苔白，脉细弱。治宜补肾益精。脾肾亏虚证，证见性欲低下，伴神倦纳呆，食少便溏，腰酸膝软，心悸怔忡，失眠健忘，舌淡，苔薄，脉虚大。治以益肾健脾。心肾不交证，证见性欲低下，伴心烦不寐，头晕耳鸣，潮热盗汗，咽干口渴，腰膝酸软，精神不振，舌尖红，苔少，脉细致。治宜补肾养心、交通心肾。肝郁气滞证，证见性欲低下，伴情志不畅，郁闷不乐，胸胁胀痛，舌边红苔薄，脉弦。治宜疏肝理气。

1.冰糖炖牛鞭

[组成] 牛鞭、冰糖。

[制作] 将新鲜牛鞭放入冷水中浸泡半小时，洗净，纵切口把尿道内膜取出，弃掉，再冲洗数遍。砂锅内加水适量，放入牛鞭，置火上煮沸，七八成熟时取出晾凉，切成薄片，再放入铁锅内，用冰糖 50g 与牛鞭同炒片刻，加适量水，炖至牛鞭熟烂取出，放容器晾凉即成胶冻状。

[用法] 分次切块食用。

[功效] 补肾壮阳，涩精。

［方解］方中牛鞭为血肉有情之品，可补肾壮阳；冰糖可补益中气，两者相伍，可补肾壮阳，涩精。

［使用注意］阴虚阳亢者忌用。

2. 海虾散

［组成］生海虾、核桃仁、淫羊藿、白酒。

［制作］先将白酒 250ml 放入锅内，加热，待酒热后投入生海虾 500g，充分浸泡，取酒虾焙干为度；核桃仁 80g 去皮，盐渍，焙干，与海虾共捣为细末，分成 20 包。

［用法］每日 1 包，每包分 2 次服，每次取淫羊藿 10g 煎水 100ml，分送海虾散，1 月为一个疗程。

［功效］温补肾阳。

［方解］海虾可补肾壮阳；核桃仁甘、温，归肾、肺、大肠经，可补肾固精；淫羊藿辛、甘、温，归肝、肾经，可补肾壮阳；白酒可通血脉，行药势。合酒饮用，共奏温补肾阳之功。

［使用注意］阴虚失血及湿热者忌服；服用期间禁房事。

3. 海参粥

［组成］海参、粳米。

［制作］先将适量海参浸透，剖洗干净，切片后煮烂，同粳米 100g 煮为稀粥。

［用法］随量服食。

［功效］补肾益精，养血。

［方解］海参甘、咸、平，入肾、肺经，可补肾益精，养血润燥；粳米甘、平，入脾、胃、肺经，可健脾益气，和胃除烦。煮粥食用，共奏补肾益精，养血之功。

［使用注意］脾虚不运、外邪未尽者忌服。

4. 巴戟淫羊酒

［组成］巴戟天、淫羊藿、白酒。

［制作］将巴戟天、淫羊藿各 250g 切碎，与白酒 1500ml 共置容器中，密封浸泡 7 天后即可服用。

［用法］早晚分服，每次 20ml。

［功效］壮阳祛风。

［方解］巴戟天甘、辛、微温，归肾、肝经，可补肾阳，益精血，祛风湿；淫羊藿辛、甘、温，归肝、肾经，可补肾壮阳；白酒可通血脉，行药势。合药共饮，可收壮阳祛风之效。

［使用注意］阴虚阳亢者忌服。

二十三、不育症药膳

男子不育，又称男子绝子、无子、无嗣等，是指处在生育期的男女结婚并同居两年以上，未采取避孕措施，因男方原因致使女方不能受孕的一种病症。引起男性不育的原因是多方面的。如阳痿、早泄、遗精、不射精、逆向射精等性机能障碍性疾病，精囊炎、前列腺炎、附睾结核等生殖器非特异性或特异性炎性疾病，无精子、少精子、死精过多、畸形精子过多，精子活动能力低下、精液不液化等精液精子异常性疾病，睾丸发育不全、隐睾、尿道下裂等生殖系器质性疾病，以及精神因素、营养不良、性生活不良习惯等。因而，不育症既是一个独立的疾病，又是其他疾病或因素的结果。

中医学认为，引起本病的原因虽多，但总不离先天与后天。而引起本病的发病机理不外三个方面，一是精气衰弱，不能成胎；二是精室损伤，精关开启失灵；三是精道阻塞，精液不能射出而受胎。临床常见肾精不足、气血两虚、湿热下注及肝郁气滞等证型。肾精不足证，证见婚后不育，性欲低下，遗精早泄，精液稀少，腰酸腿软，精神疲惫，肢体畏寒，小便清长，舌淡苔薄白，脉沉弱无力；或伴头晕耳鸣，手足心热，口干少寐，舌红少苔，脉细数或沉细。治宜滋阴补阳，益肾填精。气血两虚证，证见婚后不育，欲念淡漠，不愿性交，精液稀少，精子数少，成活率低，面色萎黄，形体衰弱，精疲力倦，少气懒言，头昏目眩，舌淡苔薄白，脉沉细无力。治宜补益气血。湿热下注证，证见婚后不育，阳事不举或举而不坚，精液黄稠不化，或有血精，精子活动率差或死精子多，体态虚胖，头晕身重，肢体困倦，少腹胀满，小便黄赤，舌淡红苔薄黄或黄腻，脉弦滑。治宜清热利湿。肝郁气滞证，证见婚后不育，阳痿不举，或阳强不倒，不能射精，或精液黏稠不化，精子活动力差，或死精子多，性情抑郁，精神不振，胸闷不舒，寐而不安，两胁胀痛，舌黯，脉弦。治宜疏肝理气解郁。

1.鱼胶糯米粥

[组成] 鱼鳔胶、糯米。

[制作] 先将糯米 50g 煮粥，煮至半熟，放入鱼鳔胶 30g，一同煮熟和匀，不时搅动，以防黏滞锅底。

[用法] 每两日 1 服，连服 10 服。

[功效] 补肾益精。

[方解] 鱼鳔胶甘、平，可益肾填精；糯米甘、温，入脾、胃、肺经，可补中益气，健脾。煮粥食用，共奏补肾益精之功。

[使用注意] 纳呆痰多者忌服。

2.鹿鞭粥

[组成] 鹿鞭、肉苁蓉、粳米。

[制作] 将鹿鞭 1 对去膜，洗净切细，肉苁蓉 100g 酒浸一夜，刮去皱皮，切细；粳米 100g 淘净，加水煮粥，待粥将熟时下鹿鞭、苁蓉及适量的葱白、花椒、盐等调味。

[用法] 温热服食。

[功效] 补肾壮阳。

[方解] 鹿鞭甘、咸、温，入肝、肾、膀胱经，可补肾壮阳，填精益髓；肉苁蓉甘、咸、温，入肾、大肠经，可补肾阳，益精血；粳米甘、平，入脾、胃、肺经，可健脾益气。合药煮粥，共奏补肾壮阳之功。

[使用注意] 相火偏旺，大便滑泻，实热便结者禁用。

3.核桃枸杞粥

[组成] 核桃仁、枸杞子、大米。

[制作] 将核桃仁 50g 捣碎，大米 50g 淘净，加枸杞子 15g，加水适量煮粥。

[用法] 常佐餐食用。

[功效] 滋阴补肾。

[方解] 核桃仁甘、温，归肾、肺、大肠经，可补肾固精；枸杞甘、平，归肝、肾、肺经，可滋补肝肾；合大米煮粥，可奏滋阴补肾之效。

[使用注意] 痰火积热及阴虚火旺者忌服。

二十四、前列腺炎药膳

前列腺炎，是指前列腺非特异性感染所致的前列腺炎性改变。根据发病缓急不同有不同的临床特征，急性者主要表现为尿急、尿频、尿痛、会阴部坠胀疼痛，并向腰骶部、阴茎、腹股沟部放射；常伴恶寒、高热、头身痛等全身症状。前列腺液中有脓细胞，前列腺肿大、触痛、化脓时有波动感，甚则脓肿破溃自后尿道、直肠或会阴部穿出。慢性者主要表现为排尿不适，或尿频、尿急、尿痛或淋漓不爽，排尿终末或大便时尿道常有白色分泌物滴出，会阴部坠胀疼痛、或痛引阴茎、睾丸、小腹及腹股沟等处，前列腺正常或稍大，表面不规则或有结节，轻度压痛。

中医学认为，本病的产生主要由于邪实和正虚两个方面。邪实者多因外感或内生湿热毒邪.循经下迫蕴结不散发为本病；甚者湿热久蕴，热盛肉腐，化为痈疡，成脓破溃。这一病机贯穿于前列腺炎的始终，不管是急性前列腺炎还是慢性前列腺炎。正虚者多因房劳过度，肾精耗损，肾气虚弱。一则相火妄动，虚热内生，助湿热邪毒之势；二则正气亏虚，易于反复感受湿热毒邪，造成病情难愈，易于复发的特点。这一病机一般见于慢性前列腺炎的病理变化。除此之外，由于湿热久蕴，阻滞气血，日久则导致气滞血瘀，多见于慢性前列腺炎的后期，但并不排除前述的邪实和正虚两个因素，常见几者并存。临床主要分为湿热下注、湿热蕴毒、阴虚火旺、阳虚邪恋、气滞血瘀等证型。湿热下注证，证见尿频、尿急、尿热涩疼痛，尿道口常有白色分泌物溢出，会阴部坠胀疼痛，有时伴有发热恶寒，舌红苔黄腻，脉滑数。治宜清热利湿，解毒消肿。湿热蕴毒证，证见会阴部坠胀疼痛、潮红灼热，尿频、尿急、尿涩痛，伴高热不退，全身酸痛，食欲缺乏，头痛，便秘或里急后重。直肠指检明显压痛，发热，成脓则有波动感。舌红苔黄，脉数。治宜清热解毒，溃坚透脓。阴虚火旺证，证见小便短赤，热涩疼痛，尿道口常有分泌物，会阴部有坠胀感；伴有头晕眼花，腰膝酸软，失眠多梦，五心烦热。治宜滋阴降火，清热利湿。若伴有畏寒，腰膝酸冷，则属阳虚邪恋证，治宜温阳益气，清热利湿。气滞血瘀证，证见会阴、小腹坠胀疼痛，直肠指检前列腺肿大、坚硬、不规则、触压痛，伴小便涩痛。舌暗滞或有瘀斑点，脉涩。治宜活血化瘀、理气散结，佐以清热利湿。

1.定经草炖肉

［组成］ 鲜定经草、猪瘦肉。

［制作］ 将猪瘦肉250g洗净，切小块，与定经草45g放在砂锅内，加水共炖，以肉熟烂为度，去药渣。

［用法］ 食肉饮汤。

［功效］ 清热利湿。

［方解］ 鲜定经草可清热消肿，利水通淋；猪肉甘、咸、微寒，入脾、胃、肾经，可补肾滋阴，益气，消肿。合药煮汤食用，可收清热利湿之效。

［使用注意］ 脾胃虚寒者慎用。

2.白果蛋方

［组成］ 白果肉、生鸡蛋。

［制作］ 鸡蛋1个上开一小孔，把白果肉3枚放入其中，置饭上蒸熟。

［用法］ 每日食1个。

［功效］ 益阴清热，固精止浊。

［方解］ 白果甘、苦、涩、平，有小毒，归肺、肾经，可固精缩尿；鸡蛋甘、平，入肺、脾、胃经，可滋阴润燥。合白果蒸蛋食用，可奏益阴清热，固精止浊之效。

［使用注意］ 有痰饮、积滞及宿食内停者，脾胃虚弱者不宜多用；老人宜少食蛋黄。

3.苏蜜煎

［组成］ 藕汁、白蜜、生地黄汁。

［制作］ 将藕汁40ml、白蜜40ml、生地黄汁80ml合在一起，用微火煎。

［用法］ 每次空腹含10~25ml，慢慢咽下。

［功效］ 滋阴凉血，活血通淋。

［方解］ 藕汁可清热生津，凉血止血；白蜜甘、平，入脾、胃、肺、大肠经，可调补脾胃，缓急止痛；生地黄汁可滋阴清热，凉血补血。合药共煎饮用，可收滋阴凉血，活血通淋之效。

［使用注意］ 脾胃虚寒者慎用；血虚者慎用。

二十五、前列腺肥大药膳

前列腺肥大，是指前列腺良性增殖而主要以排尿异常为临床表现的中老年男性常见病。本病发病缓慢，逐渐加重，病程较长。起病初期表现为夜尿增多，排尿费力，尿流变细，流程缩短；进一步发展可有间歇性排尿现象，排尿时欲排不出，排尿时间显著延长，至晚期则出现严重的尿频、尿急，尿流不能成线状，而成点滴状。

中医学认为，本病的产生当分虚实两端，是以肾阴、肾阳亏虚，阴阳失调，气化不利为其本，以湿热内蕴，气滞血瘀，痰瘀交结等为其标，所以，其临床表现多呈虚实夹杂的复杂证候。临床多分为肾阳亏虚、肾阴亏虚、脾气亏虚、湿热下注、肝郁气滞、气滞血瘀、肺热气壅等证型。肾阳亏虚证，证见小便不通或点滴不爽，排出无力。伴面色㿠白，精神疲惫，畏寒，腰膝酸冷，舌淡或淡暗，苔薄，脉沉细无力，尺部尤甚。治宜温补肾阳、化气利尿。肾阴不足证，证见时欲小便而不得尿。伴咽干，心烦，手足心热，潮热，大便干结，舌红少苔，脉细数。治宜滋补肾阴、通利小便。脾气亏虚证，证见小腹坠胀，时欲小便而不得出，或量少而不畅。伴平素神疲乏力，少气懒言，食欲缺乏，便溏，舌淡苔薄白，脉弱。治宜补益脾气、升清降浊。湿热下注证，证见小便点滴不通，或小便频数、灼热、涩痛，尿色黄赤。伴少腹满，口苦而粘，或渴不欲饮，小便秘结或伴发热。舌红苔黄腻，脉滑数。治宜清热利湿，通利小便。肝郁气滞证，证见小便不通，或通而不爽。伴情志抑郁、或急躁易怒，胁腹胀满。舌红苔薄黄，脉弦。治宜疏利气机、通利小便。气滞血瘀证，证见小便点滴而下，甚则阻塞不通，小腹胀满疼痛，胸痞泛恶，舌紫黯或有瘀斑点，苔腻，脉涩。治宜行气化瘀，散结利尿。肺热气壅证，证见小便点滴不爽，或赤涩疼痛。伴咽干，烦渴欲饮，气急喘促或咳嗽，或伴发热。舌红苔黄，脉滑数。治宜清热宣肺，通利水道。

1.利尿蛤蜊肉

[组成]　蛤蜊肉、牛膝、车前子、王不留行。

[制作]　将蛤蜊肉250g洗净，牛膝30g、车前子20g、王不留行20g装入纱布布包，与蛤蜊肉一起放入砂锅，加清水适量，文火煎煮半小时，取出药袋，加少许调味品即成。

[用法]　吃蛤蜊肉，喝汤。分两次食完，连食5~7天。

[功效]　清热利湿，滋阴化瘀。

[方解]　蛤蜊肉咸、寒，入胃经，可滋阴润燥，软坚消肿；牛膝苦、甘、酸、平，归肝、肾经，可补肝肾，强筋骨，利水通淋；车前子甘、微寒，归肾、膀胱、肝、肾经，可利尿通淋，渗湿止泻；王不留行苦、平，归肝、胃经，可利尿通淋，活血通经。诸药合用，共奏清热利湿，滋阴化瘀之功。

[使用注意]　阳虚体质和脾胃虚寒腹痛及泄泻者忌用。

2.车前子饮

[组成]　车前子、青粱米。

[制作]　将车前子60g用纱布布包，加水煮取汁液，放入青粱米100g，煮粥食用。

［用法］温热服食。

［功效］清热利湿，利尿通淋。

［方解］车前子甘、微寒，归肾、膀胱、肝、肾经，可利尿通淋，渗湿止泻；青粱米甘、微寒，可补中益气，清热除烦。煮粥食用，可奏清热利湿，利尿通淋之效。

［使用注意］阳虚体质和脾胃虚寒腹痛及泄泻者忌用。

3.绿豆橘皮粥

［组成］绿豆、橘皮、麻子汁。

［制作］先把绿豆60g、橘皮15g洗净，一起加水煮至烂熟，加麻子汁30ml。

［用法］空腹服食。

［功效］清热解毒，下气利尿。

［方解］绿豆甘、寒，入心、肝、胃经，可清热消暑，利水解毒；橘皮辛、苦、温，入脾、肺经，可理气调中，燥湿化痰；合麻子汁食用，共奏清热解毒，下气利尿之功。

［使用注意］阴津亏损，内有实热者慎用。

4.鹿角牛膝猪腰汤

［组成］猪腰、鹿角、怀牛膝、菟丝子、车前子。

［制作］将猪腰2个去臊筋，用清水浸渍以去尿味，洗净切片；牛膝15g、菟丝子24g、车前子15g纱布布包，放入锅内，加清水适量，文火煮2小时，加入猪腰，再煮半小时，调味即可。

［用法］随量食用。

［功效］温补肾阳，通调小便。

［方解］猪腰咸、平，入肾经，可益肾补气强腰；鹿角可补阳益肾；牛膝苦、甘、酸、平，归肝、肾经，可补肝肾，强筋骨，利水通淋；菟丝子甘、辛、涩、微温，归肾、肝、脾经，可补肾益精，固精缩尿；车前子甘、微寒，归肾、膀胱、肝、肾经，可利尿通淋，渗湿止泻。煮汤饮用，共奏温补肾阳，通调小便之功。

［使用注意］阴虚阳亢者忌用。

参考文献

[1]陈静.中医药膳学[M].北京:中国中医药出版社,2006.

[2]郭海英.常见病药膳小方[M].江苏:江苏科学技术出版社,2001.

[3]彭海泉.更年期综合征食疗食谱[M].吉林:吉林科学技术出版社,2003.

[4]张玉珍.中医妇科学[M].北京:中国中医药出版社,2002.

[5]王永炎,鲁兆麟.中医内科学[M].北京:人民卫生出版社.

[6]张廷模.临床中药学[M].上海:上海科学技术出版社,2012.

[7]顾奎琴.中华家庭药膳全书[M].北京:中国古籍出版社,2005.

[8]魏辉.防治妇科疾病药膳大全[M].北京:中国医药科技出版社,2012.

[9]朱红霞.防治男科疾病药膳大全[M].北京:中国医药科技出版社,2012.

[10]孙晓敏.防治糖尿病药膳大全[M].北京:中国医药科技出版社,2012.

[11]史翔.中华药膳全书—学做药膳不生病[M].北京:金盾出版社,2013.

[12]张文彦.养生必知的药膳食疗方大全(畅销升级版)[M].上海:上海科学普及出版社,2011.

[13]张文彦.对症药膳:滋补、调理、祛病专家指导[M].重庆:重庆出版社,2009.

[14]于俊生,赵国磊.药膳食疗一点通[M].青岛:青岛出版社,2012.

[15]李巍巍.对症药膳大全集[M].湖南:湖南美术出版社,2011.

[16]李兴广.居家常用滋补药膳600例[M].吉林:吉林出版集团有限责任公司,2010.

[17]于俊生,赵国磊.药膳食疗一点通[M].青岛:青岛出版社,2012

[18]中国东方营养药膳学会.药膳养生全书[M].青岛:青岛出版社,2006.

[19]郝丽莉.实用药膳学[M].黑龙江:黑龙江科技出版社,2007.

[20]马继兴.中国药膳学[M].北京:人民卫生出版社,2009.

[21]彭雪飞,文瑞明.家常药膳防病养生药膳[M].2001.

[22]马茹人.实用美容养颜药膳疗法[M].2005.

[23]于菁.药膳养生1008例[M].2011.

[24]中国药膳研究会.精品药膳(强身滋补篇)[M].北京:北京出版社,2004.

[25]冷方南.中华临床药膳食疗学[M].北京:人民卫生出版社,2000.

第六章　膏方的制作与应用

　　膏方，是中医药学的重要组成部分，是中医丸、散、膏、丹、酒、露、汤和锭八种传统剂型之一，在我国有着相当漫长的发展历史。千百年来，经过历代医家的实践、继承和发展，膏方由外用的膏药进而发展成内服膏方，又由内服成方膏滋药发展成临床按个人需求辨病、辨证处方制作的个性化膏滋药。膏方是一种具有营养滋补和预防治疗综合作用的方剂。它是在复方汤剂基础上，根据人的不同体质、不同临床表现而确立不同配伍的处方，经过浸泡、煎煮、浓缩、收膏等工序，精致加工而成的稠厚的膏剂。中药膏方在调理人体平衡上很有优势，可从扶正祛邪、活血化瘀、调理肠胃、滋阴补肾、调气养血等方面改善人体机能，逐步提高体质，增强人体抵御疾病的能力。膏方与汤剂相比，主要优点在于服用方便，每天一汤匙服下，或开水冲饮，减少了汤剂每天煎煮的麻烦。同时膏方含适量糖分，口感较好，老少皆宜，没有汤剂味苦难服之忧。膏方适宜于年老体弱、久病体虚、慢性病痛及亚健康状态者，对慢性气管炎、哮喘、慢性肝炎、心脑血管病、肾病、风湿性关节炎等，都有很好的预防和治疗作用。膏方不仅内科病患者可以服用，妇科、儿科、伤外科病患者也可以服用，只要根据不同人群或个体的症状、体质、年龄、既往病史等因素的不同，判断其阴虚、阳虚、气虚、血虚的偏向，辨病或者辨证使用，就能获得佳效。

第一节　膏方的基本知识简介

　　什么叫膏方？先要明确"膏"的含义。"膏"，《正韵》释为"泽"。《博雅》释为"润泽"，说明"膏"，含有滋润、补养之意。名医秦伯未言："膏方者，盖煎熬药汁成脂液而所以营养五脏六腑之枯燥虚弱者也，故俗亦称膏滋药"。又云："膏方非单纯补剂，乃包含救偏却病之义"。一般来说，膏方，是指一类经特殊加工制作成膏状的中药制剂，是医生根据患者的体质因素、疾病性质，按照君、臣、佐、使原则，选择单味药或多味药配合组成方剂，并将方中的中药饮片经多次煎煮，滤汁去渣，加热浓缩，再加入某些辅料，如红糖、冰糖、蜂蜜等收膏而制成的一种比较稠厚的半流质或半固体的制剂。此类剂型容易贮藏，保存，而且便于长期服用，历来颇受病家及百姓的青睐，在我国南方的冬季，膏方进补已经成为一种时尚。

118

中医药膳学

一、膏方的源流及发展

中医膏方历史悠久，是祖国医学宝贵遗产之一，其在保健卫生、防治疾病等方面发挥了重要作用，分外用与内服两类。外用膏方多用于治疗外科疾患或内病外治，内服膏方分为成药和膏滋方两类。医疗及日常生活中所提及之膏方多指膏滋方。内服膏方是由汤药（煎剂）浓缩演变发展而来，凡汤剂治疗有效者，皆可熬膏服用。膏方的起源较早见于《黄帝内经》。《内经》中关于膏剂的记载，如豕膏、马膏等。豕膏是用于治疗咽喉、病势凶猛之猛疽，也可治疗腋下之米疽。对于由筋脉拘挛引起的口角歪斜症，则以马膏涂敷拘紧一侧。《金匮要略》中的一些所谓"煎"，与现代膏方的制作方法十分相似，是最早的膏滋方。如大乌头煎、猪膏发煎，其制法就是现代一般制膏滋方的方法，这也是膏滋方内服的最早记录。晋代葛洪《肘后备急方》中膏方制剂一般是用苦酒（即醋）与猪油作溶剂，制成后，即可外用以摩病处，又可内服。南北朝时陈延之的《小品方》有单地黄煎，是最早的滋补膏方，唐代孙思邈的《备急千金要方》关于膏方的制剂与给药途径跟《肘后方》大体相同，但《千金方》中有个别"煎"方已与现代膏滋方完全一致，如卷十六的地黄煎，是一首滋养胃阴，并清虚热的膏方。王焘的《外治秘要》载有以"煎"（即膏剂）命名的多张膏方，如卷三十一载"古今诸家前方六首"，此煎方实质与现代膏滋方几乎一样，均被用作滋补强壮剂。宋金元时期之膏方，基本上一如唐代之旧。不过，南宋时洪文安的《洪氏集验方》收载的琼玉膏，是一首著名的膏方，时至今日，仍广为沿用。膏方发展至明清，已进入成熟阶段，临床应用膏方也日益广泛。膏方的名称，采用"某某膏"的方式命名，制作方法已基本固定，即用水多次煎煮，浓缩药液，最后加蜂蜜成膏。明朝膏方取得了长足的进步，主要表现在广为各类方书记载，膏方数量大增，反映了运用的普及。例如《摄生秘剖》是一本养生方书，书中膏方组成甚为简单，这也是该书的最大特色，如二冬膏、玄极膏、山梨膏三方。《赤水玄珠》所载膏方则组成较为复杂，如该书卷十之补真膏由二十九味药组成。在明朝膏方取得长足进步的影响下，清朝膏方的发展甚为繁荣，上至宫廷，下至民间，良方迭出，制作也考究繁杂。近代医家膏方与之一脉相承并广泛运用。近代名家张聿青、周小农、丁甘仁等皆擅长以膏方论治。现代膏方续有发展，历史悠久的中药店，如北京同仁堂、杭州胡庆余堂等药店均有自制膏滋，如首乌延寿膏、八仙长寿膏、葆春膏、参鹿补膏等，制作方法皆有其独特之长处，在临床被广泛应用，在国内外都享有一定的信誉。许多著名老中医，均有配制和应用膏滋防治疾病的经验体会，如秦伯未老中医，蒲辅周老中医，在调理慢性病时，很喜欢用膏丸缓图，临床治验甚多。颜德馨教授根据自己的临床经验，一改膏方仅能滋补强身的局限性，将膏方作为一种剂型，用以治疗多种慢性病，取得良好疗效，并出版了《颜德馨膏方真迹》一书，在医界和患者中享有很高的声望。

总之，膏滋药是中医药的一种重要剂型，是经过了漫长的岁月逐渐发展而成熟起来的，虽然其本身具有明显的滋补特点，但辨证论治、量体裁衣仍是其不可或缺的内涵，它仍将为人类的健康和长寿作出重要的贡献。

二、膏方的基本特点

丸、散、膏、丹为我国传统医学之四大药物剂型，膏剂更有其独具之特色，就其性状及制法而言，有膏滋、药膏及膏药之分。我国在悠久的历史中，迭经临床验证，创造了卓有成效的各类膏剂。明李时珍《本草纲目》曰："国朝太医院进御服食，议加天门冬、麦门冬、枸杞子末各一斤，赐名益寿永真。"此外，《本草纲目》还载多种抗老膏剂，如参术膏之"益元气"，苍术膏之"驻颜，补虚损"，以煎（即膏剂）命名之金樱子煎、枸杞煎、金髓煎等，皆认为有益于机体健康。膏方是中成药的重要组成部分，运用膏方来防治老年病，增强中老年人体质，历来深受医家和患者珍视。膏方主要具有以下几个明显特征。

（一）扶正补虚，补中有治，治中有补

膏方多用于老年人的调摄和治疗，因为老年人精气衰，"精气夺则虚"。老年人适应能力和抵抗能力都低下，正常气候变化对年轻人可能不成为致病因素，但对老年人就可能成为发病因素。老年人脏腑功能低下，活动量小，故饮食稍多一点，或摄入硬、黏食品，或微有不洁生冷食物，便可发病。有的表现为运迟脘胀，有的表现为消化不良。老年人遭遇意外的精神刺激时，应激能力也比较低下，因七情所伤患病者甚为多见，老年人因暴怒、暴喜而突然暴死者也屡见不鲜。

中医药学认为，汤者荡也，散者散也，丸以缓调于中，胶则填精益气。诸膏能补气养血，包含着"救偏祛病"双重关键。因病致虚、因虚致病，可用膏方。慢性、顽固性、消耗性的疾患，亦可用膏方来调养，所以膏方不同于其他补药、补方，它具有补中寓治，治中寓补，补治结合的特点。例如黄芪膏不仅能大补元气，延年益寿，还能益气固表，预防感冒，预防老年病。茯苓膏能补脾土，治疗脾虚食少便溏等症，同时含有茯苓多糖，能增强人体免疫功能，具有一定的抗癌作用。二冬膏专治老年津液亏虚，痰热咳嗽。明代医家张景岳曰："形不足者阳之衰也，非气不足以达表而之。"老年人阳气衰弱，当以气厚之品温补阳气为治，如参芪膏补中气，桂附膏可以温养元阳。又曰："精不足，阴之衰也，非味不足以实中而补之。"人老病久耗阴，阴气衰弱，当以滋补真阴，多选用血肉有情之品，在饮食中选择味厚的，如海参珍珠膏之属。在药物中选择味厚胶质类，如龟鹿二仙胶、龟板胶、鳖甲胶、阿胶等。著名老中医颜德馨教授调理慢性疾患时，擅用膏方图治，认为久服汤剂，胃气难任荡涤，以膏方缓图，庶不伤胃气。对于虚中有实之症，也应先以汤剂折其既燃之势，继以膏方缓养，虚实缓急，各有次第，故获效亦建，可供师法。

总之，膏方在使人的精力充沛，精神愉快，自延年益寿等方面，有着奇特的功效。只要服用合理，就能使有病虚损者逐渐痊愈，使无病者正气旺盛，身体健康，减少疾

（二）因机加减，辨体施方，灵活功专

膏方大多由复方组成，其组成看似庞杂，实属井然有序。医家根据患者的具体病情拟定膏方，可以结合不同禀赋与耗损而选用相应药物并随病加减，其功效甚于市售之补膏，这是因为所服膏方，乃是辨证施治，而非见虚蛮补。膏方为大剂补养，常服食达一月以上，为转变患者之体质，调节其病理状态，实现治疗目标，必定深思细虑，兼顾虚实。膏方的组成，既属复方，则以选方为第一步。例如补法，先确定益气、养血、温阳、滋阴之方为基础，痰多佐以化痰，气郁佐以理气，湿盛佐以化湿，热重佐以清热，血瘀佐以活血，善于随症化裁，由是病症，用是方药。同时膏方多滋腻，又须时时顾及脾胃。因脾胃为消化系，有助运化之功，倘若忽视消化功能，一味蛮补，脾胃既伤，非但无益，更有害处，适得其反。此外，人的体质有虚、实、寒、热之别和气、血、阴、阳之异，服用膏方，当辨体施方；疾病有不同之规律，如病程之长短、新病久病之不同，亦应在辨证用膏方的基础上，因病加减、灵活处方，才能发挥膏方的个体化调整功效。

（三）高效无毒，简单易服，省时省力

膏方制剂是以毒性小、反应小、用量小的"三小"为指导方针，追求高效、速效、长效的"三效"目标，以及符合生产、运输、贮存、携带、服用均方便的"五便"要求而发展的中药制剂。将中药制成膏方后，可以减少体积，使患者既得到对症用药的便利，又省去煎药的麻烦，服用方便，节约时间。膏方长期服用的用量一般还比中药汤剂少，可节约大量药材。它的发展正适当今社会的需要。随着时代的发展，生活节奏不断加快，社会已步入老龄化，老年人需要便捷、高效的膏方调治，中青年上班族迫于日趋紧张的竞争压力和繁忙的工作，不时出现乏力、紧张、焦虑、失眠等亚健康的状态，不及时纠正会导致大病的出现，因而对于调治亚健康状态、体质虚弱，常服膏方不失为一个简便的途径。所以膏方也是实现治未病工程的一个有力武器。

三、膏方的组方原则

膏方的组成必须充分体现中医辨证论治和理、法、方、药的传统特色，要用中医的基本理论进行辨证分析并指导临床实践，而不是简单罗列一些症状，头痛治头，脚痛治脚。而且膏方一般由三十味左右的中药或者更多药味组成，属大方、复方、围方范畴，且服用时间较长，因此，制订膏方更应注重针对性。所谓针对性，即应该根据患者的疾病性质和体质的不同类型，结合季节、气候、用药、生活习惯经辨证后配方制膏，一人一方，量体用药，方能达到增强体质，祛病延年的、健康长寿的目的。

（一）脉案精准，辨证立法

膏方的脉案，传统多习用毛笔在折叠式方笺上书写，它既是中华文化的艺术结晶，又能体现中医辨证论治的内涵。由于膏方不仅是滋补强壮的药品，更是治疗慢性疾病的最佳剂型，所以膏方的制订，首当重视辨证论治。医家应从患者错综复杂的症状中，分析其病因病位，正气之盛衰，病邪的深浅，探求疾病的根源，从而确定固本清源的方药。这套理、法、方、药的中医特色，必须全面体现在膏方的脉案中，切忌"头痛治头，脚痛治脚"，否则开出来的膏方，既无理、法、方、药的内容，又无君、臣、佐、使的规律，患者服后，肯定弊多利少。

（二）体质差异，量体用药

人体体质的减弱，是病邪得以侵袭，导致疾病产生的主要原因，而体质因年龄、性别等不同而异，故选方用药也不尽相同，如老年人脏气衰退，气血运行迟缓，膏方中多佐活血行气之品；妇女以肝为先天，易于肝气郁滞，故宜辅以疏肝理气之药；小儿为纯阳之体，不能过早服用补品，十四岁之前以健运脾胃为主，十四岁之后也仅宜六味地黄丸之类。先贤秦伯未先生开膏方，总以白术、山药为君，先祖父亦鲁公不轻易为孩童开膏方，偶尔为之，也不过以南沙参、白术加六味地黄为主，均具法度，充分体现了其量体用药的精神。此外，南北方气候的影响，人群的体质差异及耐受性不同，选用膏方也因该因时、因地、因人制宜。

（三）调和阴阳，以平为期

中医认为，常人"阴阳平和"，病患"阴阳失调"，利用药物的偏胜，来纠正人体阴阳气血的不平衡，以求"阴平阳秘，精神乃治"，是中医养生和治病最基本的主体思想，也是制定膏方的主要原则。临床所见，中老年人由于脏气渐衰，代谢失调，而呈现虚实夹杂的病理状态，对此若一味投补，补其有余，实其所实，往往会适得其反，犯虚虚实实之戒。所以膏方用药，既要考虑"形不足者，温之以气，精不足者，补之以味"，还应根据患者的症状，针对瘀血，痰浊等病理产物，适当加以理气活血，祛痰化浊等之品，疏其血气，令其条达，而致阴阳平衡。圆机或法，应是使用膏方的最高境界。

（四）重视脾胃，以喜为补

中医认为，脾胃乃后天之本、气血生化之源，对健康尤为重要。清代名医叶天士曾谓："胃以喜为补"，口服膏方后，胃中舒服，能消化吸收，方可言补。故制定膏方，总宜佐以健脾运胃之品，或取檀香拌炒谷麦芽，以醒脾开胃；或用枳壳、桔梗，一升一降，以升清降浊；或佐以苍术一味，其气辛香，为运脾要药，加入众多滋腻补品中，则能消除补药黏腻之性，而起赞助脾运吸收之功。中医习惯在膏方进补前，服一些开路药，或祛除外邪，或消除宿滞，或运脾健胃，处处照顾脾胃的运化功能，确具至理。

（五）动静结合，通补相兼

膏方内多含补益气血阴阳的药物，其性黏腻难化，若纯补峻补，每每会妨气碍血，留邪内闭，与健康无益，故配方用药必须动静结合，至为关键。民间常以驴皮胶制膏

中医药膳学

进补，造成腹胀便溏等不良反应，是因其不符合"动静结合，通补相兼"的组方原则，补品为"静药"，必须配以辛香走窜之"动药"，动静结合，才能补而不滞。临床可针对中老年人常见的心脑血管病，如高血压、高血脂、冠心病、脑梗死、糖尿病等，辨证选用"动药"，例如取附子温寒解凝，振奋心阳；大黄、决明子通腑排毒，降低血脂；葛根、丹参活血化瘀，净化血液等，与补药相配，相使相成而起到固本清源之效。

四、膏方益寿祛病的奥秘

膏方中多采用补益肝肾、益气养血、养心安神、理气活血、祛风除湿等类药物，除了有良好的强身益寿的功效外，临床对冠心病、高血压、动脉硬化、脑梗死、肝硬化、慢性气管炎、再生障碍性贫血、血小板减少性紫癜、肾病、糖尿病、关节炎、月经不调、不孕症、更年期综合征等几十种疾病均有显著疗效。膏方益寿除病的奥秘在于其对机体有多方面的保健和治疗作用。

（一）调节免疫功能

药理实验发现，膏方中常用的党参、黄芪、白术等补益药能增强机体网状内皮系统的吞噬功能。肉桂、仙茅、菟丝子等有促进抗体提前形成的作用，玄参、天冬、麦冬、沙参等有延长抗体存在时间的作用。据临床观察，老年人常服琼玉膏方，外周血T淋巴细胞明显增加，血清IgA含量明显降低，能良好地调节机体免疫功能。

（二）清除自由基作用

人参、五味子、首乌、灵芝等中药具有抗氧化作用，其表现为可以提高SOD水平，降低120水平和脂褐质在细胞内的堆积，减少自由基对机体的损伤；另外一些实验也表明，女贞子、菟丝子、枸杞子等补肾类中药具有清除有害自由基作用，可减少癌变的诱发因素。

（三）调节内分泌的功能

服用肉桂、巴戟天、仙茅、仙灵脾等温肾药，能促进肾上腺皮质的分泌。巴戟天、肉苁蓉、锁阳、杜仲、蛇床子等有促进性腺机能，类似性激素样作用，鹿茸、仙灵脾还能促进精液的生长和分泌，滋肾阴药如生地、女贞子、菟丝子、补骨脂等能纠正神经内分泌代谢失调而产生减肥及促排卵的作用。实验表明，补肾药是通过性腺轴、肾上腺等多水平、多靶器官的调节而发挥作用。

（四）调整中枢神经功能

首乌、人参、黄芪、当归、知母等中药对大脑中枢神经的兴奋与抑制有良好的调节作用，能提高智力和加强思维能力，延缓听力下降以及提高对皮肤感受的识别力。

（五）促进物质代谢

许多补虚的中药均有促进物质代谢作用，如人参、淫羊藿、肉苁蓉、灵芝、黄芪、锁阳、菟丝子、生地、麦冬等有不同程度提高蛋白质、核糖代谢的作用，生地、黄精、山药、花粉、人参、知母、苍术等有调节糖代谢的功能，人参、首乌、女贞子、蒲黄、郁金、决明子等可用来防治脂肪代谢紊乱，防治肥胖和动脉硬化。

（六）改善血液循环

众多活血中药，如丹参、川芎、赤芍、蒲黄、当归等可以降低血液黏稠度，减少血小板聚集，改善微循环，改变高黏状态，降低人体的高黏血症。高黏血症可导致微循环障碍，促使人体患病和衰老。

（七）预防基因突变

由于老年人适应能力和免疫力下降，应激反应降低，易引起基因突变，最终导致癌肿的发生或机体的衰退，而中药人参、刺五加、白术、党参、玉竹、淫羊藿等均有抗基因突变的作用，从而可延缓衰老的产生。

此外，膏方中的常用中药还具有降低血脂和血压，强心利尿，镇痛镇静，调整胃肠，促进骨折愈合等功能，由此可见，膏方对人体的作用是多方面的，在防治疾病和延缓机体衰老方面有着重大的潜力和优势。

五、膏方的制作与收藏

（一）配料

通常内服膏方有两种类型，一种是可以在药房买到的现成膏方药，如治疗咳嗽的"枇杷膏"，治疗痛经的"益母膏"，治疗体虚多病的"十全大补膏"等，这一类膏方药，大多药物组成简单，作用单纯。另一种是根据自己的体质和疾病，经过医生全面诊断和辨证以后处定的膏方，一般应该先采用汤剂处方诊治服用一段时间，确定有效之后，将有效处方的用量增大 10~15 倍以上，即成为一次拟定的膏方剂量，一料膏方的剂量大致在 1000g 以上，可熬出膏滋 1400g 左右。

（二）浸泡

将药物和匀后，放入有盖的容器内，容器以砂锅最佳，也可用铜锅或搪瓷锅、铝锅，但不可用铁锅，以免引起化学反应，加入适量冷水浸泡，一般以水高出药面 15cm 为度，浸泡时间约 2 小时左右，这样药物中的有效成分较容易被煎出。

（三）煎药

俗话说"煎药要煎透"。所谓"透"，就是恰如其分的意思。先用大火将药液煮沸，再用小火煎煮，保持微沸，煎煮时应及时搅拌，并去除浮于表面的泡沫，以免药液溢出。煮至 2~5 小时，过滤取出药液，药渣续加冷水再煎，第二次加水量一般以淹没药料即可。如法煎煮 3 次为度，合并药液，静置沉淀，再用四层纱布过滤 3 次，尽量减少药液中的杂质。如果用人参、冬虫夏草等贵重药物，则不宜与他药同煎，以免造成浪费，应该用小火另煎浓汁，于收膏时将药汁冲入，或将人参、冬虫夏草研成细粉，于收膏时调入膏中亦可，这样可以充分发挥其药效。

（四）浓缩

将煎出的药液再放在小火上煎煮蒸发浓缩，同时不断用筷子搅动药液，防止焦化，逐渐形成稠膏状，趁热用筷子取浓缩的药液滴于干燥皮纸上，以滴膏周围不见水迹为度。此谓清膏。

（五）收膏

在稠膏状的药液中加入阿胶、龟板胶、鹿角胶等胶剂和适量蜂蜜或冰糖、蔗糖，用小火煎熬并不断用筷子搅拌和匀收膏。糖类和胶类的配料，均应根据需要选用，例如阴血虚弱者，可选用驴皮胶、龟板胶；阳气虚弱者，可选用鹿角胶；阴阳两虚者，可选用龟鹿二仙胶；便秘者可选用蜂蜜；糖尿病患者需避免用糖类；肝病者可不用黄酒浸胶等。膏方标准为无焦臭、异味，无糖的结晶析出。煎膏所用的糖，一般均须先行炒透，随后再加入药汁内溶化。如不炒透，易使煎成的膏滋置放日久后，产生糖和药汁分离，或有颗粒状析出，习称返砂。阿胶等胶剂在入膏前必须先打碎，加入黄酒浸泡一夜，以便于溶化。

（六）收藏

膏方的收藏也是重要的一环，如收藏不妥，极易变霉变质，影响药效。一般存放膏方的容器以瓷罐为宜，切不可用金属锅、罐存放，以免引起化学反应。一料膏方通常可服用4~8周，所以放置的环境以阴凉干燥为好，如避阳之处或冰箱内，因膏方中糖分含量高，且其中还含有动物蛋白的荤类药，温度一高容易变质发霉。如遇冬令气温连日回升，可隔水高温蒸化，启盖待完全冷却，然后再将盖子盖好，防止水蒸气落在膏面上产生霉点，影响治疗效果。

六、膏方的服法和禁忌

（一）服法

每日清晨空腹服一汤匙，或早晚空腹各服一汤匙，均用白开水冲入，和匀服用。如方中用熟地等滋腻药或配料胶类剂量较大，则膏滋稠黏，难以烊化，则可以隔水蒸化后服用。膏滋也可以含化，即将膏汁含在口中，让膏汁在口中溶化，以发挥药效。

膏方服用剂量要根据病情或患者的身体情况及药物性质而决定，尤其是与患者消化功能有着密切关系。一般而言，服膏方应从小剂量开始逐步增加，如每日先服一汤匙，约5~10g即可；如果患者消化功能正常，或病情需要，再改为早晚各服一汤匙，以加强其治疗效果。

一料膏方，一般要服4~6周，以每年冬至日服起，五十天左右，即头九到五九（冬至后第一个九天为头九，第十天至第十八天为二九，以此类推），或服至立春前结束。如果准备一冬服二料膏方，服用时间可以适当提前。

（二）禁忌

在服膏方期间，如因误食所忌饮食，常能使膏方的疗效降低，或引起不良反应。如服含有人参、黄芪等补气的膏方时，应忌食萝卜，因萝卜是破气消导之品。服膏方时一般不宜用茶叶水冲饮，因茶叶能解药性而影响疗效。如患者属阳虚有寒者，应忌食生冷饮食；如属阴虚火旺者，则忌辛辣刺激性食物；如为哮喘患者，宜忌食虾蟹腥味等。此外，如遇感冒发热，伤食腹泻等，则应暂停服用。

七、膏方与冬令进补

（一）膏方服用的最佳季节

所谓"进补"，一般包括两个方面的含义，其一指通过中医补法、补药来调理人体内部的诸虚劳损；其二也含有"预防为主"的思想，即根据自身情况，参照进补原则，适当进补，以达到预防疾病，养生健身目的。中医进补，四季皆宜，但服用膏方，则以冬季为宜。因为膏方内含有较多的滋腻补药，热天服用，不易消化吸收，加上膏方一般服用时间较长，如果保存不当，特别是在环境气温较高的情况下，很容易变质，因此冬季就成为膏方进补的最理想季节。

中医素有"冬令进补"之说，人生活在自然界，必须顺应四季"春生、夏长、秋收、冬藏"的自然规律，《素问·四气调神大论》谓"冬三月，此谓闭藏"，冬季是封藏的季节，是补充和收藏营养精华的季节，冬令养精蓄锐，使肾精充沛，则来年体质增强，故民间俗语"冬令进补，来年打虎"。加上冬季寒冷，人体需要增加热量，食欲旺盛，有利于膏方的吸收。

（二）冬令进补的原则

辨证进补是冬令进补的最重要原则。中医治疗疾病讲究辨证论治，冬季应用膏方进补也一定要遵守这一原则，即一定要辨别患者"虚证"的类别，是气虚还是血虚，是阴虚还是阳虚，抑或是气阴两虚、气血两虚等，方能进行针对性的进补，气虚者补气，血虚者补血，气阴两虚者则补气养阴，以此类推。

其次，冬令应用膏方进补必须根据"虚则补之，实则泻之"的原则进行，对具有虚证的患者，可以采用补益的方法，对具有实证的患者，主要采用攻邪的方法，对虚实相兼的患者，则采用攻补兼施的方法，如果背道而驰，用攻邪的方法治疗虚证，就会耗损气血，使气血再虚；用补益的方法治疗实证，就会闭门留寇，使邪实更盛，而产生"虚虚实实"的弊病。

冬令进补是传统养生保健方式之一，但并不是人人都适宜。采用膏方进补，针对的必然是以虚证为主的患者，临床上主要适宜患有慢性疾病且中医辨证为以虚证为主者，或者身体虽无疾病，但体质虚弱，即所谓"亚健康"者。对感冒发热，咳嗽痰多，胃纳不馨，舌苔厚腻者，或急性病和慢性疾病急性发作时，暂不宜冬令进补。

（三）冬令进补的副作用

冬令进补不当，也会出现种种副作用。临床所见，不少人在冬季服用膏方后出现胸闷呕吐、腹胀、腹泻、胃口减退、口干口苦、头晕不适等症状，这都是进补不当造成的，产生这些情况的原因大致有以下几方面：

中医药膳学

1.补不对证

膏方进补不分虚实，盲目滥补，如有些患者表现为纳差腹胀，舌苔厚腻等一派实证，竟然也在冬令进补，结果往往会加重原来症状，而出现胸闷恶心、口干口苦、腹痛腹泻等，其次，没有辨证进补，也不免会产生各种不良反应，如阴虚者补阳，犹如火上浇油，使热者更热；阳虚者补阴，好比雪上加霜，使寒者更寒。

2.补不得法

补药过量也会产生副作用，如过度服用人参、黄芪等补气药，会导致腹胀等症状；过量服用红参、鹿茸、附子等补阳药，会出现大便秘结、烦躁、口干、血压升高等反应；过分使用阿胶、熟地、龟板、鳖甲、首乌等滋腻药物，会使胃纳下降、恶心、腹泻、舌苔腻浊等，正如内经所言"久而气增，夭之由也"。

3.不顾整体

有些患者患有多种慢性疾病，在冬令服用膏方时，必须坚持整体观点，用"一元论"方法辨证进补，千万不可一叶障目而盲目进补，否则就会顾此失彼。如对胃肠功能较弱或有慢性泄泻的患者，进补时不宜选择滋腻滑肠的补药，如果必须使用的话，则应适当配入陈皮、砂仁、枳壳、山楂、苍白术等健脾理气之品；糖尿病患者要注意膏方中不用或少用糖类收膏；便秘患者进补时不宜补阳太过，如鹿茸、附子、肉桂、红参等补阳药物，极易造成肠道便秘。

（四）进补失当，危害甚大

补法，是众多中医治疗方法中的一种。长期的临床实践也已证实"虚则补之"的有效和可行，所以人皆喜补在我国已成风俗。尤其近年来，随着人民生活水平的不断提高，进补之风愈演愈烈，已逐渐演化为"公害"。为此，当大声疾呼："补"之不当，为害大矣！

1.乱补滥补为害尤烈

现代社会的竞争机制和工作的快节奏，使一些人不能适应，随之出现"疲劳综合征"，从中医而言，引起疲劳综合征的原因很多，如肝气郁结、肝脾失养等。但大多患者却自以为"虚"在作祟，于是乱吃补品，其害益甚。明明是颧红升火、潮热盗汗、手足心热、咽干口燥、心烦易怒、舌红无苔的阴虚火旺者，误用了鹿茸、苁蓉、狗肾、肉桂等温阳药物，好比火上加油，促使阴虚症状更为严重。而面色苍白、精神萎靡、畏寒怕冷、下痢清谷、舌质淡嫩的阳虚内寒者，误服龟板、鳖甲、生地等滋阴药，则无异于雪上加霜，进一步损伤阳气。一些常食油腻者，四肢乏力、饮食无味，事实是湿困脾胃，却也大吃黏腻滋补之品，实其所实，导致卧床不起。至于冬天因服大补膏或过食补品而致不适者，则比比皆是。如大量服用党参、黄芪等补气药，会产生头晕头胀、胸闷腹胀、食欲不振等症；久服大剂量人参则会引起人参中毒综合征；过进熟地、阿胶等滋腻之品，可致胸闷纳呆；多吃牛鞭、鹿茸等壮阳药，则会出现升火烦躁，阳强不倒，血压升高。更有甚者，在明确诊断为器质性疾病后，仍然忽视正确治疗，反而盲目进补，致使病情加剧。如冠心病的发病机制是"阳虚阴凝"，这里的"阳"是指功能，"阴"是指瘀血痰浊。尽管冠心病患者也有"虚"的一面，如心慌、面色苍白、肢冷、气短、乏力等不同表现，但其总的病理变化是源于因"实"致虚，也即体内先有痰与瘀的病理产物，才造成气血流通受阻，从而促使正气虚衰。正确的处理方法要化痰祛瘀，清除这些致病因子，而后可达到气通血活，恢复脏腑正常功能。若背其道而行之，"关门缉盗"留住实邪，则越补越壅。当然冠心病患者心气虚较显著时也可调补，但必须"剿抚兼施"，或采取"固本清源"的方法，审慎用药，绝不可随便购买补品滥用，以免增加苦痛。

最令人忧虑的是，在广告宣传的误导下，目前乱补、滥补之风已严重影响到儿童的健康成长。家长宠爱他们的"小皇帝"，对名目繁多的"乐"、"神"、"智"等所谓"开发智力、促进发育"的滋补品的功效深信不疑，结果花费不少钱后，却发现他们的子女出现了令人难堪的性早熟，说明了"补之不当，反成公害"之理。中医历来认为小儿为纯阳之体，不能过早服用补品，更不能乱服补药。14岁以前当拟健运脾胃为主，14岁以后也不过吃些六味地黄丸之类。现动辄参、龟、鳖、鹿茸，此中祸福，发人深思。

不应补而补之则壅，不对症而补之则滞，乱补滥补为害尤烈，服了补药再找医生，岂不哀哉！因此，现在该是引起人们高度重视，防止误入"补"区的时候了。

2.还西洋参之本来面目

"西洋参"本是滋阴降火的珍贵药材，国内培植也已成功。但经一些广告的误导，西洋参却成了强身壮体的神药。如服后精力充沛、思维活跃、补气强身等，甚至还说西洋参能促进贸易成功，真是匪夷所思。西洋参不仅功效大变，其包装也五光十色，有洋参丸、洋参酒、洋参糖、胶囊、膏滋、口服液、袋泡茶、颗粒冲剂、饮片……几乎囊括了所有剂型，成为十分畅销的营养品。然而，西洋参毕竟还是西洋参，它究竟能使多少人得益呢？

一位心肌炎患者，常感精力不支，思想不集中。广告说西洋参能提神醒脑、增加活力，他连续服用数月，症状未见好转，反致大便溏薄，腹痛幽幽，显然药不对路。一位乙型肝炎患者，肝功能已正常，但自觉神萎乏力，脸部潮红，心烦意乱，以为阴虚火旺，连购西洋参服用，然越吃越烦躁，越吃越火旺，就诊时舌腻口苦，此乃"气郁化火"，患者不懂"火郁者发之，木郁者达之"的道理，反用滋阴药物，造成"郁火内陷"。

因服西洋参而导致副作用者非常多。须知，西洋参是一味药物，并非保健品，应该在医生指导下服用。《中药大辞典》载："西洋参味微苦，性寒。功效益肺阴、清虚火、生津止渴。主治肺虚久咳、失血、咽干口渴、虚热烦倦。"传统习用其治老年人的阴虚牙痛、咽干、咽痛。现临床医生多以之与石斛相配，治舌质红绛，口干津枯；用于久病阴虚或放疗或化疗后白细胞下降者，有一定效果。倘不辨证而施治，极易伤事。如《本草从新》称："脏寒者服之，即作腹痛；郁火服之，火不透发，反生寒热。"正像上述两个病例一样，前者因体质虚寒，后者因气郁化火，都不适宜服西洋参，误服即导致病症愈陷愈深。

某些广告称西洋参能增加智慧，振奋精力，这是一种误导。它淡化了体质辨证，忽略药的特征，把西洋参说成是妇幼老少、四时咸宜的补品，否定了中医基本特色，在临床上就容易产生治疗与症状的不合的问题，从而给患者带来苦楚。曾治过一冠心病患者，胸闷胸痛，形寒体倦，典型的阳虚阴凝之症，却以西洋参作为强身之本，病久不愈。来诊时脉搏仅每分钟40余次，急以大量温阳之品，病随安康；可见，西洋参药性平凉，用之不当则耽误病情。又治吴县某老翁心衰，四肢长年不温，但自觉内热，渴不欲饮。病者不论症为真热还是假热，大服西洋参，竟发展成面部浮肿，终至不起。就诊时，则反其道而行之，大量附桂以消阴霾，幸获转危为安。故还西洋参之本来面目，具有重要的现实意义。

总之，"补"是一门学问，"水能载舟，亦能覆舟"，不是人人都能进补的。希望患者、药商、医生乃至新闻媒介，都要研究和讲究"补法"，让"补法"真正发挥其养生和治疗作用。

第七章　辨证用膏方

膏方是医师根据病人的具体情况，结合望闻问切四诊合参后，在中医整体调整观念的指导下，进行辨证论治后制订出来的方剂，具有针对性强，作用明显的特点。膏方不仅是滋补强壮的药品，更是治疗慢性疾病的最佳剂型，所以膏方的制订，首当重视辨证论治，其特点是因人处方、量身定做、对症下药、辨证使用。医家应从病者错综复杂的症状中，分析出病因病机病位，衡量正邪之盛衰进退，探求疾病之根源，从而确定固本清源的方药，切忌"头痛医头，脚痛医脚"。　比如，气虚之人，表现为神疲倦怠、动则气喘、饮食无味、脉弱无力等，可以选用由人参、黄芪、茯苓、白术等中药制成的膏方；血虚之人，表现为面色苍白、头晕健忘、失眠少神、脉细无力等，可以选用由阿胶、熟地、当归、白芍等中药制成的膏方；阴虚之人者，表现为形体瘦削、口干咽燥、渴欲饮水、热盗汗等，可以选用由麦冬、沙参、龟板、枸杞等中药制成的膏方；阳虚之人者，表现为畏寒肢冷、性欲淡漠、尿频遗尿、腹中冷痛等，可以选用由鹿角胶、杜仲、蛤蚧、核桃仁等中药制成的膏方。

一、补气养血膏方

［组成］绵黄芪 150g，潞党参 150g，炒白术 150g，云茯苓 150g，熟地黄 150g，赤芍药 150g，全当归 150g，大川芎 80g，蜜炙甘草 150g，大红枣 200g，龙眼肉 150g，制首乌 150g，白扁豆 150g，淮山药 150g，莲子肉 150g，薏苡仁 200g，淮小麦 250g，枸杞子 150g，女贞子 150g，旱莲草 200g，桑葚子 150g，黑料豆 200g，胡桃肉 150g，酸枣仁 150g，柏子仁 150g，炙远志 50g，鸡血藤 200g，夜交藤 200g，苦桔梗 80g，广陈皮 90g，广木香 90g，佛手皮 90g，合欢皮 90g，川牛膝 150g，仙灵脾 150g，谷麦芽各 200g。

［制作］将以上 36 味药粉碎以后用清水浸泡一昼夜，放快火上连煎三汁然后过滤，去渣取汁，并用文火将药汁慢慢煎熬浓缩。另准备阿胶 150g，用 250g 黄酒浸泡炖烊，冰糖或砂糖 400g，蜂蜜 400g，趁热一同冲入药汁之中收膏，待冷却收藏后便可按时服用。

［适应证］气血两虚证。症见：神疲乏力，面色苍白，头晕目眩，夜寐不安，平时气短，运动后更甚，食欲减退，大便干燥，心悸心慌，平素容易感冒，妇女可见月经延期，经量减少，颜色淡红，舌苔薄白，舌质淡红，舌质边缘有明显齿痕，脉象细软无力。

中医药膳学

[功效] 补气养血。

[方解] 纵观方中方药，可以分为以下几个方面：一组为专门补益元气的药物，如黄芪、党参、白术、茯苓、甘草、淮山药、白扁豆、莲子肉、薏苡仁等，这些药物合在一起，具有较强的健脾益气的作用。一组为养血的药物，如熟地黄、赤芍药、制首乌、枸杞子、淮小麦、大红枣、女贞子、旱莲草、桑葚子、黑料豆、鸡血藤、胡桃肉、全当归、川芎等，这些药物相互配伍，具有活血、养血、和血的作用。一组为对症治疗的药物，如夜寐不安的用酸枣仁、柏子仁、远志、夜交藤、合欢皮等，以安定神志促使睡眠；如大便干燥则用全当归、柏子仁、酸枣仁、制首乌、蜂蜜等含有油脂具有滋润作用的药物；食欲减退则用谷麦芽、扁豆、莲子肉等具有健脾开胃助运化的药物。另一组药物则在方中起到理气作用，如广陈皮、木香、佛手皮、合欢皮等，使膏方滋补而不腻滞，又用桔梗、牛膝两味药，可引导其他药物上行下走，使药物能遍布全身各个脏腑器官，充分发挥其作用。更选用具有滋补阴血的阿胶以收膏，目的也在于加强补血养血的作用。

二、温补肾阳膏方

[组成] 绵黄芪200g，潞党参200g，仙茅150g，仙灵脾150g，甘锁阳150g，阳起石200g，肉苁蓉150g，巴戟天150g，补骨脂150g，桑寄生150g，淮牛膝150g，熟附块90g，上肉桂90g，大杜仲150g，鹿茸50g，金毛狗脊150g，胡桃肉150g，覆盆子150g，菟丝子150g，五味子90g，蛇床子120g，韭菜子120g，川断肉150g，桑螵蛸150g，制香附150g，沉香片60g，全当归150g，广陈皮150g，女贞子150g，枸杞子150g，败龟板200g，谷麦芽各200g，六曲200g，川芎150g，川桂枝120g，吴茱萸150g，金樱子150g，芡实150g。

[制作] 将以上39味药切碎后，用清水浸泡一昼夜。其中附子一味药略有毒性，可在快火上先煎20分钟；沉香一味具有挥发性，需要后入药。将其他药在快火上连煎三汁，然后过滤，去渣取汁，再在文火上慢慢熬煎浓缩，另用鹿角胶250g，浸于500g黄酒中烊化以备用，用冰糖或蔗糖400g，趁热一同冲入药汁之中收膏，待其冷却后便可服用。

[适应证] 肾阳亏虚证。症见：精神萎靡，面色㿠白，怕冷，四肢不温，头晕，心慌，食欲不佳，腰酸背痛，大便溏薄，甚至泄泻呈不消化食物，小便清长，夜尿尤多，男子有阳痿、遗精，女子月经不调，舌苔白腻，舌质淡红，舌体胖大，舌边有齿痕，脉象沉迟无力。

[功效] 温补肾阳。

[方解] 分析其中中药组成，主要从以下几个方面着手：一组为温补全身各脏腑阳气的药物，如附子、肉桂、桂枝、黄芪、党参等，这些药物配伍后，对全身各脏腑器官的阳虚现象都有较好的温补作用，因为肾阳为人身中阳气之根本，肾阳虚必定会影

响到其他脏腑，因此，安排了兼顾他脏和全身阳气的这一组药。一组为专司温补肾中阳气，填补肾中精髓的药物，如仙茅、仙灵脾、锁阳、阳起石、肉苁蓉、巴戟天、补骨脂、鹿茸、胡桃肉、覆盆子、菟丝子、山萸肉等，这组药物构成了本方的主体，针对肾阳虚而设立。一组为对症而设的药物，如腰酸背痛用桑寄生、川断、狗脊、杜仲、牛膝；阳痿遗精用蛇床子、韭菜子、五味子、覆盆子、桑螵蛸；夜尿频多用桑螵蛸、金樱子、芡实等；食欲减退，消化不良用谷芽、麦芽、六曲等。一组具有滋补肾阴作用的药物，如女贞子、枸杞子、龟板、五味子等，主要为根据中医理论"善补阳者，于阴中求阳"的原则而设立，以增强全方中补阳的作用。另一组为全方的调理药，如沉香、香附、广陈皮可以行气理气，使膏滋方补而不腻滞；而全当归、川芎、桂枝具有活血作用，一方面针对部分症状而用，另一方面活血作用的药物可以帮助行气药推动药力迅速到达全身各个脏腑器官。

三、滋养肝肾膏方

[组成] 熟地黄200g，淮山药200g，山萸肉150g，枸杞子200g，炙龟板250g，炙鳖甲250g，大麦冬200g，菟丝子200g，川牛膝200g，川杜仲200g，北沙参200g，女贞子200g，旱莲草200g，川石斛200g，何首乌200g，白芍药200g，五味子120g，酸枣仁150g，全当归200g，桑葚子200g，骨碎补200g，金毛狗脊200g，紫河车120g金樱子200g，南芡实200g，广陈皮200g，佛手片150g，合欢花90g，桃仁泥200g龙眼肉200g，云茯苓200g，夜交藤200g，甘菊花120g，福泽泻200g，肥知母200g川黄柏200g，灵磁石400g，石菖蒲200g。

[制作] 将以上38味药切碎，用清水浸泡一昼夜，其中灵磁石一味为矿石类药物，应先上火煎30分钟左右，然后将其他药物放入同煎。以快火连煎三汁后，用细纱布过滤，去渣取汁，再放到文火上慢慢煎煮浓缩。另外用阿胶300g，浸于500g黄酒中烊化以备用，用冰糖或蔗糖400g，趁热一同冲入药汁之中收膏，待冷却后便可服用。

[适应证] 肝肾亏虚证。症见：精神萎靡，形体消瘦，腰膝酸软，遗精滑精，健忘，心烦，手足心发热，夜寐不安，盗汗，潮热，颧红升火，口干，干咳，头目眩晕，眼花耳聋，女子月经不调，经水少，经色红，周期短，质地稠，舌质红而干，舌苔薄白或少苔，甚或舌质中有裂纹，舌体萎缩，脉象沉细带弦或数。

[功效] 滋补肝肾。

[方解] 本方所适应的症状属于中医理论中肝肾之阴精亏虚的类型，同时中医学认为人体内的精与血是同出一源的。因此，在肝肾之阴精亏虚的同时，必然会影响到体内的阴血，用药组方时既要考虑到肝肾之精亏虚，又兼顾到阴血，以加强全方的作用效果。分析具体的组方原则，全部药物可分成下面几个方面：一组针对肝肾阴亏而设，以滋养阴精为主的药物，如熟地黄、淮山药、山萸肉、枸杞子、龟板、鳖甲、菟丝子、女贞子、旱莲草、何首乌、桑葚子等，这一组药物，具有较强的滋补肝肾之阴的作用，

互相配伍后效果更佳，因肝肾之阴为全身阴液精津之根本，及时补益足够的肝肾阴精，是服用本方的重要环节。一组为考虑肝肾之阴亏，必然影响到全身其他各脏腑器官的阴液，见到全身阴精俱亏的症状，因而设立了对其他脏腑具有补养阴液作用的药物，如麦冬、石斛、沙参等，起到标本同治，双管齐下的作用。一组为补精血的药物，如首乌、女贞子、桑葚子、龙眼肉、全当归等，主要协同补肝肾药物，以提高补肝肾之精的效果。一组为补阳药物，其用意取自于中医理论所说"善补阴者，于阳中求阴"的道理，如杜仲、狗脊、骨碎补、紫河车等。一组为对症而下的药物，如腰膝酸软用牛膝、狗脊、骨碎补；遗精滑精用金樱子、芡实；心烦，手足心发热用知母、黄柏；夜寐不安用酸枣仁、夜交藤、合欢花；眼花耳聋用甘菊花、枸杞子、灵磁石、石菖蒲；月经不调用桃仁泥、全当归、阿胶。此外全方中还设立了一组药性比较轻灵，具有理气作用，走而不守以防止滋阴药物过于黏腻的药物，如广陈皮、佛手片、合欢花、茯苓、泽泻等。值得指出的是方中还用了五味子、白芍药两味药，看似这两味药并不直接对肝肾起作用，但五味子酸，白芍药甘，根据中医理论"甘酸化阴"的道理，这两味药相互配伍，具有不断生成阴液的作用，因此，方中用这两味药寓意颇深。

[使用注意] 一般来说，服用膏方以后均能获得一定的效果，但滋补肝肾之阴较难，单纯一料膏方恐怕难以完全解决问题。因此，一般补阴作用的膏方，一个冬季宜服用两料。服药期间如出现腹泻、发热等情况，暂停服用膏方，经调治后再继续服用。两料药后不能马上停药，还须用一段时间成药以巩固疗效。如六味地黄丸、左归丸、大补阴丸、杞菊地黄丸、二至丸、石斛夜光丸等成药，都可以选择其中一二种长期服用。在服用滋补膏方时，除一般的忌口注意外，尤其不能进食过分辛燥香辣的食物，以免影响疗效。

四、益气养阴膏方

[组成] 太子参300g，大麦冬120g，五味子60g，北沙参120g，京玄参120g，肥玉竹120g，天花粉120g，炒扁豆120g，淮山药150g，女贞子150g，旱莲草150g，川石斛150g，潞党参120g，炒白术120g，云茯苓150g，广陈皮60g，制半夏60g，广木香30g，缩砂仁（后下）30g，炙甘草30g，炒枣仁200g，夜交藤150g，合欢皮150g，柏子仁120g，炙远志30g，炒枳壳120g，菟丝子240g，制首乌120g，料豆衣240g，糯稻根220g，浮小麦120g，生熟谷芽各120g，淡竹茹60g，福泽泻120g。

[制作] 将以上35味药切碎，用清水浸泡一昼夜，除缩砂仁、木香外，其余药物用猛火熬煎，在过滤前放入缩砂仁、木香，连煎三汁，用细纱布过滤，去渣取汁，合而调匀，即用文火浓煎，另用阿胶500g入500g黄酒内浸泡烊化。冰糖250g连同西洋参粉50g，趁热一同冲入药中收膏，待冷却以后存放3天即可食用。

[适应证] 气阴两虚证。症见：面色淡白，少气懒言，神疲乏力，不耐劳力，咽干口燥，盗汗自汗，平素时见眩晕，时见食少，时见胸闷，时见寐差，脾胃纳差，小便

短少，大便秘结，舌质淡，体瘦弱，苔少有裂纹，脉细软无力。

[功效] 益气养阴。

[方解] 本方适用于中医辨证属气阴两虚证的患者。这里反映出来的气阴两虚证有这样的特点：一是气虚而无水湿停滞之象，二是阴虚没有火旺的表现。故在治疗时重点是放在益气补阴方面，再根据其伴有的症状配合理气和中、养心安神、增液通腑等药物。因此，从具体的组方分析有以下几组药物：一组是以生脉散为主，即养阴生津类药物，如北沙参、京玄参、肥玉竹、花粉、石斛、女贞子、旱莲草、炒扁豆、淮山药，以补养五脏阴津亏损为用药着眼点，由于肾阴为五脏阴津之根本，故又配合菟丝子、制首乌。一组是以香砂六君子汤为主，即益气健脾类药物，如党参、太子参、白术、茯苓、广陈皮、制半夏、木香、缩砂仁、淮山药、扁豆、炙甘草，以健运脾气为用药着眼点。由于脾胃为气血生化之源，因患者时见食少胸闷，脾胃纳差，故在健运脾气的同时，配用炒枳壳以使气机舒畅；配用生熟谷芽，而让胃气可苏。与此同时，又有一组治疗虚证的药物，如盗汗自汗，以五味子酸敛配料豆衣养阴止汗，糯稻根、淮小麦固表止汗；治夜寐不安，以炒枣仁配合欢皮、夜交藤、远志；考虑到患者久病，脾胃虚弱，易生痰浊，郁而痰热内扰，故用温胆汤方，即制半夏、茯苓、广陈皮、炙甘草、枳实、竹茹以清痰热，从而达到上清下通，气顺液充的目的。

五、补益心脾膏方

[组成] 全当归 120g，炒白芍 150g，熟地黄 120g，缩砂仁（后下）30g，紫丹参 120g，桑葚子 120g，制首乌 120g，仙鹤草 120g，炒党参 120g，生炙黄芪 150g，云茯苓 150g，炒白术 120g，淮山药 150g，制半夏 60g，广陈皮 60g，炙甘草 30g，淮小麦 30g，炒枣仁 120g，合欢皮 120g，夜交藤 150g，煅龙齿 240g，珍珠母 30g，炙远志 50g，制香附 120g，佛手片 60g，广木香 30g，旱莲草 300g，侧柏叶 120g，茜草根 150g，八月扎 120g，路路通 120g，大红枣 100g，生姜 10g。

[制作] 将上药 33 味，用清水浸泡一昼夜，龙齿、珍珠母、缩砂仁除外。先用快火熬煎龙齿、珍珠母 20 分钟，再放入其他药浓煎三次，过滤前 10 分钟放入缩砂仁，去渣取汁，调匀，再取文火浓煎。另用阿胶 500g 于黄酒 500g 中浸软烊化，冰糖 250g，连同吉林白参粉 50g，趁热一同冲入药中收膏，待冷却以后，存放三天即可服用。

[适应证] 心脾两虚证。症见：面色不华，眩晕，健忘，心悸，失眠，多梦，情绪抑郁或不宁，神疲乏力，脘腹不适，纳食减少，时见皮下出血，时见齿衄，血色较淡，大便时溏，月经或迟或早，经量或多或少，舌质偏淡，苔薄，脉象濡细无力。

[功效] 补益心脾。

[方解] 本方适用于中医辨证属心脾两虚患者。中医理论认为，心主血，脾统血，脾胃相为表里，又为气血生化之源，故表现多见血虚较突出，气为血帅，故养血须与

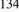

益气相配合。具体来说，补心血与补心气相结合，两者还须与健脾益气相结合。故其方中有这样几组药物：一组以八珍汤为主，如全当归、黄芪、白术、党参、茯苓、白芍、甘草、熟地黄；一组以养血安神药为主，如首乌、仙鹤草、桑葚子、紫丹参、合欢皮、夜交藤、炒枣仁、淮小麦、珍珠母、煅龙齿；一组以理气和血止血为主，如木香、香附、佛手片、旱莲草、侧柏叶、茜草根、八月扎、路路通，以姜、枣为使药，由于时见皮下出血，时见齿衄，血色较淡，月经不调，故取香附、全当归、白芍、紫丹参等调经药，又用理气解郁养血。和血止血通络药物结合起来，以期缓缓调治以获效。

六、调理冲任膏方

[组成] 益母草200g，艾叶炭100g，炮姜炭100g，地榆炭100g，侧柏叶炭100g仙鹤草200g，桑寄生150g，川断肉200g，炙黄芪200g，潞党参200g，云茯苓200g焦白术200g，炙甘草200g，炒当归200g，白芍药200g，生地黄200g，熟地黄200g龙眼肉150g，枸杞子200g，女贞子200g，茅根炭80g，槐花炭80g，血余炭80g，菟丝子200g，仙灵脾200g，大红枣150g，广木香150g，广陈皮200g，缩砂仁（后下）50g，参三七粉50g，酸枣仁150g，紫丹参200g，料豆衣200g，制首乌200g，桑葚子200g。

[制作] 将以上35味药物中除参三七粉外，其他药物切碎后放入清水中浸泡一昼夜，然后用快火连煎三汁，用细纱布过滤，去渣取汁，再放上文火慢慢煎煮浓缩。另用阿胶200g，用黄酒400g浸泡烊化，冰糖或蔗糖500g，连同50g参三七粉，趁热一同冲入药中收膏，待冷却以后便可以服用。

[适应证] 冲任不调证。症见：月经不调，每逢经来淋漓不尽，量多，严重时如血崩，经色淡，质地稀，面目浮肿，精神疲怠，少腹隐痛，腰酸膝软，夜间不能安眠，白天嗜睡，运动后气促，自觉有内脏下坠的感觉，舌质淡，舌体略胖，苔薄白，脉象细而无力。

[功效] 调理冲任。

[方解] 本方适用于月经不调中月经过多一类病人，属于中医气血两亏的辨证类型。月经过多从中医学理论看来，也属于出血一类病证，因此，本方的主要意图就在于止血，减少月经的量。中医理论还认为月经过多也就是出血过多，必然导致血虚，因为气与血的关系十分密切，因而也就产生了气虚的现象，从标本兼顾治疗的角度出发，止血固然重要，补养气血也不能忽视。从整个方剂的药物组成来看，主要有三个部分组成：一组为专门止血的药物，主要起到收敛固涩，以减少月经的量，为对症而治，从标着手，如艾叶炭、炮姜炭、地榆炭、侧柏叶炭、仙鹤草、茅根炭、槐花炭、血余炭等，这些药物本身就具有较强的止血作用，在炮制时再进行焙烤烘炒成炭，更加强了止血的效果；一组为养血补血调血的药物，如益母草、生地黄、熟地黄、龙眼

肉、枸杞子、女贞子、紫丹参、全当归、料豆衣、制首乌、桑葚子、仙鹤草等，这些药物配伍，主要为补充失去过多的精血.为从本而治的方法，目的在于增加精血的来源；一组为补气的药物，如黄芪、党参、白术、茯苓、甘草等，这类药物配伍，一则可补气以养血，二则可补气以摄血，从中医理论来看，气对血具有固摄作用，补气也能起到止血的效果。方中还有一些对症而下的药物，如腰膝酸软用桑寄生、川断；夜寐不安用酸枣仁等。木香、广陈皮、缩砂仁三味药主要起到理气作用，增强药物的流通性，以防止药性过于黏腻而影响脾胃的功能。

[使用注意] 整个方剂中所用的阿胶、龙眼肉、地黄质地较黏，配伍在一起更甚。因此，每次在服饮时需要隔水炖热烊化后再服比较好。方中阿胶、地黄、仙鹤草三味药相配伍，在补血止血方面疗效较好，临床应用多有灵验，在方中亦起主要作用。一般经服用本方后都有一定疗效，各种症状都有改善，但服完之后，还需用益母草膏、归脾膏、地黄膏等成药作进一步调治。

七、抗老益寿膏方

[组成] 黄精 50kg，干姜末 150g，桂心末 50g。

[制作] 黄精去须去毛，洗净打碎蒸熟榨取汁，再煎，加干姜末、桂心末，文火慢煎，收膏，贮瓷器内。

[适应证] 腰膝酸软，五心烦热，或畏寒怕冷者；小腹不适或小便不利者；阳痿早泄、不孕不育者；面目下肢虚浮易肿者；骨骼脊柱经常不舒适者；前后二阴、双耳、毛发、唾液等异常者；先天禀赋不足，体质虚弱者；超负荷工作的男性同胞等。

[功效] 延年益寿。

[方解] 黄精甘平，《滇南本草》谓："补虚添精。"《别录》谓："主补中益气，除风湿，安五脏。"可见其为老年补中益气之妙品。配伍干姜、肉桂，减轻黄精滋腻碍胃，相得益彰，于老年消化力弱者尤为适宜。长期服用，可以补诸虚、填精髓益脾胃，润心肺、益寿添年。

[服用方法] 每服 2 匙，一日 3 次。

八、止咳化痰膏方

[组成] 赭石、蛤壳、煅瓦楞子（各）1500g，桑叶、紫苏子、枇杷叶、南沙参（各）500g，制紫菀、制桑白皮、自前、苦杏仁（各）250g，肥姬母、制百部、制麻黄（各）125g。

[制作] 先取赭石、蛤壳、瓦楞子打碎，加水煎 2 次，每次 12 小时，合并煎液，过滤，余药除苦杏仁外，用上述药液煎煮，沸后加入苦杏仁，再煎 3 小时，过滤去渣，药渣再加水煎 2 小时，过滤，滤液合并，浓缩至清膏，加入砂糖 2500g，炼蜜 1300g，浓缩收膏。

[适应证] 咳嗽痰黄，不易咯出，胸闷气促，咽喉疼痛的患者。

［功效］止咳化痰，理气平喘。

［方解］伤寒初起，寒热头痛，皆由寒邪束表而致。皮毛闭塞，肺气不宣，故咳嗽气喘。本方既可解除在表的寒邪，又能宣肺，开泄闭郁之肺气。表邪解散，肺气宣通，自然热退喘平。方中麻黄、杏仁宣肺解表；紫苏子、紫菀、枇杷叶、百部、桑白皮等止咳平喘，南沙参、海蛤壳、知母清化痰热；更加代赭石一味，《衷中参西录》载："其质重坠，又善镇逆气，降痰涎，止呕吐，通燥结，用之得当，能建奇效。"本方用治伤风感冒，咳嗽气喘，效应若斯。

［服用方法］每服15g，一日2次，白开水冲服。

九、镇静安神膏方

［组成］制首乌、生地、淡苁蓉、抱茯神、丹参，龙眼肉、白木耳（各）25g，焙甘杞、潼蒺藜、酸枣仁、川杜仲、白蒺藜、新橘络、潞党参、制半夏、麦冬（各）15g，佛手花、西洋参、红旗参（各）10g，范志曲20g，沉香屑5g，湘莲子50g，阿胶、龟板胶（各）100g。

［制作］上药洗净，切碎，加水共煎3次，过滤，合并滤液，浓缩。加人参水煎液，浓缩成清膏，将阿胶、龟板胶烊化兑入，混匀，浓缩收膏。

［功效］健脾补肺，宁心安神。

［方解］不寐由脾胃失司，痰湿用事，肺失宣化，肠燥液枯所致。方中红参、党参，莲子，半夏、橘络，健脾燥湿化痰，麦冬、龙眼肉、茯神、枣仁、范志曲、沉香末，养心安神，降气健脾；西洋参、丹参、生地、首乌、杞子，养阴补血；潼白蒺藜、苁蓉、杜仲，熄风补肝肾；白木耳、阿胶、龟板胶，补肺之阴，如是则阴填肺宣，脾升胃降，痰湿得化，肠燥得润，不寐可痊。

［服用方法］每服1匙，一日2次。

十、调理脾胃膏方

［组成］莲子肉、粳米各300g，茯苓150g。

［制作］以上药物共为末，用水熬透，加砂糖适量，调成膏，瓶贮。

［功效］补脾养胃，固肠止泻。

［方解］《本草纲目》附方治脾泄肠滑，均用莲肉炒研为末，粳米煎汤调下，故本方专攻补脾固肠，对久痢虚泄等症，每获奇效。

［服用方法］每服5~6匙，白开水调服。

十一、祛除风湿膏方

［组成］鲜桑枝10kg。

［制作］上药用水煎透，过夜，次日取出，去渣滤清收汁，加白砂糖5kg，炒透滤过，收膏。

［适应证］临床适用于老年风湿痹痛、四肢拘挛等症。

［功效］祛风宣络。

［方解］桑枝苦平，善于清热祛风，又能通利关节，《岭南采药录》载："去骨节风疾，治老年鹤膝风。"《本事方》单用本品治风热臂痛，也有与其他祛风除湿活络舒筋药物同用。

［服用方法］每服25g，一日2次，白开水冲服。

十二、明目利咽膏方

［组成］鲜青果1000g，胖大海，天花粉、麦冬、诃子肉（各）200g，锦灯笼100g，山豆根100g。

［制作］切碎，水煎3次，分次过滤后去渣，滤液合并，用文火熬煎，浓缩至膏状，以不渗纸为度。每100g膏汁兑蜜100g。

［适应证］老年津亏，咽喉肿痛，失音声哑，口燥舌干等症。

［功效］清肺利咽，生津止渴。

［方解］青果甘涩酸，微寒，清热生津，解毒利咽，用治肺炎、喉炎、扁桃体炎、阴虚白喉，菌痢等症。麦冬，天花粉，养阴清热，润肺止咳，胖大海，山豆根、锦灯笼，清肺利咽，诃子敛肺下气。合而熬膏，颇为适宜。

［服用方法］每服20g，一日2次，温开水调化送下。

［禁忌］忌辛辣动火之物。

十三、止血活血膏方

［组成］当归20g，制香附、紫丹参、焦白术、延胡索、党参、川断、白芍、丹皮（各）15g，南柴胡、陈皮（各）10g，川芎5g。

［制作］将上药煎汁3次，去渣滤清，以不粘纸为度，再加阿胶15g，益母草膏15g，红糖500g，搅匀，熬透，收膏，瓶贮。

［适应证］妇女气滞血亏，经行腹痛。

［功效］止血活血。

［方解］肝郁之病，妇人最多，以致诸气皆盛不能平，甚则胸胀痛，烦躁易怒，经来腹痛。方中柴胡疏肝理气；当归、白芍、川芎、丹参、延胡、丹皮，养血活血，消瘀止痛；香附、陈皮，行气止痛，气行则血行；党参、白术、川断，补养气血，以扶其正。全方配伍全面，颇为适用。

［服用方法］每服25g，一日2次。

十四、清热解毒膏方

［组成］连翘、金银花、大黄（各）800g，桔梗、甘草、木通、防风、玄参、白癣皮、黄芩、浙贝母、地丁、白芷、赤芍、蒲公英、栀子（各）600g，天花粉、蝉蜕（各）400g。

［制作］上药洗净，断碎，以清水加热煎煮，水量蒸发减少时，适量续水，约煎4

小时，将汁取出，续入清水再煎，如此 3 次，取出残渣压榨，榨出液与煎液合并过滤，静置，取清汁用文火煎熬，不停搅动，防止焦化，炼成清膏，以不渗纸为度。每 50g 清膏，兑 100g 炼蜜，搅和均匀，除去泡沫，过滤入缸待凉。装瓶即可。

［适应证］适用于痈疡初起，红肿疼痛，憎寒发热之症，脓未成者。

［功效］清热解毒，散热消肿。

［方解］方中银花、黄芩、地丁、蒲公英、大黄，栀子等泻火清热解毒，连翘散血凝气聚，花粉、贝母清热散结，赤芍、玄参活血通络，防风、白芷、白藓皮、蝉蜕散风消肿。合而用之，共奏清热解毒，散风消肿之功，服之可使消散，脓已成者，可以促使外溃。

［服用方法］每服 50g，一日 2 次，白开水送服。

［禁忌］忌食腥荤及刺激性食物，孕妇慎用。

第八章　辨病用膏方

膏方在未病先防、既病防变、病后防复、摄生防衰等方面有着很好的疗效，体现了《内经》"正气存内，邪不可干"的预防思想和中医寓攻于补、攻补兼施的治疗特色。膏方的使用，不仅可以依据证候使用，而且可以根据疾病的具体特点和疾病呈现的基本规律辨病使用。因为临床上每种疾病，如糖尿病、高血压、冠心病、肾病等，具有各自的疾病规律，而且每种疾病常常因为时间、地点、气候的变化而变化。所以厘定疾病规律，辨病使用膏方尤为重要。膏方原则上一年四季皆可服用，但以秋冬季服用最多，服用时间多在冬至时开始，因为冬季后万物收藏，阳气内敛，冬三月为封藏之季节，更适合养藏，可起到补养正气充填阴精的效果，而且冬季气候寒冷，对前人来说，更加有利于膏方的保存。另外《黄帝内经》有"冬不藏精，春必病瘟"之说，通过膏方滋补，养精蓄锐，改善体质，人们能更好地生活、工作和学习。膏方非常适合各类慢性病、手术后恢复期、亚健康人群以及体质偏颇需要调理的人群服用。除了使用一般滋补膏方外，可专门针对不同疾病使用膏方，如亚健康、中医妇科、儿科、呼吸系统、肿瘤康复、消化系统、肾系疾病、心脑血管病、风湿类疾病以及内分泌疾病等，使其更有针对性。以下列举一些常见病的使用膏方。

一、冠心病

冠状动脉粥样硬化性心脏病系指冠状动脉粥样硬化及冠状动脉功能性改变（如痉挛）导致心肌相对或绝对缺血、缺氧等一系列病理变化的心脏疾病，简称冠心病，又名缺血性心脏病，为老年人多发病之一，常危及生命。

［病因］中医学认为冠心病的形成，多由于机体阴阳寒热失调，气机逆乱，导致血液淤滞，心脉痹阻，不通则痛，正如《素问·痹论篇》所说："心痹者，脉不通"。正常人的血液在脉管中运行，主要是靠心气来推动，一旦心气不足或心气郁结，气虚则血涩，气滞则血瘀，脉管中血行受阻，循行不畅，产生瘀血，阻塞心窍，则可出现心痛等症候。所以，瘀血是冠心病的主要病理基础。老年人多由正衰气虚，运血无力，而产生淤血。因此，冠心病的病理特征为脏腑虚损，功能失调，形成气虚血淤的本虚标实证。然冠心病的标本虚实虽以气虚血淤为其主要病理因素，却也因人因时而异，可有寒凝、气滞、痰浊、脾虚、阳虚等不同兼症。

［临床表现］本病临床常分为五型：隐匿型、心绞痛型、心肌梗死型、心力衰竭和心律失常型、猝死型，最常见者为心绞痛型。心绞痛主要表现为阵发性前胸压榨性的

疼痛，主要位于胸骨后部，可放射至心前区和左上肢，常发生于劳动或情绪激动时，持续数分钟，休息或服用硝酸酯制剂后消失。

[制方原则]　本病以活血化瘀为常用治法，据证则分别施以行气活血法、益气活血法、化痰活血法、温阳活血法。本虚标实之气虚血淤型、阳虚血淤型患者，当冬令气阳衰微之时非常适合膏方大方图治，可获满意疗效。

[组成]　吉林参（另煎）90g，潞党参150g，炙黄芪300g，川桂枝60g，赤白芍（各）90g，煅龙牡（各）300g，粉葛根90g，川芎90g，紫丹参150g，生山楂150g，九节菖蒲90g，决明子300g，降香24g，防风90g，苍白术（各）90g，云茯苓90g，炙甘草45g，广陈皮60g，制半夏90g，炒枳壳90g，玉桔梗60g，生蒲黄150g，醋灵脂90g，延胡索90g，煨金铃90g，全栝楼120g，干薤白90g，檀香24g，生麦芽300g，海藻90g，莪术90g，桃仁90g，红花90g，灵芝90g，胎盘60g，大枣120g，浮小麦300g。

[服用方法]　上味共煎浓汁，文火熬糊，再入鹿角胶90g，阿胶90g，麦芽糖500g，熔化收膏。每晨以沸水冲饮一匙。

[方解]　膏方取颜氏益心汤补气化瘀，桂枝加龙骨牡蛎汤、玉屏风散调和营卫、益气固表、收敛止汗。方中胎盘乃人之血气所生，故能大补气血，灵芝号称"仙草"，能益气养心，是治疗心悸，怔忡，胸痹，失眠，健忘，自汗的良药，故为膏方所常用。而山楂消食导滞，活血化瘀，决明子清肝散热，泻火通便，本为膏方所不取。实则膏方非补剂之谓也，而应以"平衡"为着眼点，以辨证为选方遣药之依据。明乎此，则除山楂、决明外，水蛭、大黄诸药均可援入膏方领域。

二、高血压

高血压病为中老年人的常见病、多发病，以持续性动脉血压增高为主要表现。它可引起严重的心、脑、肾并发症，是导致脑卒中、冠心病的主要危险因素。

[病因]　高血压病的形成与肝的病变最为密切，致病因素以七情所伤最为重要。肝既藏血，又能疏泄气机，情感太过，先导致肝气郁结，进而导致肝阳上亢，肝风内动，其间必然影响血液运行而致瘀血。况头为诸阳之会，精明之府，五脏精华之血，六腑清明之气，皆会于头部，故不论外邪侵袭，七情内郁，均能上犯巅顶，扰乱清窍，阻滞经络，导致气血运行失畅，而发生头晕头痛。

[临床表现]　高血压病的临床表现分缓进型、急进型两种类型。缓进型起病隐匿，病程进展缓慢，主要表现为眩晕目花，头痛头胀，头部沉重，耳鸣，颈项扳紧，伴有心悸健忘，注意力不集中，失眠，乏力，四肢麻木等。急进型可由缓进型转变而来，也可起病即为本型，其表现为血压显著增高，头痛，乏力，口渴，多尿，视力模糊或出血，常可出现高血压危象，高血压脑病，心力衰竭和肾功能不全等症状。

[制方原则]　因高血压病属虚实夹杂之慢性疾患，具有众多并发症，所以于冬季封

藏之候最宜调理。因其形成与肝的病变最为密切，所以治疗之法也与治肝紧密联系。近年来瘀血学说在高血压病的病机、预防、治疗中起到前所未有的作用，活血化瘀药物用于本病能提高疗效，有些活血药物如川芎、蒲黄、丹参、山楂、益母草本身就有降压作用，膏方中亦每每用之。

[组成] 西洋参90g（另煎冲），明玳瑁60g，紫贝齿90g，生石决150g，大生地300g，蛤粉90g（上两味同拌），净萸肉90g，泽泻90g，钩藤90g，白菊花90g，明天麻90g，海藻90g，粉丹皮90g，生山栀90g，柴胡60g，桑叶皮（各）90g，薄荷45g，黄芩90g，炒知柏（各）90g，莲子心90g，石苇150g，生蒲黄90g，小川连45g，肥玉竹150g，半夏90g，云苓90g，川芎90g，紫丹参150g，赤白芍（各）90g，杏桃仁（各）90g，红花90g，白蒺藜150g，苍白术（各）90g，地锦草400g，黄芪300g，紫草90g，水牛角300g，陈皮60g。

[服用方法] 上味共煎浓汁，文火熬糊，再入鳖甲胶60g，龟板胶60g，蛋白糖（糖尿病专用）500g，熔化收膏。每晨以沸水冲饮一匙。

[方解] 肝主疏泄，斡旋周身阴阳气血。人之精神活动、水谷运化、三焦气化、水液代谢皆宜宣通条达，一旦肝失常度，则阴阳失调，气血乖违，于是气滞、血淤、痰生、火起、风动，诸疾丛生，故曰"肝为百病之贼"。本方取介类镇肝潜阳，丹栀逍遥散疏泄气火，二陈化浊健中，知柏地黄滋水补肾并平相火之过亢，俾气血平和，脏腑协调，达到邪去正安之目的。取膏方治疗慢性病，即可扶正以强身，又能祛邪以治病，确有固本清源之效。

三、慢性支气管炎

慢性支气管炎是气管、支气管黏膜及其周围组织的慢性炎症。临床上以咳嗽、咯痰或伴有喘息及反复发作的慢性过程为其特征。本病在我国发病率超过3%，多见于中老年人，50岁以上者可高达15%左右。

[病因] 中医学一般认为本病的发生与外邪的侵袭和正气不足、脏腑功能失调有关。若外邪袭肺，病邪从口鼻或皮毛而入，侵袭人体，使肺气宣降失常，导致肺气上逆，而出现咳嗽、咯痰，甚至喘息；另一方面是由于正气不足、脏腑功能失调所致。本病多发生于中老年人，中老年人体质素弱，正气不足，所以气候稍变或寒冷季节，邪气易于入侵，引起旧疾复发。或由于咳嗽、咯痰、喘息持续发作，连续数年，进而损伤人体正气，导致脏腑功能失调。此外本病之发生还与患者的不良嗜好有关，尤其是吸烟造成烟毒内蕴致使肺气受损，所以本病患者必须戒烟。

[临床表现] 多缓慢起病，病程较长，因反复急性发作而加重病情。症状为慢性咳嗽、咳痰、喘息。临床上根据有无喘息而将本病分为单纯型和喘息型两种。前者表现为咳嗽、咳痰，后者还伴有喘息，有哮鸣音。

[制方原则] 本病的治疗原则是发作时治标——祛邪平喘；平时（缓解期）治

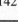

本——采用补肺、健脾、益肾等方法以起到扶正固本的作用来减少、减轻、控制其复发。虽然部分患者在缓解期没有症状，表面上与正常人无异，但实际上气道内的慢性炎症并没有控制，"痰"这一"夙根"并没有清除，所以也必须积极治疗。本病的防治一定要抓住冬令和夏季这两个关键时机。夏季采用"冬病夏治"之法，而冬令正值封藏之际，最宜应用膏方调补之法，多能取得良好效果。膏方调补之法即扶正祛邪之法。

[组成] 西洋参（另煎冲入收膏）90g，南沙参150g，北沙参150g，天冬150g，麦冬150g，五味子90g，生地150g，熟地240g，淮山药150g，山萸肉90g，云茯苓90g，牡丹皮90g，福泽泻90g，百合150g，川石斛90g，肥玉竹90g，功劳叶90g，活芦根300g，天花粉150g，炙远志90g，杏仁90g，桃仁90g，苍术90g，制半夏90g，广陈皮60g，川贝母60g，桑白皮90g，玉桔梗60g，枳壳90g，广地龙90g，紫丹参150g，全当归90g，赤芍90g，生蒲黄90g，苏木45g，坎䐏60g，甘草45g。

[服用方法] 上味煎取浓汁，文火熬糊，入龟板胶、阿胶各90g，白文冰糖500g，熔化收膏，每晨以沸水冲饮一匙。

[方解] 膏方用西洋参，南、北沙参，天冬，麦冬，百合，石斛，玉竹，功劳叶益肺阴，七味都气丸（由地黄，山药，萸肉，茯苓，牡丹皮，泽泻，五味子组成）补肾阴。尤倚仗坎䐏一味补肾纳气，平喘、敛汗。坎䐏系新鲜脐带用银花、甘草与黄酒同煮烘干而成，性甘、咸、温，是治疗慢性支气管炎的有效药物。再配合化瘀豁痰之品，如丹参、当归、赤芍、蒲黄、苏木、桃仁、杏仁、半夏、陈皮、川贝母、桔梗、枳壳，标本兼顾。又以苍术运脾以杜生痰之源并促进滋补药的吸收，也为膏方制订的重要技巧。

四、慢性胃炎

慢性胃炎是由多种原因引起的胃粘膜的弥漫性或局限性的慢性炎症，其发病率随年龄而增加，是中年人常见的一种疾病。20世纪80年代以来，医学上认为幽门螺菌是导致本病的主要病因。

[病因] 胃禀冲和之气，其气宜宣通，不宜郁滞，若胃气壅塞，不通则痛，则可形成胃脘痛。胃脘痛病位虽在胃，但与肝的关系非常密切，肝属木、胃属土，木能克土，如情志不遂，肝失疏泄，气血为之郁结，必然犯胃而致疼痛。若劳倦太过或久病脾胃受伤，皆可导致脾阳不足，中焦虚寒，或胃阴受损，失其濡润而发生疼痛。其他如感受寒热之邪，或饥饱失常，种种病因均可导致胃气失和、气滞血淤、不通则痛的病理状态。

[临床表现] 慢性胃炎主要表现为上腹部疼痛，常伴有腹部饱胀，食欲减退，嗳气或泛酸，恶心，呕吐等症状。本病组织学可分为浅表性胃炎、萎缩性胃炎等。胃镜是诊断本病、了解病情的重要检查手段。

[制方原则] 本病病因虽繁多，但论其病机则总由不通则痛故也。所以本病之治疗，"通"为大法，当然通之法，各有不同。但关键应抓住"气血"二字，处膏方尤需注意通调气血。本病之发生多与肝气有关，渐而波及血分，进而耗气伤阴。故治气，常用疏气、益气之法，治血常用和血养营之法。患者若见食后腹胀、嗳腐吞酸、呕吐、矢气后胀痛方减，舌苔黄厚腻，脉滑，不宜服用膏方，应先服用开路汤剂（以消食导滞为主之方），此后方可辨证应用膏方。

[组成] 西洋参 90g（另煎冲），炒山栀 90g，金沸草 90g，薄荷 45g，姜竹茹 90g，代赭石 300g，姜半夏 90g，广郁金 90g，天台乌 60g，广陈皮 90g，绿萼梅 45g，清炙草 45g，玉苏子 90g，云苓 90g，蒲公英 150g，天生术 90g，大白芍 90g，坚白前 90g，玉桔梗 45g，香白薇 90g，益智仁 90g，淮山药 150g，冬虫夏草 30g（另煎冲），白螺蛳壳 150g，扁豆衣 90g，海藻 90g，淮牛膝 90g，青防风 60g，肥玉竹 120g，小川连 24g，淡吴萸 15g（前二味同炒），太子参 90g，炒枳壳 60g，代代花 24g，北沙参 90g，佛手 60g。

[服用方法] 上味共煎浓汁，文火熬糊，再入龟板胶 90g，鳖甲胶 60g，白纹冰糖 500g，熔化收膏。每晨以沸水冲饮一匙。

[方解] 本方采用扶土抑木法，取左金丸以泄肝火，逍遥散以解肝郁，旋覆代赭汤以降胃逆，二陈汤以助脾运，西洋参、太子参、北沙参三参益脾气养胃阴，共奏疏肝和胃、调气益气之功。尤妙在佐以少量冬虫夏草、肥玉竹等质柔且润之品，滋阴而不碍脾，扶正而不助火，补肝体而抑肝亢，有一举两得之妙。

五、慢性病毒性肝炎

慢性病毒性肝炎是指由嗜肝病毒引起的、病程超过半年、肝脏组织病理学呈现慢性炎症的疾病。在已经确认的五种嗜肝病毒中，一般认为甲型、戊型肝炎病毒不会导致慢性肝炎，乙型、丙型、丁型肝炎病毒均可导致慢性肝炎。

[病因] 疫毒内侵为首要因素：病毒性肝炎以其感邪之众，发病之广，病状之相似，甚至阖门相染，当属疫病范畴。疫毒侵入体内，久留不去，入于血分而隐伏，邪不去反伤正，而且扰乱气血，导致气滞血淤。

正气虚弱是内在条件：先天不足，素体虚弱，或久病体虚，或劳欲过度，以致精血亏损，阴阳失调。机体抗病能力低下，不能祛邪外出，以致迁延难愈。

饮食、情志为诱发因素：饮食不洁或嗜酒过度，皆能损伤肝胆脾胃，以致脾胃运化功能失常，湿浊内生，郁而不化。食滞不化，阻遏气机，复又致肝气不舒。脾运失司，气血生化无源，日久导致气血亏虚，酒为温热之品，热邪伤阴耗气，可致气阴亏虚。

[临床表现] 慢性病毒性肝炎的病程较长，超过半年以上，常表现为肝区不适、隐痛、腹胀、胃纳不振、乏力、下肢酸软等。部分患者有头晕、失眠、心悸、胸闷等神

经官能症表现。有些患者可出现黄疸、发热、齿衄、鼻衄、痤疮、关节痛等症状。另外可能有肝外表现，如肾炎、脉管炎、糖尿病、干燥综合征及贫血等。

[制方原则]　慢性肝炎的膏方治疗应注意补、通结合。若肝郁脾虚型患者，应补脾胃，解肝郁；肝肾阴虚型患者，应以补益肝肾之阴为主；脾肾阳虚型患者，应以温肾暖土为治。但实际上临床病机更为复杂，肝郁脾虚者也可兼有湿热与瘀血，肝肾阴虚者也可兼有气滞血淤，脾肾阳虚者也可兼有瘀血与寒湿。故制订膏方时更应全面考虑，注意"通"、"补"结合。

[组成]　熟附片150g，川桂枝150g，苍白术（各）150g，柴胡90g，当归90g，杭白芍90g，旋覆花90g，茜草根90g，泽兰90g，炙乳没（各）45g，丝瓜络90g，煅牡蛎300g，法半夏90g，新会皮60g，仙人对坐草300g，平地木300g，炙地鳖45g，煨金铃90g，延胡索90g，黄芪300g，绿萼梅45g，郁金90g，沉香曲90g，莪术90g，草果45g，桃仁90g，赤芍90g，红花90g，苏木90g，紫丹参150g，川芎90g，炙鳖甲150g，姜党参120g。

[服用方法]　上味共煎浓汁，文火熬糊，再入鳖甲胶90g，麦芽糖500g，熔化收膏。每晨以沸水冲饮一匙。

[方解]　遵《金匮》之旨，主"脾统四脏"，苍白术与柴胡同用，治疗肝病疗效满意，而本例则非附、桂振奋脾阳不克。本案合吴又可三甲煎驱逐淤浊，以麦芽糖疏泄肝气，畅而不滞，为临床经验之一。

六、慢性肾炎

慢性肾炎为病情迁延、病变缓慢进展、最终将发展成为慢性肾功能衰竭的一组肾小球疾病。临床以水肿、高血压、蛋白尿、血尿和肾功能损害为基本表现，但由于病理类型及病期不同，它们的主要表现可相异，疾病表现多样化。

[病因]　本病发病与肺、脾、肾有关，而尤以肾最为密切。而中医自古以来也认为水肿的形成与血液流畅与否有关。此外湿与热也是本病的重要病理产物。

[临床表现]　慢性肾炎起病方式不一，有些患者开始无明显症状，仅体检时发现蛋白尿或血压升高，多数患者于起病后即有倦怠乏力，头痛，浮肿，血压升高，贫血等症状；少数患者起病急，浮肿明显，尿中出现大量蛋白；也有始终无症状，直至出现呕吐、出血等慢性肾功能不全表现方来就诊。

慢性肾炎以浮肿、高血压、尿检查异常、肾功能损害为主要表现，浮肿常持久存在，以眼睑及踝部凹陷性浮肿为明显。血压呈中等度升高，尿蛋白增多，晚期尿比重固定在1.010，肾小球滤过率减低。

[制方原则]　慢性肾炎为临床常见病、疑难病，图治非易。平时服用汤药，病情稳定时服用成药，冬令服用膏方，可收理想效果。本病脾肾阳虚型、阴虚内热型可于冬令以膏方扶正达邪，补虚泻实为治。补肾应分清阴阳之偏盛，阳虚者益火，阴虚者滋

水，不可一味腻补。运脾也为重要法则。因湿浊多因脾虚而内生，水肿与湿浊关系密切。且滋补方中加入运脾之品，更可促进补药的吸收。祛邪重视利湿与祛瘀两法。利湿常用茯苓、泽泻、米仁，化瘀常用蒲黄、益母草、泽兰这些既活血又利水之品。如若患者表现为湿热壅盛等标实为主时，应以汤方最为合适。

[组成] 吉林参（另煎）90g，黄芪300g，淡附片90g，川桂枝60g，苍白术（各）90g，赤白芍（各）90g，猪茯苓（各）150g，泽泻150g，薏苡仁300g，广陈皮60g，大腹皮90g，生姜皮90g，车前子150g，制半夏90g，补骨脂90g，巴戟天90g，仙灵脾150g，菟丝子150g，杜仲90g，葫芦巴90g，益智仁90g，淮山药150g，山萸肉90g，煨肉果90g，吴茱萸30g，小茴香30g，贡沉香30g，紫丹参150g，生蒲黄90g，益母草300g，泽兰叶90g，鸡内金90g，生麦芽300g。

[服用方法] 煎取浓汁，文火熬糊，入鹿角胶120g，白纹冰糖500g，熔化收膏，每晨以沸水冲饮一匙。

[方解] 本方拟用参附、芪附、真武，以期离照当空，阴霾立散，而不取熟地、首乌之属，利水化湿则用五苓、二陈、五皮之义，尤不忘化瘀泄浊，紫丹参，生蒲黄，益母草，泽兰叶可当重任。至于小茴香、贡沉香取其温肾化气之效，气化则水行矣。

七、妇女更年期综合征

更年期是女性生理机能从成熟到衰退的一个转变时期，也是进入老年期的过渡阶段。年龄从45岁左右开始，在此期内卵巢功能逐渐衰退直到最后消失，绝经以后发生进行性组织退化而逐渐衰老。由于内环境改变，导致一系列内分泌机能紊乱及植物神经系统机能失调的症状。症状与各人的体质以及所处的环境有一定关系，尤其和精神因素关系密切。

[病因] "女子七七任脉虚，太冲脉衰少，天癸竭"前后机体阴阳失调，肾阴亏损，阳失潜藏，或肾阳虚少，经脉失于濡养温煦而导致有关脏腑（心，肝，脾，胃）功能紊乱。由中年进入老年的转折是一个关键性的生理自然变化阶段。妇女更年期综合征，肾是致病之本。肾气衰，天癸竭，全身机能相对减弱是本病发生的内在条件。但是否发病，还与体质、免疫功能、精神状态、生活环境等有关。这些因素可导致和加重肾的阴阳失衡，营卫渐衰，心气不足，肝失调达，肾精亏虚，脑失所养，神明无依，气血乖违，症状由轻渐重，虚实互见。

[临床表现] 本病症状主要包括三方面：卵巢功能减退及雌激素不足引起的症状；由于家庭和社会环境的变化诱发的一系列症状；妇女个性特点与精神因素引起的症状。临床常见阵发性的烘热感并伴面、颈及胸背皮肤潮红，心率加快，热后出汗，汗后畏寒，每日数次，夜晚更甚，伴有月经紊乱乃至绝止，胸闷、眩晕、情绪不稳、血压波动、周身疼痛、皮肤感觉异常，如蚁行、瘙痒等。

[制方原则] 中医治疗更年期综合征以平衡阴阳为大法，每可获得良好疗效。而在

冬季服用膏方调补，尤不失为一捷径。本病以肾虚肝旺型最为多见，常施以益肾平肝，调畅气血之法。若心脾两虚症患者则用归脾汤为膏方主药。更年期综合征患者若以出汗为突出症状，则辨其阴阳，分别配用桂枝汤、当归六黄汤；若性情烦躁则多用疏肝、清肝、平肝之品，如柴胡、决明子、珍珠母之类；若少寐多梦者，则辨其寒热，而任用桂甘龙牡汤、天王补心丹之属，酸枣仁、炙远志、夜交藤、百合颇多应用。

[组成] 生晒参100g（上药另煎，收膏时兑入）， 潞党参150g，炙黄芪150g，全当归150g，京赤芍150g，紫丹参150g，大熟地150g，抚川芎90g，枸杞子150g，潼蒺藜150g，何首乌200g，山萸肉150g，巴戟天120g，淫羊藿120g，鹿角片90g，威灵仙120g，鸡血藤150g，川桂枝120g，伸筋草120g，千年健150g，菟丝子150g，桑螵蛸120g，川续断120g，怀牛膝120g，紫石英150g，川杜仲150g，金狗脊150g，青陈皮（各）50g，怀山药150g，山楂肉120g。

[服用方法] 上味共煎浓汁，文火熬糊，再入陈阿胶250g，桂圆肉120g，冰糖500g，龟甲胶250g，莲肉150g，黄酒500ml，红枣150g，胡桃仁150g熔化收膏。每晨以沸水冲饮一匙。

[方解] 方中以四物汤加党参、黄芪益气养血；山茱萸、菟丝子、枸杞子益肾填精；巴戟天、淫羊藿、鹿角片温肾助阳；川断、杜仲、怀牛膝补肾强腰膝；羌独活、桑寄生、骨碎补、伸筋草、千年健、威灵仙强筋骨、通络止痛；鸡血藤、川芎活血通络；桂枝温通经脉，解痉止痛；潼蒺藜平肝疏肝，陈皮理气和中，补而不腻。诸药相配，共奏补肾益气，养血和络之功效。

八、痛经

痛经，系指经期前后或行经期间，出现下腹部痉挛性疼痛，并有全身不适，严重影响日常生活者。分原发性和继发性两种。经过详细妇科临床检查未能发现盆腔器官有明显异常者，称原发性痛经，也称功能性痛经。继发性痛经则指生殖器官有明显病变者，如子宫内膜异位症，盆腔炎，肿瘤等。

[病因] 引起痛经的因素很多，常见的有以下几种：①子宫颈管狭窄主要是月经外流受阻，引起痛经；②子宫发育不良子宫发育不佳容易合并血液供应异常，造成子宫缺血，缺氧而引起痛经；③子宫位置异常若妇女子宫位置极度后屈或前屈，可影响经血通畅而致痛经；④精神，神经因素部分妇女对疼痛过分敏感；⑤遗传因素女儿发生痛经与母亲痛经有一定的关系；⑥内分泌因素月经期腹痛与黄体期孕酮升高有关。

[临床表现] 表现为妇女经期或行经前后，大多开始于月经来潮或在阴道出血前数小时，周期性发生下腹部胀痛、冷痛、灼痛、刺痛、隐痛、坠痛、绞痛、痉挛性疼痛、撕裂性疼痛，疼痛延至骶腰背部，甚至涉及大腿及足部，历时0.5~2小时。疼痛部位多在下腹部，重者可放射至腰骶部或股内前侧。约有50%以上病人伴有全身症状：乳房胀痛、肛门坠胀、胸闷烦躁、悲伤易怒、心惊失眠、头痛头晕、恶心呕吐、胃痛腹

泻、倦怠乏力、面色苍白、四肢冰凉、冷汗淋漓、虚脱昏厥等症状。在剧烈腹痛发作后，转为中等度阵发性疼痛，约持续 12~24 小时。经血外流畅通后逐渐消失，亦偶有需卧床 2~3 天者。

[制方原则] 调理冲任气血为本:痛经总以调理冲任气血为基本原则。临床治法，则根据不同的证候，又有行气、活血、散寒、清热、补虚、泻实之异。标本兼顾：治疗本病分两个过程，月经期调血止痛以治标，平时辨证求因以治本。结合素体情况，或调肝，或益肾，或扶脾，使之气血顺和，冲任流通,经血畅行则病可自愈。

[组成] 吉林人参 50g（上药另煎，收膏时兑入）炙黄芪 120g，全当归 120g，枸杞子 120g，女贞子 120g，双钩藤 120g，夜交藤 120g，淫羊藿 120g，莲子心 90g，生甘草 60g，黑料豆 120g，陈佛手 60g，香橼皮 60g，合欢皮 120g，广郁金 90g，朱茯苓 120g，淮小麦 200g，金狗脊 120g，桑寄生 120g，潞党参 120g，生熟地（各）90g，旱莲草 120g，巴戟肉 90g，金银花 90g，绿豆衣 90g，川楝子 90g，柏子仁 120g，炒川断 120g，杭白芍 120g。

[服用方法] 上味共煎浓汁，文火熬糊，再入黄明胶 100g，龙眼肉 90g，文冰 500g，益母膏 1 瓶，湘莲 60g，陈酒 250ml，补力膏 1 瓶，胡桃仁 90g 熔化收膏，每晨以沸水冲饮一匙。

[方解] 方中用益气养血之品吉林参、潞党参、炙黄芪、全当归、生熟地、女贞子、旱莲草、枸杞子平补肝肾，平肝清心之品钩藤、莲子心希夜寐转安，疏肝之品佛手、香橼皮、广郁金、合欢皮调使肝木调达，气血恢复正常，不仅可使行经期间痛感减轻，还可使经水畅行，强壮腰膝之品炒川断、狗脊、桑寄生改善患者腰酸带下之肾虚之象。另加黑豆、绿豆、银花清热疏化平痤疮。

九、阳痿

阳痿是指阳具痿弱无能。阳痿一词有广义、狭义之分，广义的是指所有的性欲低下、阴茎勃起困难、射精过快、阴茎无感觉等性功能障碍；狭义的是指虽然有性欲，可是阴茎不能勃起进行性交，或者阴茎虽能勃起但勃而不坚，或者阴茎勃起不能维持足够的时间，以致不能维持正常性交，不能完成性交的一种阴茎勃起障碍疾病。由于阳具在中国古时候被称为阴器，故常称阴茎，所以阳痿也称阴痿。

[病因] 阳痿的中医病因病机，历代医家认为多涉及肝、肾、阳明三经。如禀赋不足，房事过度或少年手淫，以致精气亏虚，命门火衰，引起阳事不举。或思虑伤脾，忧郁多愁伤心，思虑忧郁，饮食不节。损伤心脾，则病及阳明冲脉，且脾胃为水谷之海、生化之源，脾胃虚必致气血不足，宗筋失养，而导致阳痿。再则肝主筋，阴器为宗筋之汇，情志不遂，忧思郁怒，肝失疏泄条达，则宗筋所聚无能，或大惊卒恐，恐则伤肾，渐致肾气亏损，做强不能，阳事不举或举而不坚。也可因过食肥甘，醇酒炙博，积滞不化，聚湿生热，湿热下注，宗筋弛纵，导致阳事不举。

[临床表现] 目前，医学界多数学者认为阳痿应该以阴茎能否进入阴道为诊断标准，只有性交时阴茎不能进入阴道的才可诊断为阳痿。如果阴茎可以进入阴道，那就不再是阳痿，而应该根据其具体症状和体征诊断为其他性功能障碍疾病。

[制方原则] 阳痿的膏方调理首当辨别寒热虚实，不可先入为主滥用温补之剂。如确为命门火衰者自宜膏方培补肾元，若湿热下注者，只宜清热利湿，不可滥施膏滋。心脾受损型以补养气血膏方为主，适当加入补肾之品，药性不可过偏。肝郁气滞型以条达肝气为先，可参入养血活血补肾起痿之药。即使确需应用大量阳药，也宜谨记张景岳言："阳得阴助，生化无穷"。近人认为生殖器为海绵体，其举也，血力尽灌注于此。故治此，不可不大补阴血也，可为制订膏方时参考。

[组成] 柴胡 90g，韭菜子 90g，紫石英 300g，蛇床子 90g，大熟地 300g，京赤芍 90g，川断仲（各）90g，当归 90g，炒枳壳 60g，玉桔梗 60g，淮牛膝 60g，红花 90g，川芎 90g，桃仁 90g，生甘草 45g，生蒲黄 90g，巴戟天 90g，淡苁蓉 90g，细辛 45g，仙茅 90g，小茴香 24g，吴萸 15g，上猩桂 24g，紫霄花 90g，天生术 90g，甘杞子 90g，净萸肉 90g，仙灵脾 150g，生晒参 90g，潞党参 150g，紫丹参 150g，灵芝 90g，湘莲肉 90g，云苓 90g，鹿角片 90g，黄芪 300g。

[服用方法] 上味共煎浓汁，文火熬糊，再入龟鹿二仙胶 90g，鳖甲胶 90g，白纹冰糖 500g，熔化收膏。每晨以沸水冲饮一匙。

[方解] 肝主筋，瘕疝囊缩，皆属肝病，经络分部于季肋少腹阴囊等处，其间为病，当责之肝。肝为将军之官，言不受制也，当扶苏条达，升发伸展，急食甘草之甘以缓之，急食川芎、细辛之辛以散之，柴胡更为疏肝之首选。肾为作强之官，藏精与志，属真阴，水中含阳，根结丹田，非益精无以为补，故以熟地黄大剂补之，张景岳谓其为"精血形质中第一品纯厚之药"。病本虚实兼见，气血不能遍注于体，故补养精血，须放其滞；行气解郁，慎勿动媒，如是则气通精复，无所偏倚。今人治阳痿习从肾之，难免以偏概全，故曰计从别治也。

十、老年性痴呆

老年性痴呆是一种中枢神经系统原发性退行性变性疾病，临床表现以痴呆症状最为突出，病理改变包括脑萎缩、选择性神经元丢失、老年斑、神经原纤维缠结，另外尚伴有颗粒空泡变性、平野小体和脑血管的改变。由于生活条件改善，医疗保健事业发展，人类的平均寿命延长，老年人在人群中的比例增长，所以本病发病率逐渐增长，已成为常见中老年疾病。

[病因] 本病属于中医"健忘"、"癫狂"和"痴呆"的范畴。老年性痴呆的发生，总与内伤七情密切相关，其主要病理是气血凝滞，脑失所养，主要病位在心脾肝脑。人到老年，长期受到六淫七情等干扰，或反复感受外邪，或思虑不遂，恼怒惊恐，或跌仆损伤等，皆能导致脏腑功能失调，气血循环失常，而产生瘀血，若瘀血随经脉流

行人脑，与脑内精髓错杂，致使清窍受蒙，灵机呆钝，则出现遇事善忘，表情呆滞，易烦易怒，妄思离奇，日夜颠倒等症。同时，由于瘀血内阻，使脑气与脏气不接，气血无法上注于头，脑失所养，日久则精髓逐渐枯萎，故而病情进行性加剧，出现表情呆板，懒怠思卧，二目失神，记忆、思维丧失等症。总之，瘀血内阻是老年性痴呆的主要病因，是病机的中心环节，因实致虚是本病病情演变的规律。

[临床表现] 老年性痴呆临床表现为持续性进行性的记忆、认知障碍，伴有言语、视空间功能、人格、情感障碍。本病多数在65岁后发病，少数在中年发病。迟发型的临床表现可人为的大致分成三个阶段。第一阶段大约1~3年，主要表现为记忆下降，以近记忆下降为主，学习新知识感到困难，敏感多疑，产生大量关系妄想、被害妄想、嫉妒妄想，情绪不稳定，易激惹，易伤感。第二阶段在发病后的2~8年，远记忆障碍、定向力障碍、情感变化明显。有的患者变得欣快，无忧无虑，高谈阔论；有的则变得冷漠，对周围事漠不关心，少语少动，有的出现过度活动，夜间起床活动，吵闹不休，少数还会出现性行为异常。第三阶段在发病后8~12年，为全面性痴呆，极度的智能障碍，与周围环境无法正常接触，无任何情感交流，终日卧床不动，动作明显减少。在躯体方面主要表现为老态龙钟，发白齿落，皮肤干皱，色素增生，老年斑大量出现。本病过去多重视其记忆障碍，而忽视了行为与精神症状，如偏执、攻击、破坏、漫游。其实后者给患者带来更多危害，如因此造成患者的走失、车祸、骨折，并发心脑血管病以及感染、多脏器功能衰竭等，从而导致病情急剧恶化。

[制方原则] 本病的治疗以活血化瘀为大法，贯彻病情发展的始终。但各型各有侧重不同。在膏方治疗中，活血化瘀法同样不可或缺，气虚血瘀者益气化瘀，髓空血瘀者益髓化瘀。前者常用益气聪明汤合桃红四物汤加减，重在益气升清，黄芪、升麻必不可缺。后者常用六味地黄丸合血府逐瘀汤加减，而龟板、鹿角等血肉有情之品颇多应用。临床不可以老年性痴呆为老年性疾病而一味蛮补。

[组成] 吉林参（另煎）90g，黄芪300g，升麻90g，潞党参150g，灵芝150g，胎盘60g，百合150g，九节菖蒲150g，炙远志90g，苍白术（各）90g，茯苓90g，制半夏90g，水蛭30g，通天草90g，柴胡90g，葛根90g，蔓荆子90g，当归90g，白芍90g，紫丹参300g，郁金90g，川芎90g，赤芍90g，桃仁90g，红花90g，甘草30g，桑螵蛸90g，五味子90g，建莲肉120g。

[服用方法] 上味煎取浓汁，文火熬糊，入龟板胶90g，白纹冰糖500g，熔化收膏，每晨以沸水冲饮一匙。

[方解] 本膏方以益气聪明汤、补中益气汤益气升阳，使气血上奉清窍，水蛭、丹参、郁金、川芎、赤芍、桃仁、红花化瘀血，九节菖蒲、炙远志、半夏祛痰浊。头为天象，清则灵，杂则钝。上述益气升阳、化瘀祛痰皆使之"清"之法也。至若桑螵蛸、五味子、建莲肉则为小溲自遗而设，通天草则轻清上逸为诸药向导。

十一、支气管哮喘

支气管哮喘（简称哮喘）是一种气道慢性炎症性疾病，临床上表现为反复发作的伴有哮鸣音的呼气性呼吸困难、胸闷或咳嗽，可自行缓解或治疗后缓解。哮喘是一种常见病，在我国发病率接近1%，约半数在12岁以前发病。

[病因] 支气管哮喘属于中医"哮病"的范畴。中医学认为引起哮喘的常见病因有以下三项：一是外邪侵袭，如感受风寒或风热之邪，邪蕴于肺，或吸入花粉、烟尘、异味气体等；二是饮食不当，如饮食生冷，或嗜食酸咸肥甘，或进食海鲜蟹虾等发物；三是体质虚弱，如先天不足，体质素弱或病后体弱。以上原因既是引起哮喘的重要病因，也是每次发病的诱因，如气候突变、饮食不当、情志失调、过度劳累等俱可诱发，其中尤以气候因素为主。

[临床表现] 典型的支气管哮喘，在发作前常有打喷嚏、流涕、咳嗽、胸闷、全身乏力等前驱症状，继之出现发作性呼气性呼吸困难，患者被迫采取端坐位，伴咳嗽、咳痰，严重者吸气浅促，呼气延长而费力，张口呼吸，发绀，大汗。两肺听诊满布哮鸣音，有的可伴湿罗音。长期患哮喘的患者可见桶状胸。

[制方原则] 支气管哮喘治疗应遵循"已发时攻邪为主，未发时扶正为主"的原则。所以当患者哮喘急性发作时应运用汤剂攻邪治疗，而在冬令缓解之时服用膏方扶正为主。扶正应分清脏腑阴阳，病位在肺，或用益肺气或养肺阴；病位在脾，多施以健脾化痰之法；病位在肾，或用温阳法或施滋水法。但由于病情反复发作，久病入络有瘀，酌情运用活血化瘀法可以增加疗效。又因为本病不易治愈的原因就在于"夙根"为"痰"，所以制订膏方不可忽视化痰法的运用。

[组成] 吉林人参（另煎）90g，苍白术（各）90g，川芎120g，柴胡90g，决明子300g，红花90g，当归90g，桃仁90g，玉桔梗50g，枳壳60g，淮牛膝90g，大生地300g，生甘草30g，赤芍90g，生山楂300g，菖蒲90g，棱莪术（各）90g，路路通90g，威灵仙90g，肥玉竹150g，制首乌150g，生薏米300g，紫丹参150g，云茯苓90g，法半夏90g，青陈皮（各）45g，黄芪300g，广地龙60g，海藻90g，川桂枝45g，泽兰泻（各）90g，益母草300g，炮山甲90g，生牡蛎300g，细辛45g。

[服用方法] 上味煎取浓汁，文火熬糊，入鳖甲胶90g，龟板胶90g，白文冰糖500克，熔化收膏，每晨以沸水冲饮一匙。

[方解] 《素问·通评虚实论篇》曰："邪气盛则实，精气夺则虚"。本方投以调气活血化痰之法，方取血府逐瘀汤、二术二陈汤加减，并配合扶正之品，而求"疏其血气，令其条达，而致和平"之效。张景岳谓："补泻之法，补亦治病，泻亦治病，但当知其要也"，诚为经验之谈。

十二、慢性腹泻

腹泻是以大便次数增多，粪便不成形，稀烂，甚则为稀水状，或含有丰富消化食物、黏液、脓血或多量脂肪等为主要表现的一种临床症状。如病程超过2个月，或间歇期在2~4周内的复发性腹泻，称为慢性腹泻。

[病因] 中医认为其发病与以下因素有关：一是感受外邪，如"湿"邪等侵犯脾胃，脾失健运；或寒湿内侵，困遏脾阳；或长夏兼暑，壅遏中焦，脾胃功能障碍。二是饮食所伤，饮食过量，宿食内停，损伤脾胃；肥甘厚味，呆胃滞脾，脾胃功能受损，升降失调，传导失职。三是情志失调，忧思恼怒，肝气不舒，横逆乘脾；或忧思伤脾，脾虚肝乘；或素有脾虚；或逢怒时进食，使脾胃受制，运化失常。四是脾胃虚弱，先天禀赋不足或后天饮食失调，劳倦内伤，久病缠绵均可导致脾胃虚弱而致泄泻。五是肾阳虚衰，年老体衰或久病之体，肾之阳气不足，肾阳虚衰，不化水谷而为泄泻。

[临床表现] 慢性腹泻表现为排便次数增加，每日在3次以上，多则10次甚则数十次；粪量改变，每日超过300g以上；粪便不成形，或杂有脓血，或杂有暗红血及少量脓，或有黏液，或为脂肪泻。病程超过2个月。引起慢性腹泻的常见原因有肠道感染、肿瘤、小肠吸收不良、炎症性肠病、肠易激综合征等。肛门指诊检查、粪便检查、结肠内窥镜检查，可帮助诊断。

[制方原则] 《医宗必读》曾提出治疗泄泻九法，即淡渗、升提、清凉、疏利、甘缓、酸收、燥脾、温肾、固涩。因慢性腹泻患者病机多，较为复杂，且膏方可以大方多法图治，所以上述九法可以在膏方中综合运用。如燥脾、升提、甘缓、酸收可以同时应用，温肾、燥脾、升提、酸收、固涩可以综合运用。总之在运用膏方治疗慢性腹泻时，由于辨证更为入微，处方立法思路可以更为周全，选方用药可以更为全面，而效果可以更为优良。

[组成] 苍白术（各）150g，吉林人参60g（另煎），炒黄芩90g，炙内金90g，白蒺藜90g，泽泻90g，菖蒲90g，潞党参120g，灵芝90g，紫河车90g，青砂仁24g，佩兰90g，淮山药120g，生熟米仁（各）300g，云苓90g，广陈皮60g，扁豆衣90g，柴胡90g，当归90克，川芎90g，老苏梗90g，五味子60g，麦冬90g，黄柏90g，神曲90g，生姜60g，防风60g，杭白芍90g，小川连30g，黄芪300g，葛根90g，炒升麻90g，红枣90g，法半夏90g，明天麻45g，紫丹参150g，清炙草45g，生麦芽300g，檀香15g。

[服用方法] 上味浓煎去渣，文火熬糊，入龟板胶90g、鹿角胶90g，白文冰糖500g，熔化收膏，每晨以沸水冲饮一匙。

[方解] "知肝传脾，当先实脾"，脾同坤土，具至静之体，而有乾健之运，生万物而役于万物。此时只有固本清源，奠定中土，不受外凌，始为正治。奈何虚实同巢，一切攻伐之举，都有投鼠忌器之嫌，滥补滥涩，亦能贻害无穷。本案用药选方，曰"崇隄"、"疏流"、"溶滩"，崇隄以固其本，疏流以清其源，溶滩以宣其浊。

中医药膳学

十三、慢性功能性便秘

慢性功能性便秘是指非器质性的各种原因引起的排便次数减少、大便干燥硬结、排便困难，症状持续 3 个月以上。本病也称为习惯性便秘、特发性便秘、单纯性便秘，如果进行钡剂灌肠或肠镜检查则无器质性病变的发现。本病可见于任何年龄的患者，尤其以老年人多见，发病率高达 15%~30%。

[病因] 慢性功能性便秘属于中医学"大便难"、"脾约"、"肠结"的范畴。中医认为其发病原因主要有四：一是由于大肠燥热内结，若人体内热阳盛，或过食辛辣食物，使大肠积热，耗伤津液，肠道干涩而致便秘；二是由于阴血不足，若人体精血不足，或久病，或产后耗伤阴血，肠道失去濡润而干涩便秘；三是因为年高气虚，比如老年之人，肾气不足，鼓舞推动肠道之力衰弱而致便秘；四是气机不畅，由于忧愁思虑或坐卧过久，缺少活动，气机不畅，腑气不通而致便秘。

[临床表现] 本病症状表现为排便间隔时间超过自己的习惯 1 天以上，或间隔时间 3 天以上，排便困难，粪便干结或呈硬球状，持续 3 个月以上。同时须排除器质性病变，如先天性巨结肠、铅中毒等。

[制方原则] 膏方治疗慢性功能性便秘当攻补兼施。但攻不宜峻下，宜缓下，宜润下，尤宜选用一些具有补益作用的通便药。比如气阳两虚可用肉苁蓉、胡桃肉、锁阳；阴血亏虚可用生地黄、桑葚子、黑芝麻。补也不宜蛮补，若温补不宜过燥反则伤阴耗液，若益阴不宜过腻反则妨碍气机。所以也需适当加用一些行气之品，如炒枳壳、木香、槟榔。

[组成] 吉林人参（另煎冲）50g，潞党参 150g，淡附片 90g，黄芪 300g，川桂枝 90g，肉苁蓉 300g，升麻 90g，柴胡 90g，泽泻 90g，淮牛膝 90g，赤白芍（各）90g，油当归 90g，炒枳壳 90g，桃仁 90g，郁李仁 90g，生甘草 90g，陈皮 60g，全栝楼 120g，木香 45g，苍白术（各）90g，火麻仁 90g，杏仁 90g，锁阳 90g，黑芝麻 150g，胡桃肉 300g，浮小麦 300g，檀香 15g，生麦芽 300g，生山楂 150g。

[服用方法] 上味共煎浓汁，文火熬糊，再入鹿角胶 150g，蜂蜜 500g，熔化收膏。每晨以沸水冲饮一匙。

[方解] 膏方荟萃前贤治疗便秘之名方如济川煎（当归，牛膝，肉苁蓉，泽泻，升麻，枳壳），黄芪汤（黄芪，陈皮，火麻仁，白蜜）及补中益气汤（人参，黄芪，当归，陈皮，升麻，柴胡，白术，甘草）、桂枝汤（桂枝，白芍，生姜，大枣，甘草）。济川煎温肾通便，通中妙在用一味升麻升举。黄芪汤益气通便，补气中加一味行气药，然行气却只用陈皮之类轻剂，可谓深得配伍之妙。补中益气汤治便秘乃是根据《内经》"中气不足则溲便为之变"之旨，桂枝汤本治营卫不和，近代以来为名医借用治疗便秘，本案便秘兼见自汗用之颇为合适。

十四、汗症

汗症是由于人体阴阳失调，腠理不固，而致汗液外泄失常的病症，根据汗出的表现，一般可以分为自汗、盗汗、绝汗、战汗、黄汗等。临床以自汗、盗汗为多见。汗症可单独出现，也可见于多种疾病中，且可以成为主要症状。如甲状腺功能亢进、植物神经功能紊乱、更年期综合征、结核病等。绝汗表现为大汗淋漓或汗出如油，同时见肢冷息微，病情危笃。战汗是急性外感热病中恶寒战栗，随之汗出者。黄汗表现为汗出黄而染衣者，多见于患黄疸病的患者。这里主要介绍自汗、盗汗的膏方治疗，而另外三种汗症因不适合膏方治疗故不讨论。

[病因] 中医学认为自汗、盗汗症的病因病机主要有以下几点，一是卫气不固：素体肺气虚弱，或病后体虚，或久患咳喘，肺气不固，表卫不固而致自汗。二是营卫不和：体内阴阳的偏盛偏衰，或风邪侵袭表虚之体，营卫不和，卫外失司而见汗出。三是阴虚火旺：烦劳过度，亡血失精，或邪热耗精，阴虚火旺，津液外泄，则为盗汗。四是邪热郁蒸：由于情志不舒，肝气郁结化火；或饮食不节，或外感湿邪，损伤脾胃，湿热内蕴，邪热郁蒸，津液外泄而致汗多。

[临床表现] 不因外界环境因素的影响，白天时时汗出，动则益甚者称自汗；睡中出汗，醒来即止者称为盗汗。

[制方原则] 因汗症多虚症，故膏方也以补虚敛汗为主。补虚当根据气虚、阴虚的不同，分别采用益气、养阴的方法。敛汗则多采用酸味收涩的药物，因为不论自汗、盗汗，均以腠理不固、津液外泄为共同病变，所以治疗汗症常用五味子、乌梅等固涩之品。但有的患者表现为虚实夹杂的症情，则也应适当运用清肝泄热、化湿和营的治法。

[组成] 吉林人参60g（另煎冲），潞党参120g，炙黄芪300g，天生术90g，防风90g，煅龙牡（各）300g，桂枝45g，杭白芍90g，红枣90g，浮小麦300g，仙鹤草300g，麻黄根60g，乌梅90g，灵芝150g，胎盘1具，淮小麦300g，当归90g，熟地300g（砂仁拌），川芎60g，紫丹参150g，新会皮60g，云茯苓90g，炙甘草45g，淮山药90g，佛手60g，五味子90g，生麦芽300g，檀香24g，生山楂150g。

[服用方法] 上味共煎浓汁，文火熬糊，再入白纹冰糖500g，阿胶、鹿角胶各90g，熔化收膏。每晨以沸水冲饮一匙。

[方解] 本膏方以补益为主，肺脾双补，益卫固表，调和营卫。选用玉屏风散、牡蛎散、桂枝汤、四君子汤，同时在补气基础上参以养血之品如四物汤。治本而不忘治标，浮小麦，麻黄根，乌梅都可固表敛汗。至于仙鹤草、灵芝既可益气又可收涩，有一举两得之妙，用之最宜。

十五、失眠

失眠是指经常不能获得正常睡眠的一类病症，轻者入寐不酣，或多梦早醒，重者彻夜不眠。引起失眠的原因很多，可有躯体因素，如疼痛、咳嗽、夜尿；可有环境因素，如更换住所、声音嘈杂、光线刺激；可有生物药剂因素，如服用浓茶、咖啡等。如由于精神紧张、兴奋、焦虑、恐惧、担心所引起的，称为原发性失眠症。

[病因] 本病属于中医学"不寐"的范畴。中医认为情志所伤、劳逸失度、久病体虚、五志过极、饮食不节都能引起阴阳失交.出现失眠。若思虑劳倦太过，损伤心脾，血不养心，心神不宁；或肾阴不足，心火独亢，心肾不交；或暴受惊骇导致心虚胆怯，心神不安；或饮食不节，痰热壅遏胃府，胃不和则卧不安；或瘀血内阻胸中，百脉不畅，卫气不能交于阴分，凡此种种都可引起失眠。

[临床表现] 失眠表现为入睡困难、睡眠不深、多梦、早醒、醒后不易再入睡、醒后感到疲乏或缺乏清醒感、白天思睡。按失眠的表现形式，可以分为两种类型。入睡困难型：这类失眠受心理因素影响较明显，情绪激动、兴奋、焦虑、紧张都可造成入睡困难。早醒型：这类失眠表现为夜间易醒，或醒后不能再入睡，醒后多感体力不佳。

[制方原则] 膏方治疗失眠的总原则是补虚泻实，调整阴阳。虚者宜补其不足，健脾益气、养心安神、滋补肝肾；兼夹实症者宜在补虚基础上泻其有余，或消导和胃、或化痰祛湿、或平肝降火。总之虚实夹杂者宜补虚泻实兼顾。

[组成] 西洋参（另煎冲）60g，制首乌150g，当归身120g，赤白芍（各）90g，大熟地（各）300g，肥玉竹120g，熟女贞90g，旱莲草90g，滁菊花90g，紫丹参150g，牡丹皮90g，火麻仁120g，炒知柏（各）90g，仙茅90g，仙灵脾150g，巴戟天90g，柴胡90g，杏桃仁（各）90g，朱麦冬90g，朱玄参120g，熟军90g，川芎90g，云茯苓90g，山萸肉90g，福泽泻90g，淮山药120g，淡苁蓉90g，胎盘60g，灵芝90g，甘杞子90g，枳壳60g，玉桔梗60g，淮牛膝60g，川断仲（各）90g，炙远志90g，酸枣仁150g。

[服用方法] 上味煎取浓汁，文火熬糊，入阿胶60g、龟板胶60g，白蜜750g，熔化收膏，每晨以沸水冲饮一匙。

[方解] 心为火脏，肾为水脏，失于交泰，营卫不和，气血失衡作矣。必得肾水足而后心火融，肾水不足必致心火上炎；必宜心火明而后肾水育，心火不足必致肾水下凌。天地造化之机，就在于水火阴阳互生，人生健康之本，则在于平衡常得相守。本方制膏之旨，立足疏肝育阴，滋水涵木，条达气血，交泰阴阳，俾脏腑能各司其命，五行各得其禀，长葆青春必矣。熟军入膏妙，殆取其泄热存阴，即所谓清得一分热，即葆得一分阴之意。

十六、遗精

遗精是指男子在无性交活动的情况下精液自行排出的病症。一般分为梦遗和滑精两种，梦遗是指在睡眠过程中做梦时发生的遗精；滑精是指在睡眠过程中无梦发生的，甚至在清醒状态下发生的遗精。

遗精在未婚青少年时期发生，属正常的生理现象。俗称"满则溢"。遗精的频率一般以月计算比较妥当，以每月少于2~3次为宜。未婚成年男子和婚后分居者，也可发生遗精，以遗精后并无身体不适感仍列为生理现象。

[病因] 遗精的发生，总由肾气不能固摄。而导致肾气不固的原因，多由情志失调引起，或与房劳过度、手淫戕丧、饮食失节、湿热下注等因素有关。凡人情志失调，劳神太过，意淫于外，则心阳独亢，心阴被灼，心肾不交，于是寐则神不守舍，淫梦遗精。心火久动，汲伤肾水，则水不济火，于是君火动越于上，肝肾相火应之于下，以致精室被扰，阴精失位，应梦而泄。或醇酒厚味，损伤脾胃，脾不升清，则湿浊内生，流注于下，蕴而生热，热扰精室，或因湿热流注肝脉，疏泄失度，产生遗精。若中气不足，心脾气虚之人，每因劳倦太过，气伤更甚，或思虑过度，郁伤脾气，亦可导致气不摄精而遗者。再如禀赋素亏或房事过度，或频犯手淫，导致肾精亏耗，或肾阴虚者，多因阴虚火旺，相火偏盛，扰动精室，肾气虚者，多因肾不固精，精失所约所致。

[临床表现] 男子不经性生活而排泄精液，多在睡梦中发生，每周超过两次以上，甚则劳累或欲念即精液流出。遗精频繁者，可伴头晕、耳鸣、神倦乏力、腰膝酸软等症。直肠指诊、前列腺B超、精液常规检查可帮助鉴别诊断。

[制方原则] 遗精症治首当分别阴阳虚实，不可谓全是肾虚而一味投以温阳之品，尤其因遗精患者多为年少之人，故滥用壮阳有害无益。但也应注意到，本病确系久遗而成。肾虚，或先天禀赋不足，治此膏方自宜补肾固精，但应分清阴虚阳虚的不同，阴虚者滋阴时适当辅以清心降火之品，阳虚者宜阴中求阳，用药避免过于刚燥。若确无湿热下注之见症，可于膏方中加用固涩止遗的药物，如芡实、金樱子、龙骨、牡蛎、潼蒺藜等。

[组成] 西洋参（另煎冲入收膏）45g，南北沙参（各）150g，乌玄参120g，紫丹参150g，天麦冬（各）150g，五味子90g，黄连30g，黄柏90g，炒知母90g，淡竹叶60g，连翘心90g，酸枣仁150g，生地150g，熟地（砂仁30克拌）240g，淮山药150g，山萸肉90g，云茯苓90g，牡丹皮90g，福泽泻90g，玉桔梗60g，枳壳90g，百合150g，川石斛90g，肥玉竹90g，活芦根300g，天花粉150g，石菖蒲90g，炙远志90g，广陈皮60g，全当归90g，炙鸡金90g，甘草45g。

[服用方法] 上味煎取浓汁，文火熬糊，入龟板胶、鳖甲胶各45g，白文冰糖500g，熔化收膏，每晨以沸水冲饮一匙。

[方解] 本膏方清泄与补益兼施。黄连、淡竹叶、连翘心清心火，知母、黄柏清相火，天王补心丹滋心阴，六味地黄丸养肾水。为少年人制膏滋，慎用大补之品，还以清补为妥，本案即使施用胶类，也仅用龟板胶、鳖甲胶各45g。处方除补益外，酌用调气药如陈皮、枳壳，有利于膏方之吸收。至于炙鸡金，开胃、涩精一举两得。

十七、病毒性心肌炎

病毒性心肌炎，是指由于各种病毒引起心肌局限性或弥漫性的急性、亚急性或慢性炎性病变。目前认为，病毒直接侵入心肌细胞，损害心肌代谢，影响心肌的供血；在局部产生病毒毒素，累及中枢神经后继发心脏损害。另外细胞免疫与体液免疫也被认为是心肌损害的主要因素。本病的临床表现差别很大，轻者可无症状，重者可致猝死或心衰。

[病因] 病毒性心肌炎属中医学中"心悸"、"怔忡"、"心痛"、"胸痹"等范畴。本病为本虚标实之症。在疾病初期，为邪正交争阶段，邪毒内侵，而正气受损。根据正邪盛衰的程度，主要表现为三种病理变化：一是邪毒为主；二是正虚为甚；三是正虚邪实并重。在疾病中后期，邪毒几乎殆尽，主要表现为阴阳消长的病理变化，以机体气血阴阳亏虚为本，瘀血、痰湿等病理产物为标。本虚标实互为因果，相互影响，形成恶性循环，使病情迁延难愈。故本病总以正气亏虚为本，邪毒、瘀血、痰湿、气滞为标。在不同个体，不同病程阶段，其标实之症各有侧莺。从而表现出一系列复杂的病理变化。

[临床表现] 大多数患者为急性起病，可有轻重不同的病毒感染前驱表现（多为1~3周前），如发热、咽痛、咳嗽、周身不适、肌肉疼痛、皮疹或恶心呕吐、腹痛腹泻等。部分患者在全身性病毒感染性疾病后，有麻疹、风疹、流行性腮腺炎等疾病的特异性表现。临床症状以心律失常为多见。常见疲乏无力、长出气（喘大气）、心悸、心痛、头晕、汗多、胸闷、面色苍白、四肢发凉。患者在安静状态下可出现心动过速，也可见心律不齐、心动过缓。心尖部听诊可有第一心音低钝、心音分裂、第三心音等，少数可闻及奔马音，部分患者可闻及器质性心脏杂音。严重者可出现急性心力衰竭，甚则出现心源性休克。

[制方原则] 病毒性心肌炎膏方调治首当分清阴阳虚实，随后据症施治。心血不足者施以补养心血法，心阳不振者治以温振心阳法，阴虚火旺者予以滋阴降火法，并根据所兼痰湿、气滞、血淤的不同，配合祛邪之法。治疗中养心安神之法有较多适应者，每每可以参用，而活血化瘀法，也因各型患者每多兼夹而颇多运用。所以酸枣仁、柏子仁、灵芝、百合、紫丹参等药膏方中常用。

[组成] 西洋参、生晒参（各）60g（另煎），天生术90g，当归90g，大白芍90g，生熟地（各）200g，肥玉竹120g，大麦冬90g，嫩桑枝150g，炙龟板120g，熟女贞90g，黄芪300g，淮山药90g，茯苓90g，粉丹皮90g，净萸肉90g，泽泻90g，酸枣仁150g，炙远志90g，百合90g，柏子仁90g，五味子90g，珠儿参90g，川石斛90g，淮牛膝90g，鸡血藤150g，清炙草45g，淮小麦300g，决明子300g，仙茅90g，淫羊藿180g，红枣90g，木瓜90g，太子参150g，紫丹参150g，灵芝120g。

[服用方法] 上味共煎浓汁，文火熬糊，再入鳖甲胶60g，龟板胶90g，白纹冰糖

500g，熔化收膏。每晨以沸水冲饮一匙。

[方解] 人生有形，不离阴阳。阴属水，阳属火，水火之功，缺一不可。若缺阳则内寒，若缺阴则内热。补阴以配阳，正所谓壮水之主，以制阳光，取归脾汤、保阴煎、六味地黄丸、左归丸之属，皆补养心脾、甘寒滋水之品。本方以生熟地、肥玉竹、大麦冬、炙龟板、熟女贞等滋其阴则火自降，譬之残灯火焰，添油则焰火自小也。然滋阴之药无旦夕之效，因阳气易复，阴液难成，故其膏滋沃之泽之，长期服用，则可增进健康，享受天年。

十八、多寐

以精神疲倦、不分昼夜时时欲睡、呼之能醒、醒后又想睡为主要临床特征的病症。又称嗜睡、多卧、嗜卧。

[病因] 多寐的病因有阳气虚衰、脾胃气虚、湿邪困阻、瘀血阻窍、痰热内蕴的不同。阳气虚衰多见于禀赋不足，老年或久病的患者，脾胃气虚多由思虑劳倦所致。此外，久居湿地，感受外湿，或过食生冷瓜果，损伤脾胃，导致内湿；或久病血行不利，或外伤导致络脉瘀滞，均可引起多寐。在诸多病因中，以阳虚与湿困最为多见。阳虚则阴盛，故懈怠嗜卧；湿困则清阳不升，疲困多寐。

[临床表现] 不论昼夜时时欲睡，呼之能醒醒后复睡。

[制方原则] 考伤寒六经，惟少阴篇有欲寐之文。良由命阳不振，阴浊弥漫，胸中阳气失旷。宜于调摄之中，仍寓扫荡阴霾之意，庶与少阴篇之章旨符合也。

[组成] 炙绵芪200g，制半夏150g，别直参（另煎，冲入）100g，菟丝子（盐水炒）100g，炒杞子150g，厚杜仲150g，潼沙苑（盐水炒）100g，大生地（姜汁炒）150g，奎党参150g，熟附片35g，杭白芍（酒炒）75g，破故纸（盐水炒）150g，广橘红65g，淡苁蓉75g，制首乌（切）300g，炒於术125g，山萸肉75g，淡干姜25g，白茯苓150g，炙黑草30g，枳实40g，肥玉竹100g，泽泻75g，霞天曲（炒）100g，陈阿胶（溶化冲入）100g，血鹿片（另煎，冲）15g。渣焙干，研末，和入。

[服用方法] 上药宽水煎3次，去渣再煎极浓，加白冰糖100g收膏。每晨服一匙，开水冲调。

[方解] 《伤寒论》曰："少阴之为病，脉微细，但欲寐也"，指出阳虚阴盛为多寐的主要病机。阳主动，阴主静。今阳虚气弱，阴阳失调，心神失荣，故时多迷睡。脉象左尺少力，右尺沉细均为肾阳虚弱之象。右归丸加减以温阳助阳，阳虚常导致气虚，合补气运脾汤加减以益气健脾。全方调和阴阳，扫荡阴霾。

十九、头痛

头痛是临床常见症状之一，通常指局限于头颅上半部，包括眉弓、耳轮上缘和枕外隆突连线上的疼痛，病因较复杂，可由颅内病变，颅外头颈部病变，头颈部以外躯体疾病及神经官能症、精神病引起。

[病因] 占位性病变如脑瘤，硬脑膜下血肿，脑脓肿等压迫神经血管，引起临床症状。

[临床表现] 约30%脑瘤病人以头痛为主要申诉，初期的头痛常位于病变的同侧，后期有颅内压增高时呈现为弥漫深在的持久性钝痛，晨起较重，在咳嗽，大便用力或打嚏时头痛加重，一般不如偏头痛或脑血管破裂出血时那样严重，多数不影响睡眠，随占位病变增大及颅内压增高，病人出现呕吐及视盘水肿，最后因继发性视神经萎缩使视力减退或双目失明。

[制方原则] 阴亏不能制木，木旺化风，风壅阳络，头痛时作时止，风性鼓荡，心中怔悸。冲龄正在生发之秋，何至阴亏致疾？盖其阳气日充，禀先不足之躯，阴即不能配合阳气，相衡之下，不能相偶者，即形其相绌也。宜壮水之主，以配阳光。

[组成] 大熟地150g，川芎50g，茯苓100g，酸枣仁100g，石决明150g，大生地150g，炒杞子150g，泽泻75g，龟甲500g，生甘草15g，炒香玉竹100g，酒炒杭白芍75g，桑叶60g，另煎，冲入，广皮50g，上党参150g，炙鳖甲350g，炒菊花50g，黑山栀100g，煅牡蛎150g，白归身100g，大黄芪盐水炙100g，粉丹皮100g，野於术75g，盐水炒潼沙苑150g，黑大豆100g，龙眼肉100g。

[服用方法] 共煎浓汁，加真阿胶150g，溶化冲入收膏。

[方解] 水不涵木，木旺生风，风煽火生，火煎痰成；木乘土虚，气血乏源。故头痛之证，虽责之肝旺，而水亏、火炎、土虚，每因果相连，兼夹杂至。泄木清火，壮水培土，是为治疗大法。桑叶、菊花、丹皮、泽泻、栀子、石决明以清火泄木；白芍、牡蛎、龟甲、鳖甲以潜阳平肝；地黄、枣仁、枸杞、黑豆、沙苑、玉竹滋水以涵木；当归、川芎、龙眼肉养血以祛风；更有党参、白术、茯苓、甘草、黄芪、陈皮以健中焦，则中土安而四方平矣。

二十、中风

中风也叫脑卒中。中风是中医学对急性脑血管疾病的统称。它是以猝然昏倒，不省人事，伴发口角歪斜、语言不利而出现半身不遂为主要症状的一类脑血液循环障碍性疾病。由于中风发病率高、死亡率高、致残率高、复发率高以及并发症多的特点，所以医学界把它同冠心病、癌症并列为威胁人类健康的三大疾病之一。

因发病急骤，症见多端，病情变化迅速，与风之善行数变特点相似，故名中风、卒中。本病常留有后遗症，发病年龄也趋向年轻化，因此，是威胁人类生命和生活质量的重大疾患。

[病因] 中风的发生是多种因素所导致的复杂的病理过程，风、火、痰、瘀是其主要的病因，脑府为其病位。肝肾阴虚，水不涵木，肝风妄动；五志过极，肝阳上亢，引动心火，风火相煽，气血上冲；饮食不节，恣食厚味，痰浊内生；气机失调，气滞而血运不畅，或气虚推动无力，日久血瘀。当风、火、痰浊、瘀血等病邪，上扰清窍，

导致"窍闭神匿，神不导气"时,则发生中风。"窍"指脑窍、清窍；"闭"指闭阻、闭塞；"神"指脑神；"匿"为藏而不现；"导"指主导，引申为支配；"气"指脑神所主的功能活动，如语言、肢体运动、吞咽功能等。

[临床表现] 中风以猝然昏扑、不省人事或突然发生口眼歪斜、半身不遂、舌强言蹇、智力障碍为主要特征。临床表现有一定局限性神经症状，发生在一侧大脑半球者，有对侧三瘫，即对侧的偏瘫、偏身感觉障碍、偏盲症状，或同时有失语。发生在脑干、小脑者则有同侧脑神经麻痹、对侧偏瘫或偏身感觉障碍，同侧肢体共济失调。严重病例有头痛、呕吐、意识障碍，甚至发生脑疝或死亡。

[制方原则] 丹溪云：手指麻木，十年后须防中风。绎其意义，肝藏血，又主筋。其性刚属木，而内寄风阳，动则挟少阳以施威。风起无形，痰袭空络，互相助势，交为煎薄，则必潜于孙络，逆于边端，矧风淫末疾，经有明旨。斯症之关乎肝风，已显然若揭。及其治法，许学士之珍珠母丸，缪仲淳之一贯煎，溯上孙真人之茯苓丸与朱丹溪健步虎潜丸，皆为类中立方。指既麻矣，类中之预兆已须防矣，未雨而绸缪。当集先哲垂示，互为参合，先以图治。

[组成] 珍珠母240g，陈胆星45g，嫩桑枝120g，川黄柏60g，吉林人参（另巍）30g，煅磁石180g，川楝子90g，甘杞子90g，黑芝麻120g，炒枣仁90g，淡天攀90g，制首乌90g，明天麻45g，橘红60g，橘络30g，杭甘菊90g，女贞子90g，三角胡麻90g，蒸白术45g，大熟地120g，旱莲草90g，生白芍90g，茯苓120g，泽泻90g，干地龙30g，粉丹皮45g，肥知母60g，怀牛膝120g，苍龙齿150g，竹沥半夏90g，桑寄生90g，泡远志45g，全当归90g，天仙藤120g，夏枯花90g，霞天曲90g，金橘饼240g，红枣240g，冰糖500g。

[服用方法] 共煎浓汁，溶化冲入收膏。

[方解] 拟方知柏地黄、二至丸等滋养肾阴为主，二陈汤合胆星、人参、橘络、白术、金橘、红枣益气健脾，祛痰化湿；牛膝、寄生补益肝肾，强壮筋骨；珍珠母、磁石、天麻、甘菊、龙齿、夏枯花平肝潜阳；佐以桑枝、地龙、天仙藤祛风通络；枣仁、远志安神开窍，川楝疏肝，肝气舒畅则风自止。中风的病机复杂，本膏方考虑全面，主次分明，足可师法。

二十一、郁证

郁证是由于情志不舒，气机郁滞所致，以心情抑郁，情绪不宁，胸部满闷，胁肋胀痛，或易怒易哭，或咽中如有异物梗阻等为主要临床表现的一类病症。

[病因] 主要与情志内伤和脏气素弱有关。情志不遂，肝失疏泄，气机不畅，肝气郁结，而成气郁，气郁日久化火，则肝火上炎，而成火郁；思虑过度，精神紧张，或肝郁横犯脾土，使脾失健运，水湿停聚，而成痰郁；情志过极，损伤心神，心神失守，而成精神惑乱；病变日久，损及肝肾心脾，使心脾两虚，或肝肾不足，心失所养；总

中医药膳学

之，当肝失疏泄，脾失健运，脏腑阴阳气血失调，而使心神失养或被扰，气机运行失畅，均可出现郁证。

[临床表现] 以忧郁不畅，情绪不宁，胸胁胀满疼痛为主要临床表现，或有易怒易哭，或有咽中如有炙脔，吞之不下，咯之不出的特殊症状。患者大多数有忧愁、焦虑、悲哀、恐惧、愤懑等情志内伤的病史。并且郁证病情的反复常与情志因素密切相关。多发于青中年女性。无其他病证的症状及体征。

[制方原则] 郁损心脾，木不条畅，胸咽作梗，心悸腹鸣作痛，食不甘味，拟调畅心脾，以舒木郁。常用药物党参，山药，远志，枣仁，郁金，白术，佩兰，煅龙齿，龙眼肉，当归，炙草，金橘叶、木香、红枣。

[组成] 潞党参 150g，沙苑 100g，当归 75g，佩兰 75g，炙甘草 20g，龙眼肉 150g，炒白术 75g，煅龙齿 150g，怀山药 150g，茯神 100g，木香 20g，合欢皮 75g，白芍 50g，枣仁 150g，香附 50g，红枣 200g。

[服用方法] 煎汁 3 次，冰糖 400g 收膏。

[方解] 拟调畅心脾，以舒木郁。膏用归脾汤益气养血，宁心安神；气郁为诸郁之先导，故配伍广木香、香附、郁金、合欢皮行气解郁；佐沙苑平肝疏肝，煅龙齿收敛耗散之气，使散中有收；佩兰醒脾开胃。

二十二、便血

便血是指血液从肛门排出，大便带血，或全为血便，颜色呈鲜红、暗红或柏油样的一种消化道症状。便血一般见于下消化道出血，特别是结肠与直肠的出血，但偶尔可见上消化道出血。便血的颜色取决于消化道出血的部位、出血量与血液在肠道停留的时间。便血伴有皮肤或其他器官出血现象者，多见于血液系统疾病及其他全身性疾病。如白血病、弥散性血管内凝血等。

[病因] 痔疮便血：其便血发生在排便过程中或便后，血色鲜红，血与粪便不混合；肛裂便血：其血色鲜红，滴出或手纸擦拭可见，新鲜肛裂便后有肛门剧烈疼痛；消化道疾病便血：大便呈柏油状或呈黑红色，出血部位多在上消化道；如果血色纯红，则多是下消化道疾病出血；直肠癌便血：其便血呈鲜红色，滴状附于大便表面；晚期伴有肛门直肠下坠和全身消瘦，大便次数增加，便秘与腹泻交替出现；直肠便血、结肠息肉：其血色鲜红，无痛，血与大便不混合。溃疡性结肠炎、痢疾多半混有黏液或呈脓血便，并伴有下腹痛、发热、便频等症状；全身性疾病便血：如白血病、血友病、尿毒症以及某些少见的传染病，便血的同时，会有全身其他部位的出血现象。

[临床表现] 下消化道少量出血（少于 500ml）时，可很快被机体代偿而不引起明显症状；当出血量超过 800ml 以上时，尤其是在较短期内丢失者，可有头昏、乏力、心悸、脉搏加快、血压下降、皮肤苍白等表现，更严重者可出现休克的表现。有上述表现时均提示为大出血。大出血患者，当其头昏、冷汗、心悸、皮肤苍白等症状消失，

脉搏及血压维持在正常水平则提示出血已经停止。

[制方原则] 肾以腰为腑, 脉循脊之内, 真阴内亏, 作强失职, 尾闾酸痛, 午后背褒。百兼湿热素盛, 肠胃不清, 痰浊颇多, 大便挟血, 脉形濡滑, 舌苔薄黄。治宜坚阴益肾, 固其先天之根; 清化利胃, 顾及后天之本。所谓扶正而不祛邪, 祛邪而不伤正, 最为上策。膏以代药, 方候明正。

[组成] 潞党参150g, 清炙芪150g, 京玄参75g, 天生术75g, 生、熟地各150g, 怀山药150g, 山萸肉75g, 归身炭75g, 熟女贞150g, 焦白芍75g, 炒川仲150g, 竹沥夏100g, 炒川断150g, 光杏仁150g, 炙金毛脊150g, 真川贝150g, 桑寄生150g, 福泽泻150g, 丝瓜络75g, 藕节炭150g, 新会皮75g, 干柿饼200g, 采芸曲150g, 麸炒枳壳75g, 炒苡米150g, 核桃肉200g。

[服用方法] 驴皮胶四两、龟甲胶200g、冰糖400g收膏。

[方解] 大肠居于下焦, 又系肾之所司, 肾开窍于二阴, 为胃关, 故肾阴充足, 则肠道濡润, 若湿热蕴于胃肠, 复加肾阴亏虚, 则胃肠失濡, 胃络肠络受损, 而见大便带血。故治以养阴益肾, 清胃利湿。其中熟地、怀山药、山萸肉——三补, 分补肾阴、脾阴、肝阴; 生地、女贞子滋阴清热; 党参、黄芪、白术益气健脾; 炒苡仁健脾渗湿; 柿饼味甘涩, 性寒, 具有健脾、涩肠止血之功; 藕节炭凉血止血; 杜仲、川断、金毛狗脊、桑寄生补肝肾, 强腰膝; 杏仁宣肺气, 佐以枳壳调节气机升降。

二十三、带下病

带下指阴道壁及宫颈等组织分泌的一种黏稠液体。在发育成熟期或经期前后、妊娠期带下均可增多, 带下色白无臭味, 这是生理现象。当阴道、宫颈或内生殖器发生病变时, 带下量明显增多, 并且色、质和气味异常, 伴全身或局部症状者, 称为"带下病"。

[病因] 湿热因素:因摄生不洁, 或久居阴湿之地, 或因手术损伤, 以致湿热、病菌入侵带脉, 发为带下。亦有肝经湿热下注, 或因热毒蕴腐, 损伤血络, 导致带下赤白。脾阳虚:饮食不节, 劳倦过度, 或忧思气结, 损伤脾气, 运化失职, 湿浊停聚, 流注下焦, 伤及任带, 任脉不固, 带脉失约, 而致带下病。湿毒蕴结:经期产后, 胞脉空虚, 忽视卫生, 或房室不禁, 以致感染湿毒, 损伤仔带, 约固无力, 而成带下病。

[临床表现] 带下量明显增多, 并且色、质和气味异常, 带下绵绵不断, 量多腥臭, 色泽异常, 并伴有全身症状者。带下病症见从阴道流出白色液体, 或经血漏下挟有白色液体, 淋漓不断, 质稀如水者, 称之为"白带", 还有"黄带"、"黑带"、"赤带"、"青带"。

[制方原则] 久带不止, 液耗阳升, 头旋眩晕, 肝肾率乏, 足膝作酸。带脉者, 如带之围绕, 为一身之约束。带脉有损, 则脾胃之湿由此渗溢, 脂液由此俱耗。宜补益中气, 兼摄脾肾。

[组成] 炙绵芪150g，炙熟地250g，菟丝子盐水炒150g，破故纸盐水炒100g，西党参200g，茯神100g，煅牡蛎200g，野於术100g，厚杜仲150g，制首乌200g，潼沙苑盐水、炒、150g；稽豆衣150g，炒山药100g，白归身酒炒、100g，酒疹杭白芍100g，金毛脊去毛、切、200g，炒杞子150g，法半夏100g，炒川断肉150g，土炒新会皮50g，炒菊花75g。

[服用方法] 共煎浓汁，溶入真阿胶150g收膏。

[方解] 脾肾阳虚，气化失常，水湿下注，任带失约或肾气不固，封藏失职，精液滑脱而致带下过多，故治疗以炙绵芪、野於术益气健脾温阳，法半夏、炒新会皮燥湿行气止带，菟丝子、熟地、杜仲、川断、狗脊、潼沙苑等温肾培元稽豆衣、炒菊花平肝潜阳。全方共奏补益中气，摄纳脾肾之效。

二十四、痹症

痹，即痹阻不通。痹症是指人体机表、经络因感受风、寒、湿、热等引起的以肢体关节及肌肉酸痛、麻木、重着、屈伸不利，甚或关节肿大灼热等为主症的一类病证。临床上有渐进性或反复发作性的特点。

[病因] 本病与外感风寒湿热之邪和人体正气不足有关。风寒湿等邪气，在人体卫气虚弱时容易侵入人体而致病。汗出当风、坐卧湿地、涉水冒雨等，均可使风寒湿等邪气侵入机体经络，留于关节，导致经脉气血闭阻不通，不通则痛,正如《素问·痹论》所说："风寒湿三气杂至，合而为痹。"根据感受邪气的相对轻重，常分为行痹（风痹）、痛痹（寒痹）、着痹（湿痹）。若素体阳盛或阴虚火旺，复感风寒湿邪，邪从热化或感受热邪，留注关节，则为热痹。总之，风寒湿热之邪侵入机体，痹阻关节肌肉筋络，导致气血闭阻不通，筋脉关节失于濡养产生本病。

[临床表现] 患者常有关节疼痛、肿胀、变形、骨质增生等多种症状。

[制方原则] 腕、肘、肩、髀、腘、踝，为人身十二部，《内经》称为骨空，亦曰机阙之宝，气血之所流行。风寒客舍，不易疏散，今肩胛髀骨得寒酸疼，得温则减轻是故也，兼见受寒胁痛。欲便不佰，腕痛时发，痞结不舒，以前足不温暖，今则面红提火，候起候平，脉沉缓中和，俱有阳气不振，阴火反升。治拟甘热苦温之属扶正祛邪。膏滋代药，俾除沉疴。

[组成] 潞党参150g，炒熟地（砂仁30g，拌）200g，大有芪150g，天生术100g，全当归100g，炒苡仁200g，云茯苓100g，大川芎50g，炒续断150g，甘枸杞75g，桑寄生150g，川桂枝25g，西秦艽100g（酒炒），炒白芍75g，威灵仙75g，丝瓜络75g，丝瓜藤75g，香橼皮75g，怀牛膝100g，小茴香40g，补骨脂75g，台乌药75g，川独活25g，福泽泻150g，陈木瓜75g，青、陈皮各50g。

[服用方法] 加驴皮胶200g。煅桂心研末20g，冰糖400g收膏。

[方解] 阳气不足，风寒之邪易侵，故见肩胛髀骨得寒酸疼，腹痛脘痞，欲便不

便，足不温暖；阳气不振、阴火反升则面红提火。膏以甘热苦温之法扶正祛邪，以奏助阳气、泻阴火之效。

二十五、痿证

痿证是指筋骨痿软，肌肉瘦削，皮肤麻木，手足不用的一类疾患。临床上以两足痿软、不能随意运动者较多见，故有"痿辟"之称。现代医学的多发性神经炎、脊髓空洞症、肌萎缩、肌无力、侧索硬化、运动神经元病、周期性麻痹、肌营养不良症、癔病性瘫痪和表现为软瘫的中枢神经系统感染后遗症等，均属于"痿证"的范围，"痿证"是肢体筋脉弛缓软弱废用的病证。

[病因] 痿证的病因，大抵分为外感、内伤两类。外感多因热邪、湿邪，内伤多因久病、劳倦、饮食失调等。其主要病理机制有肺热津伤、湿热浸淫、脾胃虚弱、肝肾髓枯等，导致肢体筋脉失养而起。病位与肺、脾、肝、肾四脏关系较密切。

[临床表现] 肢体痿弱无力，甚则不能持物或行走，或有的仅为上眼睑下垂。患肢肌肉萎缩，肢体瘦削。本病之发，部分见于温热病中，或热病和它病之后。

[制方原则] 临床辨证应分清虚实。凡起病急，发展快，多属肺热伤津，或湿热浸淫，多为实证；病史较长，起病与发展较慢，以脾胃肝肾亏虚为多，两者均属虚证，亦有虚中夹实者。实证治疗宜清热、润燥、利湿，虚证宜益气、健脾、滋肝肾，并应重视"治痿独取阳明"的原则。

[组成] 潞党参150g，北沙参100g（炒），清炙芪150g，甜冬术100g，川石斛100g，怀山药150g，大麦冬100g，生、熟地各150g，肥玉竹150g，甜桑椹150g，怀牛膝75g，白归身75g，炒续断75g，大白芍75g，净连翘150g，甜杏仁150g，忍冬藤150g，生苡仁150g，核桃肉300g，抱茯神150g，熟女贞150g，天花粉150g。

[服用方法] 加驴皮胶200g、枇杷叶膏300g、冰糖400g收膏。

[方解] 本案患者肺热叶焦，肺燥不能输精于五脏，故见五体失养、肢体萎软，皆为阴气未充，精血未旺。唇红形瘦，脉象微弱，以清补为要，使补而不滞。

二十六、月经先期

月经先期是以月经周期比正常提前为主要表现的月经病。月经周期提前7天以上，甚至10余天一行者称为"月经先期"。亦称"经期超前"、"经行先期"，或"经早"。如仅提前三五天，且无其他明显症状者，属正常范围。或偶然超前一次者，亦不作月经先期病论。

[病因] 本病的病因病理主要是气虚和血热。因为气有摄血功能，气虚则不能摄血，冲任二脉失去调节和固摄功能；血得热则妄行，故血热可使经血运行紊乱而妄行，均可致月经提前。引起气虚和血热的病因有以下几种情况：①气虚：饮食失节，或劳倦过度，或思虑过极，损伤脾气，因而中气虚弱，统摄无权，冲任不固，经血失，以致月经先期来潮。脾为心之子，脾气既虚，则赖心气以自救。久则心气亦伤，以致心

脾气虚。或病延日久，脾损及肾，使月经超前肾气渐衰，又可成为脾肾气虚。临证时应予注意。②血热：又可分为实热和虚热。实热常见的有阳盛血热和肝郁血热。阳盛血热素体阳盛，或过食辛燥助阳之品，热扰冲任，迫血下行，以致月经提前而至。虚热素体阴虚，或因久病阴亏，或因失血伤阴，水亏火旺，热扰冲任，血海不宁，经血因而下行，故使月经提前而至。

［临床表现］①月经提早 7 天以上 2 周以内，经期基本正常者。可伴有月经过多。②崩漏是月经周期、经期与经量均发生严重紊乱的无周期性的子宫出血，量多如崩，或量少淋漓不断；月经先期伴月经过多，虽周期改变但提前不超过 2 周，经量虽多但经期正常且能自行停止。

［制方原则］经行先期，其则一月再至，目视模糊，食后泛漾，带下绵绵，大便燥结，劳力则腰俞、肩胛酸痛。脉象细数，营血内亏，肝火偏盛，影响奇经空窍，波及于脾胃、大肠。为议坚阴潜阳、润燥和络，使营养能周，授攘自戢。膏以代药，方候明正。

［组成］上党参 150g，白归身 100g，生、熟地各 150g，生白芍 75g，京玄参一 75g，炒冬术 75g，山萸肉 75g，怀山药 75g，熟女贞 150g，潼沙苑 150g，炒条芩 75g，原金斛 150g，海螵蛸 150g，炒池菊 75g，炒川仲 150g，煅牡蛎 250g，怀牛膝 150g，侧柏炭 75g，桑寄生 150g，旱莲炭 75g，柏子仁 150g，银花炭 150g，黑芝麻 150g，江枳壳 75g（竹茹 75g，同炒），核桃肉 300g，西茯苓 150g。

［服用方法］驴皮胶 200g、鳖甲胶 200g、蜂蜜 200g、冰糖 400g 收膏。

［方解］患者系阴虚血热气火内盛之体，临床见经事超前，目视模糊，食后泛漾，带下绵绵，大便燥结，劳力则腰俞，肩胛酸痛。膏拟育阳养血以调经、清热活络以治带。

二十七、月经后期

月经周期延后 7 天以上，甚或 40~50 天一至，也有的 2~3 个月一行，连续出现 3 个周期以上者，称"月经后期"。亦称"经行后期"、"经期错后"、"经迟"、"过期经行"。如仅延后三五天，且无其他不适者，不作月经后期病论。若偶见一次延后，下次仍然如期来潮者，或青春期初潮后数月内或于绝经前后月经时有延后，无伴其他证候者，一般也不作病论。

［病因］月经后期产生的原因，不外乎虚、寒、瘀滞三者。虚者营血亏虚，冲任不充，经事后期；寒者阳气不足，脏腑失于温煦，冲任不盛，月经后期；瘀滞者，阻滞气血运行，以致经行后期。

［临床表现］月经周期延后 7 天以上，甚或 40~50 天一至，也有的 2~3 个月一行，连续出现 3 个周期以上。

［制方原则］在辨治方面，首先在于辨析妇科特征，若后期、量少、色淡红、质清

稀，属于虚证，一般来说是偏于阴血虚；但如色黯，或稍带紫红色者，均为阳虚血寒的现象；后期量少，色紫黑，有血块者，属于兼血瘀；后期量少，色淡红，质黏腻者，属于兼痰湿。再结合全身症状，就不难做出初步诊断。在治疗方面，一般应在滋阴养血的方药中适当地加入温阳祛寒的药物。如前人常用的《医略六书》方过期饮，顾名思义，就是用来治疗月经后期的，方中药物有：熟地、当归、白芍、川芎、肉桂、炮姜、附子、香附、艾叶。其中四物汤是滋阴养血类药物；附、桂、姜完全是为温阳祛寒而用；艾叶不仅有温阳的作用，而且还有调经的功能。此方药适用于经前经期服用，而经后期服用时，附、桂、艾叶或减其量而用之，或删去不用，适当加川断、杜仲、巴戟天等品以调之。必须说明，其中血瘀、痰湿证所用的主方主药，均适宜经前期、行经期服用，如在经后期，一般应以归芍地黄汤加减服用为佳，这也含有调整月经周期节律的意义。

[组成] 上党参 200g，大熟地 200g，清炙芪 200g，全当归 75g，蒸于术 75g，大川芎 40g，怀山药 75g，杭白芍 75g，清炙草 20g，制首乌 75g，炒枣仁 150g，鸡血藤 75g，菟丝子 75g，茺蔚子 150g，甘枸杞 75g，川牛膝 150g，熟女贞 150g，炒川仲 150g，抱茯神 200g，炒川断 150g，制香附 75g，杜红花 40g，新会皮 75g，龙眼肉 200g。

[服用方法] 驴皮胶 300g、冰糖 400g 收膏。

[方解] 本方用于月经后期当属气血不足，肝肾亏虚所致，故以党参、黄芪、于术等益气健脾；四物汤、制首乌、女贞子、龙眼肉、红花、鸡血藤等养血活血，加以新会皮理气，使补而不滞；枸杞、川断、杜仲、牛膝、菟丝子等补益肝肾。全方使气血充盛，经血来源充足，则月经自能按时而下。

二十八、月经过多

月经过多是指连续数个月经周期中月经期出血量多，但月经间隔时间及出血时间皆规则，无经间出血、性交后出血或经血突然增加的一类病证。

[病因] 月经过多多因气虚冲任不固，或热伤冲任，迫血妄行所致。

[临床表现] 以月经血量较常量明显增多，而周期、经期基本正常为主要表现的月经类疾病。

[制方原则] 阴分久亏，木失涵养，肝强木燥，生火生风。阴血为热所迫，不能固藏，经水反多，甚至一月再至，营血由此更亏。阳气化风，上旋为头晕，撼扰神舍为心悸，为火升轰热，诸虚象杂陈。脉形弦细，左部涩弱，且有数意。阴弱阳强，急宜养血益阴以配合阳气，庶不致因虚致损，因损不复耳。

[组成] 大生地 250g，西洋参 150g，酸枣仁炒研、100g，厚杜仲 150g，茯神 100g，大熟地 150g，奎党参 200g，潼沙苑盐水炒、150g，樗白皮炒黑、75g，制首乌 150g，生于术 100g，大天冬 100g，川石斛 200g，生山药 150g，柏子仁去油、150g，

乌贼骨 200g，炙当归炭 75g，粉丹皮 75g，炒萸肉 100g，大麦冬 100g，旱莲草 100g，池菊花 35g，地骨皮 100g，杭白芍酒炒、100g，细子芩 75g，防风 35g，煎汁收入，香附 75g，蜜水炒，黑豆衣 150g，橘白 35g，女贞子酒蒸、150g，生熟草各 200g。

[服用方法] 上药宽水煎 3 次，去渣再煎极浓，加清阿胶 150g，龟甲胶 150g，溶化冲入收膏，以滴水成珠为度。每晨服一匙，开水冲调。

[方解] 本方用于阴分久亏，肝失濡养，生风化火，热盛于里，扰及冲任、血海，故经行之际，迫血下行，则经量过多，经行过多，则致阴虚益甚；热邪上扰，心神不宁，则心悸，阳气化风上扰清窍则头晕。治以二至丸、大熟地、炒萸肉、首乌、天冬、石斛、麦冬等滋补阴液，润燥生津；池菊花、黑豆衣、丹皮平肝阳、清肝火而不伤阴；刘河间云："治妇人经水过多，别无余证，四物内加黄芩、白术各一两"，故此用细子芩、生于术清热凉血，养血调经。同时取炙当归炭、乌贼骨、防风收涩渗湿之效，以减少经量。全方以补为主，兼以治标，虚实同调。

二十九、月经过少

月经过少是指月经周期基本正常，经量明显减少，甚至点滴即净，或经期缩短不足两天，经量亦少者均称为月经过少。亦称"经水涩少"、"经量过少"、"经行微少"，属月经病。月经过少常与月经后期并见，常伴体重增加。月经过少发生于青春期和育龄期者，可发展为闭经。发生于更年期者则往往进入绝经。

[病因] 月经过少的病因病理有虚有实，虚者多因素体虚弱，大病、久病、失血或饮食劳倦伤脾，或房劳伤肾，而使血海亏虚，经量减少；实者多由瘀血内停，或痰湿壅滞，经脉阻滞，使血行不畅，经血减少。

[临床表现] 月经周期基本正常，经量明显减少，甚至点滴即净，或经期缩短不足两天，经量亦少。

[制方原则] 多产之躯，阴血久亏，肝阳夹气火偏盛，头晕头痛，齿龈引及耳内经常牵痛，发际奇痒，心烦口干，手足心热，盗汗瘵艰，大便干结，月经超前，一月两至，色鲜红、量少，腰酸带下有腥臭。舌红、苔薄黄质干，脉细弦数，种种见端，乃属阴虚血热，风阳上扰，湿热下注之象，经云阴虚生内热，又云热极生风者是也。今遵古训以治风先治血，血行风自灭立法，投用养血平肝，清热导湿之剂。

[组成] 以膏代药，俾可常服：生熟地、生苡仁、大红枣、龙眼肉各 120g，当归身、杭白芍、白蒺藜、滁菊花、甘枸杞、黑芝麻（包）、制黄精、怀山药、侧柏叶、茺蔚子、肥知母、旱莲草、朱茯苓、福泽泻各 90g，冬桑叶、川黄柏、炒子芩、淡竹叶、粉丹皮各 45g，炙龟甲 150g，川黄连、生、炙甘草各 15g。

[服用方法] 上味精选道地药材，水浸一宿，浓煎 3 次，滤汁去渣，加驴皮胶 180g，鳖甲胶 120g（上胶陈酒烊化），煎熬，再入白纹冰糖、白蜂蜜各 250g，文火收膏，以滴水为度。每晨服一调羹，开水冲调。

[方解] 阴虚则血少，冲任血海亏虚，经血乏源，则月经量少；阴虚生内热，热盛生风，故患者头晕头痛，齿龈及耳内常牵痛。治疗以生熟地、生苡仁、大红枣、龙眼肉、当归身、甘枸杞、黑芝麻（包）、制黄精、怀山药等养血补阴，以资经源，川黄柏、炒子芩、粉丹皮、川黄连、知母清热燥湿凉血，茯苓、泽泻、淡竹叶清利湿热，白蒺藜、滁菊花、杭白芍平肝柔肝。全方滋阴养血，清火祛湿。

三十、崩漏

崩漏是指妇女非周期性子宫出血，其发病急骤，暴下如注，大量出血者为"崩"；病势缓，出血量少，淋漓不绝者为"漏"。崩与漏虽出血情况不同，但在发病过程中两者常互相转化，如崩血量渐少，可能转化为漏，漏势发展又可能变为崩，故临床多以崩漏并称。青春期和更年期妇女多见。

[病因] 由情志抑郁、操劳过度、产后或流产后起居饮食不慎、房事不节等引起冲任二脉功能失调而致。①暴崩致脱：血崩日久不止，导致脏腑气血虚脱；②气血两虚：崩漏反复发作，气随血去，导致气血两虚；③脾肾两虚：素体脾虚或多产房劳伤肾，同时饮食不慎，脾胃受损，脾肾两虚，统摄无力而致崩漏；④肝肾阴虚：素体阴虚或大病失血，精血两亏，冲任失养而致；⑤血热妄行：素体阳盛或情志不畅，郁而化火，伤及冲任；⑥气滞血瘀：肝郁气滞，久滞血瘀，瘀阻胞宫，新血不得归经，离经之血妄行而致。

[临床表现] 临床以阴道出血为其主要表现。来势急，出血量多的称崩；出血量少或淋漓不断的称漏。

[制方原则] 本病多因血热、气虚、肝肾阴虚、血瘀、气郁等损及冲任，冲任气虚不摄所致。治崩要以止血为先，以防晕厥虚脱，待血少或血止后，可审因论治，亦即急则治其标，缓则治其本的原则。

[组成] 以膏代煎，冬令调治。野山人参（另炖汁，冲入收膏）15g，潞党参、炙清芪、甜冬术、大熟地（砂仁24g同炒）、大红枣、龙眼肉、核桃肉各120g，当归身、炒白芍、怀山药、山萸肉、枸杞子、云茯神、炒枣仁、陈棕炭、鹿角片、川断肉、怀牛膝、紫河草、采芸籼、菟丝子各90g，广木香、炙甘草、醋炒荆芥、升麻炭各45g，煅龙牡、龟甲各150g。

[服用方法] 上味精选地道药材，水浸一宿，浓煎3次，滤汁，去渣，加驴皮胶250g、霞天胶120g（陈酒烊化），煎熬，再入白纹冰糖500g，文火收膏，以滴水为度。每晨服一调羹，开水冲调。

[方解] 七七之年，脾肾之气渐亏，冲任损伤，不能制约经血，子宫藏泻失常而发崩漏。崩漏下血，"留得一分血，便是留得一分气"，故以补中益气汤补气摄血止崩，药用野山人参、潞党参、炙清芪、升麻炭等益气固崩。患者有心悸、少寐、疲倦等心脾两虚之候，故以归脾汤养血健脾安神，药用山药、当归、白芍、山萸肉、茯神等，

并以川断、鹿角片、紫河车、菟丝子等温养肾气，固摄冲任，封藏密固则崩漏止。醋
炒荆芥炭、升麻炭则收涩止血，暴崩之际可急用之。

三十一、不孕症

不孕症系指凡婚后夫妇有正常的性生活，未避孕、同居2年而未受孕的一种病症。婚后2年从未受孕者称为原性不孕，曾有过生育或流产，又连续2年以上不孕者，称为继发性不孕。绝对性不孕系指夫妇双方不论是哪方有先天性或后天性的严重解剖学上的异常或生理性缺陷，不论采用何种方法治疗均无法矫治成功，而致不孕的一种临床征象。

[病因] 不孕的原因可能在女方、男方或男女双方。属女方因素约60%，男方因素约30%，属双方因素约10%。女方与外阴道、宫颈、子宫、输卵管等因素有关。男方与精液、内分泌、免疫等因素有关。

[临床表现] 典型症状有子宫移位、子宫粘连、月经量少、痛经、闭经、继发性不孕。患者有闭经，痛经，稀发月经或少经，不规则阴道出血或子宫颈，阴道炎性疾病致阴道分泌物增多，附件肿物，增厚及压痛；毛发分布异常；乳房及分泌异常；子宫内膜发育迟缓，子宫发育不良和畸形；重度营养不良，体型和体重指数（body mass index，BMI）即体重（kg）/身高（cm）异常等等。

[制方原则] 经事无故，而不受孕，平日间亦无他恙，惟时为昏晕，或四肢烙热而酸楚，少腹时满，脉大有力。盖气郁则生热，热从内吸，则子宫枯燥，不能摄精；热盛则生风，风阳鼓旋，则头旋眩晕，脉络不和。养血益阴，固属要图，而泄热调气，尤为急务。非大剂补益便为良法也。

[组成] 大熟地砂仁炙、250g，黑玄参150g，大连翘150g，白蒺藜炒、去刺、150g，大生地姜汁炙、250g，稽豆衣150g，黑山栀150g，四制香附200g、研，大麦冬125g，制首乌250g、切，晚蚕砂包煎、150g，全当归125g，制洋参150g，奎党参200g，炒杞子150g，粉丹皮100g，淡天冬100g，滁菊花100g，干荷边100g，缩砂仁另煎、冲、50g，杭白芍125g，半夏曲125g，盐水炒，松萝茶100g，桑寄生150g。

[服用方法] 上味药共煎浓汁，用清阿胶150g，龟甲胶100g，白冰糖150g溶化冲入收膏，以滴水成珠为度。每晨服一调羹。开水冲调。

[方解] 肾藏精，精化气，肾中精气主宰着人体的生长、发育和生殖。《黄帝内经·素问·生气通天论》云："阴平阳秘，精神乃治""阴虚生内热，阳虚则外寒"。本案患者素体肾阴亏虚，天癸乏源，冲任血海不足，阴虚滋生内热，热扰冲任血海，发为本病。久病情绪低落，忧郁寡欢，肝气郁结，气机不畅，以至冲任不能相资，亦致不能摄精成孕。故本案拟养精种玉汤为主方滋肾养血，调补冲任，配合增液汤、稽豆衣、枸杞子补肾滋阴，少加温补肾阳药桑寄生以阳中求阴；以开郁种玉汤疏肝解郁。理血调经。全方共奏补肾滋阴、疏肝开郁、固冲助孕之功。

三十二、疝气

疝气，即人体内某个脏器或组织离开其正常解剖位置，通过先天或后天形成的薄弱点、缺损或孔隙进入另一部位。常见的疝有脐疝，腹股沟直疝、斜疝，切口疝、手术复发疝、白线疝、股疝等。

[病因] 腹壁疝多由于咳嗽、喷嚏、用力过度、腹部肥胖、用力排便、妊娠、小儿过度啼哭、老年腹壁强度退行性变等原因引起腹内压增高，迫使腹腔内的游离脏器如：小肠、盲肠、大网膜、膀胱、卵巢、输卵管等脏器通过人体正常的或不正常的薄弱点或缺损、孔隙进入另一部位。

腔隙内压增高及存在先天躯体薄弱环节或自然通道是疝气发生的主要原因。如枕骨大孔疝是由于颅内压增高导致脑组织通过枕骨大孔疝出颅腔的过程，腹壁疝是腹腔内脏器通过脐、腹股沟管、股管等天然薄弱环节或切口等获得性薄弱环节疝出体外的过程。

[临床表现] 典型症状有腹痛、小儿哭闹不安、腹痛伴恶心、呕吐、便秘、呕吐、发烧。

[制方原则] 凡属丸剂膏方，俗每以补益上品汇集成方。然此症关键，全在经事后期色淡一层，用药似宜专究与于此。仿石顽先生法。

[组成] 大熟地 500g，上党参 150g，升麻 25g，炒杞子 100g，醋炙艾叶 15g，全当归 150g，别直参 50g、另煎、冲入，广陈皮 50g，杭白芍 75g、酒炒，抚川芎 60g，野於术 100g，潼沙苑盐 100g、水炒，川断肉 100g，炙绵芪 100g，茯神 100g，制香附 100g。

[服用方法] 共煎浓汁，用白冰糖 200g 掺入收膏，每晨服 15~20g。

[方解]《丹溪心法·妇人》云："过期而来，乃是血虚。"脾为气血生化之源，脾气虚弱，营血生化乏源，冲任不充，血海不能如期满盈。《景岳全书·妇人规·经脉类》记载："凡血寒者，经必后期而至。然血何以寒？亦惟阳气不足，则寒从内生，而生化失期，是即所谓寒也。"脏腑失于温养，生化失期，气虚血少，共致月经后期。张石顽先生善用温补，拟方以归脾汤升举胃气，滋补脾阴，补气生血；以艾附暖宫丸理气养血补血，暖宫调经；同时少佐潼蒺藜、川断肉补肝益肾，交感丹宁心安神。

附：近代名医膏方医案

近代以来膏方在江南地区颇为盛行，不少名医用膏方治病积有丰富经验。张聿青、丁甘仁、祝味菊、蔡香荪、严苍山、秦伯未、程门雪、陈道隆、黄文东、颜亦鲁、张泽生、颜德馨等名家均有不少膏方医案存世。

一、张聿青膏方医案

张聿青（1843—1905），江苏无锡人。其父工医，兄亦精医，少承家学，益孟晋，覃思博稽，故论病处方，变化万千，不株守一家之言。存世医著有《张聿青医案》，其中第 19 至 20 卷以验案形式反映了近 70 则丸膏方药的临床应用。

·膏方医案

阴分素亏，嗜饮激动阳气，肝肾之血，随火上逆，曾吐紫黑厚血，由此顿然消瘦。兹于秋燥行令，忽起呛咳，数月不止，投金水双调，呛咳竟得渐定，其为虚火凌上烁金显然。脉细而数，舌苔黄糙，真阴安能遽复？培养下元，更须保养，或可徐徐复元耳。

大生地，奎党参，真川贝，生牡蛎，麦冬，大熟地，西洋参，金石斛，杭白芍，生、熟甘草，甘杞子，茯苓、神，紫蛤壳，女贞子，肥玉竹，厚杜仲，天冬，山药，当归炭，冬虫夏草，炒萸肉，潼沙苑，建泽泻，五味子，粉丹皮，牛膝炭，甜杏仁，真阿胶，龟板胶，鱼鳔胶收膏早晚冲服。

【按语】本案阴亏虚火上炎，而致吐血、呛咳，膏方培养下元、金水双调，冀其缓缓收效。方选麦味地黄丸加养阴益肺之西洋参、天冬、石斛，清热豁痰之川贝、蛤壳、杏仁，尤妙在一味牛膝炒炭，引火下行，降火止血。

二、丁甘仁膏方医案

丁甘仁（1865—1926），江苏武进孟河镇人。早年师从马文植、汪莲石等名家，通晓内、外、咽喉诸科。丁氏先悬壶于无锡、苏州等地，后迁居上海。1915 年与夏应堂、谢观等创办上海中医专门学校及女子中医专门学校，又兴办南北中医院、广益中医院，还出任上海中医学会会长，对中医教育和医疗事业作出了杰出贡献。其弟子如秦伯未、严苍山、程门雪、章次公、黄文东、陈耀堂均成为一代名医。

·膏方医案一

徐先生。

精气神者，人身之三宝也。论先天之生化，则精生气，气生神；论后天之运用，则神役气、气役精。人身五脏，各有所藏，心藏神，肾藏精，精藏于肾，而主于心，心君泰然，肾精不动，是为平人。尊体气阴两亏，坎离失济，心虚易动，肾虚不藏、神动于中，精驰于下，此梦遗旧恙所由起也。递进膏滋，遗泄渐减，药能应手，未始无功。惟是补牢已晚，亡羊难复，久遗之后，肾阴大伤。肾者主骨，骨中有髓，肾之精也。腰为肾之外候，脊乃肾之道路，肾精走失，骨髓空虚，脊痛腰酸，在所必见。肝为乙木，中寄阳魂，胆为甲木，内含相火。肾水既亏，岂能涵木，木失所养，水走火飞，相火不能潜藏，肝阳易于上亢。清空不空，则为头眩；清窍阻塞，则为耳鸣。阴虚于下，火浮于上，上实下虚，亦势所必然矣。症势各类，治本一途，掣要提纲，补精为重。补精必安其神，安神必益其气，治病求必其本也。壮水以涵其木、滋阴以潜其阳，子虚补母，乃古法也。仍宗前意，再订新方，补气安神，育阴固摄，仿乙癸同源之治，为坎离固济之谋，复人血肉有情，填益精髓，复元精之走失，补奇脉之空虚，为日就月将之功，作一劳永逸之计。是否有当，即正高明。

台参须 45g，潞党参 90g，大熟地（砂仁拌）180g，炙绵芪 120g，炒怀药 60g，朱茯神 90g，酸枣仁 90g，炙远志肉 30g，清炙草 18g，明天冬 60g，大麦冬 60g，厚杜仲（盐水炒）90g，甘杞子 60g，川断肉（盐水炒）60g，桑葚子 60g，制首乌 120g，陈广皮 30g，仙半夏 100g，北秫米（炒，包）90g，宁子淡 120g，煅牡蛎 120g，紫贝齿 120g，紫石英 90g，胡桃肉（盐水炒，去紫衣）12 枚，五味子 18g，金樱子（包）30g，苏芡实 90g，川黄柏 30g，熟女贞 60g，猪脊髓（酒洗）20 条，红枣 120g，鳔胶（熔化收膏）60g。

上药煎四次，取浓汁，加龟板胶 120g，清阿胶 120g，均用陈酒炖烊，再将膘胶和入，白纹冰糖 250g 熔化收成膏。每早晚各服 2 匙，均用开水化服。如遇伤风停滞等症，暂缓再服可也。

【按语】本例以梦遗为主症，案中对其做了深入的病因病机分析，认为气阴两亏，水火失济，心虚易动，肾虚不藏，神动于中，精驰于下，梦遗乃作。故治以补气安神，育阴固摄，填精育髓。方中三十余味药切合病机、治法，可谓理、法、方、药，贯通一致，丝丝入扣，足为后人效仿。

·膏方医案二

罗先生。

始患痔漏，继则不寐，痔漏伤阴，阴伤及气，气阴不足，气不能配阳，阴虚及阳，故为不寐。不寐之因甚多，而大要不外乎心肾。离中一阴，是为阴根，阴根下降，是生水精。坎中一阳，是为阳根，阳根上长，则为水母。坎离交济，水火协和，阳入于阴则为寐，阳出于阴则为寤也。肾阴不足，水不济火，心火不能下通于肾，肾阴不能上济于心，阳精不长，水精不降，阴阳不交，则为不寐，此不寐之本也。肝为乙木，内寄阳魂，胆为甲木，内含相火。平人夜寐，魂归于肝，阳藏于阴也。肾阴亏耗，水不涵木，肝不能藏其阳魂，胆不能秘其相火，神惊火浮，亦为不寐，此不寐之兼见也。离处中宫，坎居下极，位乎中而职司升降者，脾胃也。胃以通为补，脾以健为运，脾失健运，胃失流通，中宫阻塞，不能职司升降，上下之路隔绝，欲求心肾之交，不亦难乎。故《经》云：胃不和则卧不安，胃不和者，不寐之标也。道书云：离为中女，坎为少男，而为之媒介者坤土也，是为黄婆，其斯之谓乎？错综各说，奇偶制方，益气以吸阳根，育阴以滋水母，升戊降己。取坎填离，益气即所以安神，育阴亦兼能涵木，标本同治，以希戈获，是否有当，即正高明。

清炙黄芪 120g，上潞党参 120g，仙半夏 60g，大生地 120g，抱茯神（朱砂拌）90g，大熟地 120g，炙远志肉 30g，清炙草 18g，酸枣仁 90g，北秫米（包）90g，明天冬 45g，大麦冬 45g，炒怀山药 60g，甘杞子 60g，生牡蛎（先煎）120g，广橘白 30g，当归身 90g，大白芍 90g，花龙骨（先煎）60g，青龙齿（盐水炒）60g，紫石英 90g，炙鳖甲 90g，川石斛 90g，马料豆 90g，潼蒺藜 90g，紫丹参 60g，川贝母（去心，另研末收膏）60g，制首乌 180g，合欢花 45g，莲子 60g，红枣 180g，鸡子黄（另打搅收膏）10 枚。

上药煎四次，取浓汁，加龟板膏 120g、清阿胶 120g，均用陈酒炖化，白冰糖 250g 熔化。再将川贝、鸡子黄依次加入、搅和收膏。每早晚各服 2 匙，均用开水冲服。如遇伤风停滞等症，暂缓再服可也。

【按语】本例以不寐为主症，而不寐又源于痔漏伤阴，阴伤及气，气阴不足，阴不制阳所致。案中深入分析为肾阴不足，水不济火，心火不能下通于肾，肾阴不能上济于心，阴阳不交，则为不寐。且肾水与心火升降交泰之道又以中焦脾胃为枢。故治疗当益气以安神，育阴以降火，和胃以畅中。标本同治，考虑周全，这正是膏方的特点和所长。

三、蔡香荪膏方医案

蔡香荪（1888—1943），上海江湾人。早年参加同盟会，追随孙中山先生，为同盟会元老。医术上继承家学，是上海蔡氏女科第六代传人。蒋介石对其医道十分敬佩，曾手书"国医手"三字匾额相赠。

·膏方医案

陈奶奶。

奇经失养，肝脾失调，此经先愆而带下多也。脉虚弦，舌黄。际此冬令，治以柔肝健脾，并固奇经，木旺之令节力为要。

炒潞党参 90g，炙绵芪 90g，大熟地 120g（砂仁末 12g 拌炒松同煎），焦怀药 90g，炙杞子 120g，四制香附 90g，炒杜仲 90g，炒青皮 42g，炒陈皮 42g，焦冬术 60g，焦萎皮 90g，炒归身 90g，焦白芍 90g，炒怀牛膝 90g，焦丹皮 60g，法半夏 42g，菟丝子 90g（炒），凌天冬 120g，炙知母 90g，安玉竹 120g，白茯苓 120g，自蒺藜 90g（去刺炒），煅牡蛎 240g（打），加：焦车前 90g，原红花 12g，炒女贞 90g，童桑枝 120g，金樱子 90g。自备：龙眼肉 120g，大红枣 180g，湘莲肉 120g（去心），焦米仁 120g，胡桃肉 120g，生老姜一大块，陈阿胶 120g（化烊），冰糖 240g（收膏），老红糖 120g。前药如法收膏，早餐二三匙，开水冲薄蒸热，逢渴代茶，倘天寒不爽时即将紫苏 9g，生姜 2 片煎服，然后再服新膏，或以生姜汤冲，或以陈皮汤冲，或以砂仁汤冲均可，此宜自酌之。

【按语】本案月经先期而兼带下，前者责之肝旺，后者乃由脾虚及奇经不固。膏方疏补兼施，参、芪、归、芍补养气血，术、苓健脾，香附、青、陈皮疏肝，而大熟地、怀山药、炒杜仲、菟丝子之类均能补固奇经。最后再三介绍用生姜汤冲之类服法，乃因感寒服膏滋难免有闭门留寇之害也。

四、颜亦鲁膏方医案

颜亦鲁（1897—1991），江苏丹阳县人，号餐芝老人。颜氏自幼体弱多病，遂有志于岐黄之术，薪传名医魏东莱、贺季衡，学成后悬壶乡里，屡起沉疴，医名远扬。1956年奉命调宁，先后担任江苏省中医院内科主任、江苏省肿瘤防治研究所中医科主任等职。颜氏治外感热病多遵叶吴学说而不废仲景古法，疗内伤杂病则崇脾胃学说而善用苍白二术。遣方用药不论经方、时方、单方，兼收广蓄，尤擅以内外合治而解救疾苦。

·膏方医案

张某，男性，80岁。

年登耄寿，肝肾两亏，肝阳偏旺，痰热内盛，风痰入络。神疲肢倦，左足麻痹酸楚，筋吊作痛，寐爽口干，痰黏难出。脉弦滑，舌苔黄腻。刻值初冬，最防跌仆。以膏代煎，缓图效果。

别直参须90g，千年健60g，宣木瓜60g，川贝母60g，茯苓神（各）90g，生牡蛎150g，大麦冬90g，淮牛膝60g，海蛤粉90g，南北沙参（各）90g，制稀莶60g，料豆衣90g，潼白蒺藜（各）90g，橘络30g，肥玉竹60g，大熟地90g，桑枝90g，紫丹参150g。

上味共煎浓汁，文火熬糊，入白纹冰糖500g收膏。每晨以沸水冲饮1匙。

【按语】高年肝肾已衰，阴阳失调，经络欠利，风痰易于袭人，而呈虚实夹杂之象。刻值冬令，取膏方滋补肝肾，培其本元，祛风化痰，平肝活络。方中以别直参大补元气，熟地、玉竹、沙参、麦冬补阴津，而求阴阳之平衡；配以川贝母、海蛤壳等化痰药与千年健、木瓜、桑枝等通络药并用以搜剔经络之痰浊；又妙在取丹参一味除脉络之瘀血，开活血化瘀治疗中风之先河。全方标本兼治，缓缓图之以期收预防中风之效。

五、严苍山膏方医案

严苍山（1898—1968），浙江宁海人。早年毕业于上海中医专门学校，师承名医丁甘仁先生，此后从事中医临床工作。1927年与秦伯未、章次公等创办中国医学院，投身中医教育事业。新中国成立后任上海中医学会常委兼秘书组长。临床对急、重症和疑难病积累了丰富经验和独特见解，并撰有《疫痉治疗集》、《汤头歌诀续集》等专著。

·膏方医案

严某，男性，48岁。

10年前咯血起因，此后愈发愈勤。今夏又曾大吐血，近晨起咳嗽痰多，口渴喜饮，面红浮火，腰酸而重，脉弦滑有力，苔薄腻。素体肺肾两亏，肝火过旺，阳络受伤，咯血屡发，痰热内蕴，清肃失司，病久根深，殊防辗转入损。时值冬令，还宜大剂膏方，补益肺肾，祛痰清火，宁络止血为治。膏以代煎，力大功宏。

四川银耳 30g（另煎后入），夹草毛燕 30g（布包另煎后入），冬虫夏草 30g，潞党参 60g，北沙参 60g，天麦冬（各）60g，大百合 90g，生熟地（各）120g，淮山药 90g，当归身 60g（盐水炒），生白芍 90g，甜冬术 90g，盐水炒杜仲 90g，女贞子 90g，京玄参 90g，川断肉 90g，枸杞子 90g，甜光杏（各）60g，川象贝（各）45g，生石决明 150g，竹沥半夏 60g，炙紫菀 60g，旋覆花 60g（包煎），炙枇杷叶 90g，旱莲草 90g，白芨片 45g，藕节炭 90g，炒丹皮 90g，马料豆 120g，怀牛膝 90g（盐水炒），盐水炒知柏（各）45g，炙甘草 30g，建泽泻 90g，玄精石 180g，淡秋石 150g，五味子 60g（盐水炒），菟丝子 60g，陈木瓜 60g，白茯苓 90g，冬桑叶 60g，甘菊花 60g，胡桃肉 120g。

上药共浓煎 3 次，去渣取汁，加龟板胶 120g（陈酒烊化），驴皮胶 120g（陈酒烊化），冰糖 600g，文火收膏，日服 2 次，每次 1 匙。

【按语】本案肺气亏虚，肾阴不足，肝火过旺而损伤阳络，因而咯血屡发不止，病历 10 年，殊防转入劳损。膏方剿抚同施，一面补益肺肾，一面降火祛痰。润肺取四川银耳、夹草毛燕、天麦冬、大百合，益肾选冬虫夏草、生熟地、淮山药、盐水炒杜仲，养阴降火用玄参、丹皮、知柏、淡秋石，祛痰止咳以甜光杏、川象贝、半夏、紫菀、枇杷叶，至于白芨片、藕节炭宁络止血，则为治标之品。

六、秦伯未膏方医案

秦伯未（1901—1970），上海市闵行区人。出生于中医世家，1919 年入上海中医专门学校，在丁甘仁先生门下攻读中医而成绩优秀。1923 年毕业后从事中医临床、教育和出版事业。新中国成立后先在上海市第十一人民医院任中医内科主任，1955 年调北京任中央卫生部中医顾问、中华医学会副会长、北京中医学院顾问等职务。秦氏治学严谨，对四大经典均深有研究，因在《内经》方面的成绩而有"秦内经"的雅号。临床 50 多年，善治内科杂病，对虚劳痼疾颇多心得，在膏方治疗慢性病方面体会尤多。著有《谦斋医学讲稿》、《内经知要浅释》、《临证备要》等。

·實方医案

周松鹤先生，男，52 岁。

用脑眩晕，甚则汗泄，当责之虚，惟按脉弦劲而数，时有怫郁则肝火亦旺。夫肾主骨，骨藏髓，髓海属脑，肾虚不能充髓，更不能涵肝潜阳，则气火易逆上扰清空，故《内经》曰："上气不足，脑为之不满，头为之苦倾，目为之眩。"又曰："岁木太过，风气流行，忽忽善怒，眩晕巅疾也。"际兹冬令闭藏，为拟滋补下元，清降风阳，以膏代煎，缓缓图治。

潞党参 90g，大熟地 150g（砂仁 18g 拌），潼沙苑 90g，稽豆衣 45g，白蒺藜 9g，白归身 60g，杭白芍 45g，炒池菊 45g，嫩钩钩 90g（后下），冬桑叶 45g（水炙），冬青子 90g，煅牡蛎 180g，黑芝麻 90g（捣包），抱茯神 90g，山萸肉 45g，大天冬 45g，制首乌 90g，玳瑁片 45g，新会白 45g，核桃肉 180g。

上味浓煎两次，滤汁，去渣，加驴皮胶 180g（陈酒烊化），煎熬，再入白纹冰糖 250g，文火收膏，以滴水为度。

【按语】上病由乎下，本案用脑眩晕，甚则汗泄，脉弦劲而数，时有怫郁，当责之肾虚水不涵木，气火上冒清空。膏方滋肾阴益下元，平肝风清气火。前者以熟地、萸肉、首乌为主，后者则用菊花、钩藤、桑叶，佐以当归、白芍以养阴血，再加玳瑁、牡蛎以潜肝阳，一味新会白调畅气机并使全方滋而不腻。全方配伍得宜，可取良效。

七、陈道隆膏方医案

陈道隆（1903—1973），浙江杭州人。少时立志学医，14 岁即报考浙江中医专门学校，学成后因成绩名列榜首，按该校规定被任命为附属医院院长。在杭行医期间，以擅治伤寒温病而声名远扬。1937 年迁居上海，转而以治疗内伤杂病为主，在运用膏方方面尤有独到之处。新中国成立后，被聘为广慈医院（今瑞金医院）、华东医院中医特约顾问。

·膏方医案

刘先生。

丹溪云：手指麻木，十年后须防中风。绎其意义，肝藏血、又主筋。其性刚属木，而内寄风阳。动则挟少阳以施威。风起元形，痰袭空络，互相助势，交为煎薄，则必潜于孙络，逆于边端，矧风淫末疾，经有明旨。斯证之关乎肝风，已显然若揭。及其治法，许学士之珍珠母丸、缪仲淳之一贯煎，溯上孙真人之茯苓丸与朱丹溪健步虎潜丸，皆为类中立方。指既麻矣，类中之预兆已须防矣，未雨而绸缪。当集先哲垂示，互为参合，先以图治。芟其滋蔓，其庶有豸。

珍珠母 240g，陈胆星 45g，嫩桑枝 120g，川黄柏 60g，吉林人参（另煎）30g，煅磁石 180g，川楝子 90g，甘杞子 90g，黑芝麻 120g，炒枣仁 90g，淡天冬 90g，制首乌 90g，明天麻 45g，橘红 60g，橘络 30g，杭甘菊 90g，女贞子 90g，三角胡麻 90g，蒸白术 45g，大熟地 120g，旱莲草 90g，生白芍 90g，茯苓 120g，泽泻 90g，干地龙 30g，粉丹皮 45g，肥知母 60g，怀牛膝 120g，苍龙齿 150g，竹沥半夏 90g，虎骨 24g，桑寄生 90g，泡远志 45g，全当归 90g，天仙藤 120g，夏枯花 90g，霞天曲 90g，金橘饼 240g，红枣 240g，冰糖 500g。

【按语】上工治未病，古有明训。陈氏根据丹溪翁之经验，以患者手指麻木，而制膏方防其中风。处方用药则汇先哲垂示，补益肝肾，强筋健骨，健脾化痰，平肝熄风。方中金橘饼为陈氏独得之秘，以其能开胃醒脾、疏肝理气，生津辟秽，在大队滋腻药物之中轻灵疏通，防止中焦呆钝。

八、颜德馨膏方医案

颜德馨（1920— ），江苏丹阳人。出生于中医世家，尊翁为名中医颜亦鲁。幼承家学，1939年毕业于上海中国医学院，悬壶济世，擅治疑难病症而屡起沉疴。颜氏在学术上倡导"久病必有淤"、"怪病必有淤"，提出"衡法"治则，主持"瘀血与衰老"科研项目，提出瘀血实邪，乃人体衰老之主因的新观点。在膏方运用中不落窠臼，突破历代膏方以滋补为主的局限性，将膏方灵活应用于多种疾病的治疗，取得良好的疗效。颜氏主张膏方当以阴阳平衡为纲，气血流畅为目，针对不同的病症辨证施治，在用药上强调动静结合，尤其必须佐以运脾之品，以利于膏方的吸收而发挥其治病和调补作用，从而使膏方在理论、处方、用药等方面均有所新的发展，成为膏方学说中的独特流派。

·膏方医案一

张先生。

膏方，庚辰春节前。

中风后左侧肢体不用，步履维艰，言语塞涩，脉弦滑，舌紫苔薄。肝风夹痰瘀交滞脉络，阻于廉泉，王清任称半身不遂，元气已亏五成，殆指人生一小天地，日月周而复始，晨宿循环无端，可验者在气，可推者在血，若能还其初宗，天下之至颐存焉。冬令进补贵在气通血活耳。

炙黄芪900g，广地龙90g，桃仁90g，赤芍90g，当归90g，红花90g，潞党参150g，生蒲黄150g，海藻90g，稀莶草150g，生紫菀90g，川芎90g，菖蒲90g，黄郁金（矾水炒）90g，水蛭30g，通天草90g，紫丹参150g，法半夏90g，橘红络（各）45g，云苓90g，千年健120g，功劳叶90g，川断仲（各）90g，熟军90g，白蒺藜150g，僵蚕90g，明天麻90g，白芷90g，鸡血藤150g，威灵仙150g，蚕砂90g，益母草300g，炙地鳖60g，煅牡蛎300g，海风藤90g，伸筋草90g。

上味共煎浓汁，文火熬糊，再入鳖甲胶150g，桑枝膏150g，熔化再加入白蜜500g收膏。每晨以沸水冲饮1匙。

【按语】中风，历代医家视为大病，多冠医书之首。《内经》言内虚邪中，张仲景言络脉空虚风邪入中，河间主火，东垣主气，丹溪论痰，王安道言真中类中，张景岳提出"非风"说。王清任则从气虚血淤立论，认为"亏损元气，是其本源"，创制补阳还五汤益气活血通络，尤为临床所习用。概人身中之气，以天地间之风喻之，平治之时，未见其形，变现之时，迷塞宇宙，阳气不治，气即为邪，血亦逆行，气血亏损或郁滞，诸邪因之以作。中风之辨治，首当调其气血，化痰祛淤以通络脉，慎补防壅。王清任所论确有临床意义，本案即宗其说，辅以神仙解语丹以治语塞，皆不外气血之治也。

·實方医案二

张先生。

膏方，己卯冬日订。

病态窦房结，亦胸痹之类也。胸痞隐痛，面色晦滞，形销神怠，头晕心悸，失眠多梦，畏寒肢冷，脉迟缓，舌红苔薄白。胸阳不振，淤阻脉络，拟益气活血，制膏常服，趁冬藏之候，补泻六腑，淘练五精，可以固形全生者，唯有元真通畅，可谓修持之至法也。

吉林人参90g（另煎冲），淡附片120g，毛冬青300g，川桂枝150g，制麻黄90g，细辛90g，杭白芍120g，当归90g，炙甘草60g，生半夏90g，淡干姜24g，炙地鳖45g，王不留行90g，威灵仙90g，皂角刺90g，棱莪术（各）90g，苍白术（各）90g，柴胡90g，炒枳壳60g，菖蒲90g，决明子300g，生山楂150g，川芎90g，红花90g，桔梗60g，牛膝60g，生蒲黄90g，黄芪300g，生熟地（各）150g，玉竹150克，降香30g，桃仁90g，益母草150g，红枣90g，陈皮90g，薤白90g。

上味共煎浓汁，文火熬糊，再入龟胶90g，鹿角胶90g，熔化，再加入饴糖500g收膏。每晨以沸水冲饮1匙。

【按语】唐宗海《血证论》云："心为火脏，烛照事物，故司神明，神有名而无物，即心中之火气也。然此气非虚悬无着，切而指之，乃心中一点血液，湛然朗润。"且心含君火，心主血，可见心之一脏，与阳气、血液关系甚密。胸痹之类心病，多为本虚标实之证，本虚为气血阴阳之虚，标实为瘀血、痰浊、阴寒等。患者脉证提示为阳虚阴凝、血络淤滞，与本虚标实之病机相符，治当并用补泻，剿抚兼施，盖于血消而虚自复，阴寒去而阳自和也。方中除温阳活血之外，并具升降出入，去苑陈垄，疏其气血等治则内涵。务使五脏元真通畅，乃大方之真谛也。

参考文献

[1] 颜乾麟，邢斌.实用膏方［M］.上海:上海科学普及出版社,2003.

[2] 沈庆法，沈峥嵘.中医膏方［M］.上海:上海科学技术文献出版社,2004.

[3] 胡龙才.抗老膏方集锦［M］.天津:天津科学技术出版社,1986.

[4] 单兆伟，章亚成.中医临证膏方指南［M］.南京:东南大学出版社,2009.

[5] 王永炎,鲁兆麟.中医内科学［M］.北京:人民卫生出版社.

[6] 陈家英，周吉燕.中医膏方治病百问［M］.上海:上海中医学院出版社,1992.

[7] 汪文娟，庄燕鸿，陈保华.中医膏方指南［M］.上海:第二军医大学出版社,2003.

中医药膳学